Mark Williams, John Teasdale, Zindel Segal & Jon Kabat-Zinn

Der achtsame Weg durch die Depression

Mark Williams, John Teasdale,
Zindel Segal & Jon Kabat-Zinn

Der achtsame Weg durch die Depression

Aus dem Englischen von Ute Weber & Bettina Wehner

arbor

Arbor Verlag
Freiburg im Breisgau

Zu diesem Buch gehören acht geführte Meditationsanleitungen gesprochen von Heike Born. Käufer*innen dieses Buches können sie unter www.arbor-online-center/begleitmaterial kostenlos herunterladen oder streamen. Melden Sie sich dazu bei uns an und verwenden den Code **dawdd19**.

Die Originalausgabe erschien unter dem Titel:
The Mindful Way through Depression: Freeing Yourself from Chronic Unhappiness

1. Auflage der veränderten Neuausgabe 2023

Titelfoto: © 2009 photocase.com | daniel.schoenen
Lektorat: Richard Reschika
Gestaltung: Anke Brodersen
Druck und Bindung: Memminger MedienCentrum Druckerei und Verlags-AG

Dieses Buch wurde auf 100 % Altpapier gedruckt und ist alterungsbeständig.
Weitere Informationen über unser Umweltengagement
finden Sie unter www.arbor-verlag.de/umwelt.

www.arbor-verlag.de

ISBN 978-3-86781-411-9

Vorwort

Einführung

TEIL 1 KÖRPER, GEIST UND EMOTIONEN

1 „Oh nein, jetzt geht das schon wieder los!"

2 Die heilende Kraft des Gewahrseins

TEIL 2 AUGENBLICK FÜR AUGENBLICK

3 Achtsamkeit kultivieren

4 Der Atem

5 Eine andere Art des Wissens

TEIL 3 NIEDERGESCHLAGENHEIT UND UNZUFRIEDENHEIT TRANSFORMIEREN

6 Wieder in Kontakt mit unseren Gefühlen kommen

7 Unsere Gefühle zu Freunden machen

8 Gedanken als Schöpfungen des Geistes erkennen

9 Achtsamkeit im Alltag

TEIL 4 UNSER LEBEN ZURÜCKGEWINNEN

10 Vollkommen lebendig

11 Alles zusammenbringen

Vorwort von Johannes Michalak und Thomas Heidenreich

Depressive Erkrankungen gehören zu den häufigsten und belastendsten Problemen unserer Zeit: Übereinstimmend fanden sich in den zurückliegenden Jahren in großen Untersuchungen klare Hinweise darauf, dass Depressionen zunehmen, die Beeinträchtigung hoch ist und immer mehr Menschen wegen Depressionen frühberentet werden. Besonders bedrückend ist die Tatsache, dass die meisten Betroffenen nicht nur *eine* depressive Episode erleben, sondern nach einer mehr oder weniger langen stabilen Zeit häufig erneut depressiv erkranken.

Die positive Nachricht nach diesen negativen Fakten ist, dass Depressionen heutzutage gut behandelt werden können: Das Mittel der ersten Wahl bei leichten bis mittelschweren Depressionen ist die Psychotherapie (kognitive Verhaltenstherapie, interpersonelle Therapie, psychodynamische Kurzzeittherapie), insbesondere bei schweren Depressionen ist auch die Einnahme von Antidepressiva zu empfehlen.

Auf dem Markt findet sich eine beachtliche Anzahl von Selbsthilfebüchern für Depressive, von denen manche sehr empfehlenswert sind, während andere eher zweifelhafte Vorgehensweisen zur Bewältigung der Depression vorschlagen. Wir sind der Meinung, dass das in diesem Buch beschriebene Vorgehen eine wichtige Neuerung für die Behandlung der

Depression ist: Die Autoren sind namhafte Wissenschaftler und Psychotherapieforscher, die sich in jahrelanger Arbeit mit dem Problem von Rückfällen bei Depressionen beschäftigt haben. Ihre Arbeiten legten zunächst auf theoretischer Ebene nahe, dass im Rückfallgeschehen „kleinen“ Verstimmungen eine große Rolle zukommt: Alle Menschen haben von Zeit zu Zeit Stimmungsschwankungen, schlechte Tage oder sind einfach „schlecht drauf“. Für die meisten Menschen sind das Phänomene vorübergehender Natur, auf einen dunklen Tag (oder eine dunkle Zeit) folgt ein heller Tag (eine helle Zeit), Menschen sind wieder „besser drauf“ und vergessen die schlechte Stimmung. Im Gegensatz zu vielen Menschen, die einmal depressiv waren. Verständlicherweise erleben sie diese Stimmungsverschlechterungen oft als alarmierend und machen sich auf die (gedankliche) Suche nach den Ursachen für diese Verschlechterung. Leider führt dieses Vorgehen oftmals nicht heraus aus der schlechten Stimmung, sondern noch tiefer hinein: Versuche, sich gleichsam aus der Depression zu grübeln, enden oft in einer tieferen Depression. Aber wie lässt sich diese allzu menschliche Neigung, angestrengt mit dem Kopf verstehen zu wollen, was mit einem los ist, ohne jedoch den lebendigen Kontakt mit sich und der Welt zu verlieren, ändern? Einen genialen Weg entdeckten die Autoren des vorliegenden Buches in alten meditativen Traditionen: Diese beschäftigen sich buchstäblich seit Jahrtausenden mit dem Umgang mit Körperempfindungen, Gedanken und Gefühlen. Eine achtsame Haltung zeichnet sich dadurch aus, dass Menschen weder grübeln (was, wie oben dargestellt, die schlechte Stimmung verlängert) noch sich ablenken (was auf lange Sicht zu Problemen führen kann), sondern die Abläufe des jeweiligen Moments aus einer freundlich-distanzierten Haltung heraus bewusst wahrnehmen. In groß angelegten Studien konnten die Autoren belegen, dass das hier vorgestellte Vorgehen der „achtsamkeitsbasierten kognitiven Therapie“ im Rahmen einer Gruppenbehandlung die Rückfallhäufigkeit im Vergleich zu einer Routinebehandlung halbieren konnte. Die Behandlung verlangte von Menschen, die ehemals depressiv waren, dabei eine ganze Menge: Neben den wöchentlichen Gruppensitzungen von ca. zwei Stunden Dauer mussten sie jeden Tag in Eigenregie zu Hause eine Dreiviertelstunde üben. Das Programm dieser Gruppensitzungen finden Sie in diesem Buch zusammengefasst.

Zuletzt noch eine Warnung: Wann sollten Sie das in diesem Buch beschriebene Programm zumindest vorläufig nicht einsetzen? Sollten Sie im Laufe ihrer Erkrankungsgeschichte nicht nur depressive Phasen durchlebt haben, sondern auch Symptome so genannter psychotischer Erkrankungen (z. B. Stimmenhören, wahnhafte Überzeugungen), sollten Sie mit den Übungen vorsichtig sein und sicherheitshalber Ihren behandelnden Arzt oder Psychotherapeuten konsultieren. Auch wenn Sie akut unter einer Depression leiden und Suizidgedanken haben, sollten Sie sich unbedingt professionelle Unterstützung holen (in deren Rahmen dann sicherlich auch die in diesem Buch geschilderten Verfahren eingesetzt werden können). Schließlich sollten Sie sich bewusst machen, dass das in diesem Buch geschilderte Vorgehen nicht geeignet ist, stark belastende äußere Umstände zu verändern. Auch in diesem Fall kann es sinnvoll sein, erhebliche Probleme zunächst mit professioneller Unterstützung zu lösen und auf die hier dargestellten Interventionen später zurückzugreifen. Wir sind davon überzeugt, dass die in diesem Buch geschilderten Übungen nicht nur helfen können, mit weiteren depressiven Episoden besser umgehen zu können, sondern dass Sie dadurch auch einen besseren Bezug zu Ihren Empfindungen im aktuellen Moment bekommen und Ihr Leben auf eine tief gehende Art und Weise bereichern können.

Bochum und Esslingen, im April 2008
Johannes Michalak & Thomas Heidenreich

Einführung

Wenn Sie es leid sind, sich schon so lange schlecht zu fühlen

Depressionen verursachen großes Leid. Sie sind der „schwarze Vogel" in der Nacht, der Ihnen die Freude nimmt; der unruhige Geist, der Ihnen den Schlaf raubt. Sie sind der Dämon am Mittag, den nur Sie allein sehen können; die Dunkelheit, die anderen verborgen bleibt.

Wenn Sie zu diesem Buch gegriffen haben, dann wissen Sie höchstwahrscheinlich, dass diese Metaphern nicht übertrieben sind. Jeder, der schon einmal von Depressionen heimgesucht worden ist, weiß, dass sie zu lähmenden Angstgefühlen, großer persönlicher Unzufriedenheit und einem Gefühl von Leere und Verzweiflung führen können. Sie können bewirken, dass Sie sich hoffnungslos, lustlos und matt fühlen und dass Ihr Leben von einer alles durchdringenden Freudlosigkeit und Enttäuschung geprägt ist, die von der Sehnsucht nach einem Glück stammen, welches Sie nie erlebt haben.

Wir alle würden alles Erdenkliche tun, um uns nicht so zu fühlen. Und dennoch scheint – das ist die Ironie – nichts zu helfen… zumindest nicht sehr lange. Denn unglücklicherweise hat eine Depression, sobald sie einmal aufgetreten ist, die Tendenz, zurückzukommen, selbst wenn man sich seit Monaten besser fühlt. Wenn das bei Ihnen geschehen ist oder wenn Sie anscheinend nicht in der Lage sind, dauerhaft glücklich zu sein, dann ist es gut möglich, dass Sie schließlich das Gefühl entwickeln, nicht gut genug zu sein. Sie fühlen sich dann als Versager/in. Ihre Gedanken drehen sich möglicherweise im Kreis in dem Bemühen, einen tieferen Sinn zu finden und ein für alle Mal zu verstehen, warum Sie sich so schlecht fühlen. Wenn Sie keine zufrieden stellende Antwort auf diese Frage finden können, fühlen Sie sich dann vielleicht noch leerer und verzweifelter. Letzten Endes gelangen Sie vielleicht zu der Überzeugung, dass mit Ihnen etwas grundlegend nicht stimmt.

Doch was wäre, wenn überhaupt nichts „verkehrt" an Ihnen ist?

Was wäre, wenn Sie – wie praktisch jeder andere, der wiederholt depressive Phasen durchlebt hat – Opfer Ihrer eigenen sehr vernünftigen, ja heroischen Bemühungen geworden sind, sich aus eigener Kraft zu befreien? Das ist vergleichbar mit jemandem, der durch sein Strampeln, durch das er herauskommen will, nur noch tiefer in den Treibsand einsinkt.

Wir haben dieses Buch geschrieben, um Ihnen eine Verständnishilfe zu geben, wie das passiert und was Sie dagegen tun können, indem wir die neuesten wissenschaftlichen Erkenntnisse mit Ihnen teilen, die uns ein radikal neues Verständnis davon gegeben haben, durch welche Faktoren Depressionen und chronische Traurigkeit und Unzufriedenheit verstärkt werden:

- In den allerfrühesten Phasen, in denen sich unsere Stimmung allmählich immer weiter verschlechtert, ist es nicht die Stimmung selbst, die den Schaden anrichtet, sondern unsere Reaktion darauf.
- Unsere gewohnten Bemühungen, uns herauszuarbeiten, befreien uns nicht etwa, sondern halten uns in dem Schmerz gefangen, dem wir zu entkommen versuchen.

Mit anderen Worten, nichts, was wir *tun*, wenn wir in die Abwärtsspirale hineingeraten, scheint zu helfen, weil wir uns durch den Versuch, unsere Depressionen durch die übliche Art der Problemlösung loszuwerden bzw. das zu „reparieren", was an uns „verkehrt" ist, nur noch tiefer hineingraben.

Um drei Uhr morgens zwanghaft über den Zustand unseres Lebens nachzugrübeln… uns selbst wegen unserer „Schwäche" zu kritisieren, wenn wir spüren, wie wir in die Traurigkeit abgleiten… die verzweifelten Versuche, unser Herz und unseren Körper davon abzubringen, sich so zu fühlen – all das ist nichts als ein geistiges Kreisen, das nur immer weiter abwärts führt. Jeder, der sich in schlaflosen Nächten unruhig hin- und hergewälzt hat oder der sich durch endloses Grübeln von allen anderen Belangen seines Lebens hat ablenken lassen, weiß sehr wohl, wie fruchtlos solche Bemühungen sind. Und doch wissen wir auch, wie leicht es ist, sich in diesen Angewohnheiten des Geistes zu verfangen.

Auf den folgenden Seiten und den online-Anleitungen bieten wir Ihnen eine Reihe von Praktiken an, die Sie in Ihr tägliches Leben integrieren können, um sich von denjenigen geistigen Angewohnheiten zu befreien, die Sie in Ihrem Elend gefangen halten. Dieses Programm, das als achtsamkeitsbasierte kognitive Therapie (MBCT) bekannt ist, führt die neuesten Erkenntnisse der modernen Wissenschaft und diejenigen Meditationsformen zusammen, die nachweislich im Rahmen der etablierten Medizin und Psychologie klinisch wirksam sind. Die neuartige und zugleich kraftvolle Synthese dieser unterschiedlichen Wege, um Geist und Körper kennen zu lernen, kann Ihnen helfen, radikale Veränderungen in Ihrer Beziehung zu negativen Gedanken und Gefühlen zu bewirken. Mit Hilfe dieser Veränderungen können Sie aus der Abwärtsspirale Ihrer Stimmung ausbrechen, so dass diese nicht zu einer Depression führt. *Unsere Untersuchungen haben gezeigt, dass das in diesem Buch erläuterte Programm das Rückfallrisiko von Menschen, die drei oder mehr depressive Phasen durchlebt haben, um die Hälfte verringern kann.*

Alle Männer und Frauen, die an unseren Studien teilgenommen haben, hatten unter wiederholten Schüben von klinischer Depression gelitten. Doch es ist keinesfalls notwendig, dass offiziell die Diagnose „Depression" gestellt wurde, damit man einen tief greifenden Nutzen aus diesem Buch ziehen kann. Viele Menschen, die unter der Hoffnungslosigkeit und dem inneren Schmerz leiden, die mit einer Depression einhergehen, bemühen sich zwar nie um professionelle Hilfe, wissen aber sehr wohl, dass sie in einer chronischen Unzufriedenheit feststecken, die weite Strecken ihres Lebens überschattet. Wenn Sie selbst schon des Öfteren in den Treibsand von Verzweiflung, Apathie und Traurigkeit hineingeraten sind, dann hoffen wir für Sie, dass Sie in diesem Buch und den Anleitungen online etwas potentiell Wertvolles entdecken werden, das Ihnen dabei helfen kann, dem Abwärtssog der düsteren Stimmung zu entkommen und ein Gefühl stabiler, authentischer Zufriedenheit in Ihrem Leben zu erfahren.

Es lässt sich nur schwer vorhersagen, wie Sie den tiefen, heilenden Wandel in Ihrem Verhältnis gegenüber den negativen Stimmungen erleben werden und was sich in der Folgezeit für Sie daraus ergeben wird, denn dies ist bei jedem Menschen anders. Der einzige Weg, wirklich zu erfahren, welchen Nutzen eine solche Methode bieten kann, besteht darin, vorübergehend auf eine Beurteilung zu verzichten und sich von ganzem Herzen über einen längeren Zeitraum hinweg – in diesem Falle sind es acht Wochen – auf diesen Prozess einzulassen und abzuwarten, was geschieht. Genau das erwarten wir auch von den Teilnehmern an unseren Programmen. Um den Prozess zu vertiefen und ihn greifbarer zu machen, haben wir die Anleitung online gestellt, die Sie sorgsam und präzise durch die Meditationspraktiken leiten, die in diesem Buch beschrieben werden.

Neben der Unterweisung in meditativen Praktiken werden wir Sie auch ermutigen, die Entwicklung von Haltungen wie Geduld, Mitgefühl sich selbst gegenüber, Aufgeschlossenheit und sanfter Beharrlichkeit zu versuchen. Diese Eigenschaften können Ihnen nämlich dabei helfen, sich aus dem Sog der Depression zu befreien, weil Sie dadurch selbst spüren, was die Wissenschaft mittlerweile aufgezeigt hat: dass es tatsächlich in Ordnung ist, das Problem, dass man sich schlecht fühlt, nicht länger *lösen* zu wollen. Ja, es ist sogar regelrecht weise, denn unsere übliche Art und Weise, mit Problemen umzugehen, führt fast unweigerlich dazu, dass alles nur noch schlimmer wird.

Als Wissenschaftler und Ärzte sind wir auf einem etwas umständlichen Wege zu einem neuen Verständnis dessen gelangt, was im Umgang mit wiederholt auftretenden Depressionen wirksam ist und was nicht. Bis in die frühen siebziger Jahre hatten sich die Wissenschaftler darauf konzentriert, eine wirksame Behandlung gegen die akute Depression zu finden – gegen jene verheerende erste Episode, die in vielen Fällen durch ein katastrophales Ereignis im Leben des oder der Betroffenen ausgelöst wird. Sie fanden sie in der Form von Antidepressiva, also von Medikamenten, die bei vielen Menschen zur Behandlung von Depressionen nach wie vor außerordentlich hilfreich sind. Dann kam die Entdeckung, dass Depressionen, auch wenn sie einmal behandelt worden sind, häufig wiederkehren – und dass die Rückfallgefahr umso größer ist, je häufiger sie bereits aufgetreten sind. Dadurch hat sich unser gesamtes Konzept von Depression und chronischer Niedergeschlagenheit verändert.

Es stellte sich heraus, dass Antidepressiva die Depression zwar „behoben", aber nur solange, wie die Betroffenen diese Medikamente einnahmen. Wenn sie damit aufhörten, kam die Depression zurück, wenn auch erst Monate später. Weder den Patienten noch den Ärzten gefiel die Vorstellung, dass jemand sein ganzes Leben lang Medikamente einnehmen muss, um das Schreckgespenst der Depression zu bannen. So begannen wir (Zindel Segal, Mark Williams und John Teasdale) Anfang der neunziger Jahre, die Möglichkeit zu erforschen, einen vollkommen neuen Ansatz zu entwickeln.

Zuerst machten wir uns daran, herauszufinden, was die Depression immer wieder zurückkehren lässt, oder anders ausgedrückt, wodurch der Treibsand der Depressivität mit jedem neuen Auftreten noch heimtückischer wird. Es stellte sich heraus, dass sich jedes Mal, wenn jemand depressiv wird, die im Gehirn bestehenden Verbindungen zwischen Stimmung, Gedanken, Körper und Verhalten verstärken. Das führt dazu, dass eine erneute Depression mit jeder Folgeepisode noch leichter losgehen kann. Als Nächstes begannen wir zu erforschen, was man gegen dieses permanent vorhandene Risiko tun kann. Wir wussten zwar, dass sich ein psychologisches Verfahren namens *kognitive Therapie* in der Behandlung von akuten Depressionen als wirksam erwiesen und viele Betroffene vor einem Rückfall bewahrt hatte, doch niemand konnte genau sagen, wie das funktionierte. Wir mussten es herausfinden – nicht nur aufgrund eines theoretischen Interesses, sondern weil die Antwort enorme praktische Implikationen mit sich bringen würde.

Bis zu jener Zeit waren alle Therapien, sowohl die medikamentöse Behandlung mit Antidepressiva als auch die kognitive Therapie, den Patienten erst dann verschrieben worden, nachdem diese bereits depressiv erkrankt waren. Unsere Argumentation lautete nun: Wenn wir den entscheidenden Faktor der kognitiven Therapie finden würden, könnten wir den Menschen die entsprechenden Techniken auch dann beibringen, *wenn es ihnen gut ginge*. Anstatt darauf zu warten, dass die Katastrophe einer neuen Episode einsetzte, könnten wir, so unsere Hoffnung, die Menschen in der Anwendung dieser Fertigkeiten schulen, um die Depressionen im Keim zu ersticken und damit zu verhindern, dass sie überhaupt auftreten.

Überraschenderweise führten uns unsere jeweiligen Forschungs- und Rechercheansätze dazu, den klinischen Nutzen von meditativen Praktiken zu untersuchen, die darauf ausgerichtet sind, eine bestimmte Form von Gewahrsein zu kultivieren. Diese ist als *Achtsamkeit* bekannt und hat ihren Ursprung in den Weisheitstraditionen Asiens. Die Achtsamkeitspraktiken, die schon seit Jahrtausenden zur buddhistischen Kultur gehören, sind von Jon Kabat-Zinn und seinen Kollegen von der medizinischen Fakultät der Universität Massachusetts für die Anwendung in einem modernen medizinischen Umfeld verändert und verfeinert worden. Dr. Kabat-Zinn hatte dort bereits 1979 ein Stressreduktionsprogramm eingeführt, das jetzt unter dem Namen *achtsamkeitsbasierte Stressreduktion* (MBSR = *mindfulness-based stress reduction*) bekannt ist. Dieses Programm basiert auf Achtsamkeits-Meditationspraktiken und ihren Anwendungsmöglichkeiten bei Stress, Schmerz und chronischer Krankheit. Achtsamkeit könnte auch als „Herzensbewusstsein" umschrieben werden, da es bei ihr im Kern um ein mitfühlendes Gewahrsein geht. MBSR hat sich als außerordentlich geeignet für Patienten mit chronischen Krankheiten und Schwächezuständen erwiesen. Auch bei psychologischen Problemen wie Angst- und Panikzuständen konnten gute Erfolge erzielt werden. Diese positiven Wirkungen ließen sich nicht nur daran ablesen, dass sich die Patienten besser fühlten und andere Gedankenmuster und Verhaltensweisen zeigten, sondern auch anhand von Veränderungen in den Gehirnaktivitätsmustern, von denen wir wissen, dass sie negativen Emotionen zugrunde liegen.

Trotz einer gewissen anfänglichen Skepsis – was würden unsere Kollegen und Patienten zu unserem Vorschlag sagen, Meditation als Präventivmaßnahme gegen Depressionen einzusetzen? –, beschlossen wir, diese Möglichkeit näher zu untersuchen. Wir entdeckten bald, dass die Kombination aus westlicher kognitiver Wissenschaft und östlichen Praktiken genau das ist, was wir brauchen, um den Kreislauf ständig wiederkehrender

Depressionen zu durchbrechen, bei dem wir uns immer wieder damit beschäftigen, was schief gelaufen ist, und dass die Dinge nicht so sind, wie wir sie gerne hätten.

Wenn uns eine Depression in den Abgrund zu ziehen beginnt, reagieren wir aus verständlichen Gründen oft mit dem Versuch, uns unserer Gefühle zu entledigen, indem wir sie unterdrücken oder indem wir versuchen, uns durch Denken aus ihnen herauszulavieren. Dabei grübeln wir über verpasste Chancen aus der Vergangenheit nach und beschwören Sorgen über zukünftige Probleme herauf. Im Kopfe spielen wir diese und jene Lösung durch und es dauert nicht lange, bis wir uns ganz schlecht fühlen, weil es uns nicht gelingen will, einen Weg zur Linderung unserer leidvollen Emotionen zu finden. Wir verlieren uns im Vergleichen unseres Ist-Zustandes und unseres Soll-Zustandes und leben bald fast nur noch im Kopf.

Wir fangen an, uns gedanklich zu verstricken. Wir verlieren den Kontakt zur Umwelt, zu unseren Mitmenschen, sogar zu denen, die uns und denen wir am nächsten stehen. Wir versagen uns selbst den Reichtum an Erfahrungen, die das Lebendigsein mit sich bringt. Kein Wunder also, dass wir den Mut verlieren und vielleicht zu dem Schluss kommen, es gäbe nichts, was wir noch tun könnten. Doch genau an diesem Punkt kann mitfühlende, meditative Bewusstheit eine entscheidende Rolle spielen.

Wie Sie dieses Buch bestmöglich nutzen können

Die Achtsamkeitspraktiken, die in diesem Buch vermittelt werden, können Ihnen helfen, eine ganz neue Haltung gegenüber den endlosen Kreisläufen des gedanklichen Entwerfens von Strategien einzunehmen, die das Risiko erhöhen, depressiv zu werden. Ja, sie können Ihnen sogar helfen, sich vollständig von diesen falschen Denkmustern zu befreien. Die Entwicklung von Achtsamkeit kann Sie darin unterstützen, sich vom Grübeln über die Vergangenheit ebenso zu lösen wie von den Sorgen um die Zukunft. Achtsamkeit erhöht die geistige Flexibilität, so dass sich Ihnen gerade dort neue Möglichkeiten eröffnen, wo Sie einen Moment zuvor vielleicht noch das Gefühl hatten, nichts tun zu können. Die Praxis der Achtsamkeit kann verhindern, dass die normale Form von Traurigkeit und

Unzufriedenheit, die wir alle kennen, sich zu einer Depression auswächst. Und das gelingt, weil Achtsamkeit uns hilft, wieder mit der vollen Bandbreite unserer eigenen inneren und äußeren Kräfte des Lernens, Wachsens und Heilens in Kontakt zu kommen – Kräfte, von denen wir möglicherweise noch nicht einmal ahnen, dass sie uns zur Verfügung stehen.

Eine lebenswichtige Kraft, die wir häufig ignorieren oder für vollkommen selbstverständlich halten, ob wir nun depressiv sind oder nicht, ist der Körper selbst. Wenn wir uns in unseren Gedanken verlieren und versuchen, unsere Gefühle über Bord zu werfen, achten wir kaum auf die physischen Empfindungen unseres Körpers. Dabei übermitteln uns diese Empfindungen innerhalb des Körpers ein unmittelbares Feedback darüber, wie es um unseren emotionalen und mentalen Zustand bestellt ist. Diese Wahrnehmungen können uns auf unserem Weg, uns aus der Depression zu befreien, wertvolle Informationen geben und wenn wir darauf achten, bewahrt uns das nicht nur vor der Gedankenfalle, uns in die Zukunft vorzustrecken oder in der Vergangenheit stecken zu bleiben, sondern es kann auch die Emotion selbst verwandeln. In Teil 1 dieses Buches wird untersucht, wie Geist, Körper und Emotionen bei der Verdichtung und Aufrechterhaltung einer Depression zusammenwirken und was uns eine solche Sichtweise, die auf den neuesten Forschungsergebnissen basiert, darüber sagen kann, wie man aus diesem Teufelskreis herauskommt. Sie arbeitet klar heraus, inwiefern wir alle Opfer gewohnheitsmäßiger Muster sind – Muster des Denkens, Fühlens und Handelns, die die Freude beschneiden, welche dem Lebendigsein und dem Wissen um unsere Möglichkeiten innewohnt. Sie stellt die These auf, dass eine unvermutete Kraft darin liegt, den Augenblick, in dem wir jetzt gerade leben, mit voller Bewusstheit zu „bewohnen“.

Logik und das Wissen um die neuesten wissenschaftlichen Erkenntnisse können zwar überzeugend wirken, sind aber nicht unbedingt an und für sich schon von praktischem Nutzen, zum Teil deswegen, weil sie sich über das Denken und Schlussfolgern nur an den Kopf wenden. Deshalb sind Sie in Teil 2 eingeladen, selbst zu erkennen, was einem alles fehlt, wenn man sich vollkommen im kreisenden Denken verstrickt – dem Denken, das die Traurigkeit und Unzufriedenheit eigentlich „beheben“ soll – und wenn man die Verbindung zu anderen Teilen seines Daseins und seiner Intelligenz verliert, wozu auch die Kraft der Achtsamkeit gehört. Zu diesem

Zeitpunkt mag dies vielleicht noch als bloße Abstraktion erscheinen, als ein Konzept unter vielen: eingehend zu betrachten, was es bedeuten könnte, Achtsamkeit gegenüber dem eigenen Geist, dem Körper und den Emotionen zu schulen. Deshalb ist dieser Abschnitt dazu gedacht, Ihnen zu helfen, Ihre eigene Achtsamkeitspraxis zu entwickeln und selbst zu erleben, wie zutiefst transformierend und befreiend sie sein kann.

Teil 3 wird Sie darin unterstützen, Ihre Praxis zu verfeinern und wirkungsvoll gegen die negativen Gedanken, Gefühle, Körperempfindungen und Verhaltensweisen einzusetzen, die miteinander jene Spirale erzeugen, durch die Unzufriedenheit zur Depression werden kann.

In Teil 4 schließlich werden alle Erkenntnisse zu einer einheitlichen Strategie zusammengeführt, die Ihnen hilft, angesichts all der Herausforderungen des Lebens und insbesondere des Schreckgespenstes der wiederkehrenden Depression mehr Tiefe, Kraft und Fülle in Ihr Leben zu bringen. Wir lassen Sie an Geschichten von Menschen teilhaben, die sich angesichts ihrer Krankengeschichte auf die Achtsamkeitspraktiken eingelassen haben und dadurch gewachsen sind und sich gewandelt haben. Und wir bieten Ihnen ein systematisches, leicht durchzuführendes Achtwochenprogramm an, in dem alle in diesem Buch beschriebenen Elemente und Übungen auf zweckmäßige Weise zusammengebracht werden. Es ist unsere Hoffnung, dass Sie das Buch lesen, die Übungen selbst ausführen und dadurch auf die bestmögliche praktische Art mit Ihrer eigenen angeborenen Fähigkeit zu Weisheit und Heilung in Kontakt kommen.

Es gibt verschiedene Möglichkeiten, von diesem Ansatz zu profitieren. Sie brauchen sich nicht sofort zu verpflichten, das gesamte Achtwochenprogramm durchzuführen, obwohl es Ihnen einen gewaltigen Nutzen bringen kann, wenn die Zeit für eine solche Verpflichtung reif ist. Sie brauchen nicht einmal unter einer Form von Depression zu leiden, um sich auf eine oder mehrere der hier beschriebenen Achtsamkeitspraktiken einzulassen und davon zu profitieren. Die gewohnheitsmäßigen, automatisch ablaufenden Denkmuster, die wir untersuchen werden, beeinträchtigen praktisch jeden von uns, ehe wir nicht gelernt haben, sie in den Griff zu bekommen. Vielleicht möchten Sie ja einfach mehr über Ihren Geist und Ihre eigene innere Gefühlslandschaft in Erfahrung bringen. Oder Sie werden allein aufgrund Ihrer Neugier dazu inspiriert, einige der

Achtsamkeitspraktiken einfach einmal auszuprobieren. In diesem Falle sollten Sie vielleicht mit denjenigen in Teil 2 beginnen. Dies könnte Sie wiederum dazu motivieren, sich beherzt in das Achtwochenprogramm zu stürzen und zu schauen, was geschieht.

Bevor wir weitermachen, möchten wir Ihnen zwei kurze Warnungen mit auf den Weg geben. *Erstens: Die verschiedenen Meditationspraktiken, die wir hier beschreiben, brauchen oft erst einige Zeit, bevor sie ihre volle Wirkung entfalten.* Aus diesem Grunde werden sie ja auch „Praktiken" genannt. Sie erfordern häufiges Üben; man sollte immer wieder mit einer Einstellung von Offenheit und Neugier zu ihnen zurückkehren, statt ein Ergebnis erzwingen zu wollen, das vermeintlich wichtig ist, um den eigenen Einsatz an Zeit und Energie zu rechtfertigen. Das ist wahrhaftig eine neue Art des Lernens für die meisten von uns, aber eine Art, die des Ausprobierens wert ist. Alles, was wir hier behandeln, soll dazu dienen, Sie in Ihren Bemühungen zu unterstützen.

Zweitens: Es könnte ratsam sein, nicht das gesamte Programm durchzuführen, solange Sie sich in einer Phase akuter Depression befinden. Wie gegenwärtige Beobachtungen zeigen, ist es vielleicht ratsam zu warten, bis Sie die notwendige Hilfe bekommen haben, um aus den Tiefen der Depression emporzukommen. Dann sind Sie besser in der Lage, sich auf diese neue Methode einzulassen, mit den Gedanken und Gefühlen zu arbeiten, ohne dass Sie geistig und seelisch durch die erdrückende Last einer akuten Depression beeinträchtigt werden.

Was auch immer Ihr Ausgangspunkt sein mag, wir ermutigen Sie, die hier beschriebenen und online angeleiteten Übungen und Meditationen mit einer Mischung aus Geduld, Mitgefühl mit sich selbst, Beharrlichkeit und Aufgeschlossenheit zu praktizieren. Wir laden Sie ein, die uns allen eigene Neigung loszulassen, die Dinge in eine bestimmte Richtung biegen zu wollen, und stattdessen mit ihnen zu arbeiten und sie so sein zu lassen, wie sie in jedem beliebigen Moment tatsächlich sind. Vertrauen Sie einfach, so gut Sie können, in Ihre eigene grundlegende Fähigkeit, zu lernen, zu wachsen und heil zu werden, während wir Sie durch diesen Prozess begleiten – und bringen Sie sich in die Praktiken ein, als hinge Ihr Leben davon ab, was es ja in vielfacher Hinsicht, sowohl im übertragenen als auch im wörtlichen Sinne, sicherlich auch tut. Der Rest geschieht von ganz allein.

1

Körper, Geist und Emotionen

1

„Oh nein, jetzt geht das schon wieder los!“

Warum das Elend nicht aufhört

Alice wälzte sich unruhig im Bett hin und her. Sie konnte nicht schlafen. Mittlerweile war es drei Uhr morgens. Vor zwei Stunden war sie mit einem Ruck aufgewacht und hatte im Geiste sofort wieder das Treffen mit ihrem Vorgesetzten vom vergangenen Nachmittag abgespult. Dieses Mal gab es jedoch jemanden, der das Geschehen kommentierte. Es war ihre eigene Stimme, die sie mit bohrenden Fragen bombardierte:

> „*Warum* um Himmels willen habe ich das nur *so* ausgedrückt? Ich habe wie eine Vollidiotin geklungen. Was hat er denn mit ‚zufrieden stellend‘ gemeint? – Es war vielleicht in Ordnung, aber nicht annähernd gut genug, um eine Gehaltserhöhung zu bekommen? Kristins Abteilung? Was haben denn die mit dem Projekt zu tun? Das ist doch *meine* Domäne … zumindest jetzt noch. Hat er das gemeint, als er sagte, er wolle einschätzen, wie die Dinge so laufen? Heißt das, er plant womöglich, das Projekt jemand anderem zu überlassen? Ich *wusste* ja, dass meine Arbeit nicht gut genug ist – definitiv nicht gut genug für eine Gehaltserhöhung und vielleicht

> nicht einmal ausreichend, um meinen Job zu behalten. Hätte ich das Ganze nur vorher kommen sehen."

Alice konnte nicht wieder einschlafen. Als der Wecker klingelte, hatte sie ihre Gedanken schon weitergesponnen – von der hoffnungslosen Situation am Arbeitsplatz zu der Notlage, in die sie und ihre Kinder geraten würden, wenn sie sich wieder nach einem Job würde umsehen müssen. Während sie sich wie gerädert aus dem Bett quälte und ins Bad schleppte, stellte sie sich bereits plastisch vor, wie sie von einem potentiellen Arbeitgeber nach dem anderen abgelehnt werden würde.

> „Ich kann ihnen das nicht verübeln. Ich verstehe nur nicht, warum ich so oft niedergeschlagen bin. Warum überfordert mich bloß alles so? Alle anderen scheinen doch gut zurechtzukommen. Offensichtlich habe ich's einfach nicht in mir, Beruf und Familie unter einen Hut zu bringen. Was hat der Chef noch gleich über mich gesagt?"

Und die Schleife in ihrem Kopf ging wieder von vorne los.

Jim hingegen hatte keinerlei Probleme mit dem Einschlafen. Vielmehr schien es ihm eher schwer zu fallen, wach zu bleiben. Da saß er nun wieder in seinem Auto auf dem Parkplatz vor dem Büro und fühlte, wie ihn das Gewicht des Tages praktisch in den Sitz drückte. Sein gesamter Körper fühlte sich wie Blei an. Er schaffte es gerade noch, seinen Gurt loszuschnallen. Und immer noch saß er bewegungslos und wie festgewachsen da. Er war einfach nicht in der Lage, den Türgriff zu packen und zur Arbeit zu gehen.

Vielleicht würde ihm das ja gelingen, wenn er im Geiste seinen Plan für den Tag durchginge… das hatte ihn doch noch immer in Schwung gebracht, die Dinge ins Laufen gebracht. Doch heute funktionierte auch das nicht. Bei jedem Termin, jedem Meeting, jedem Telefonanruf, den er beantworten musste, hatte er das Gefühl, schwer schlucken zu müssen, und das Ding, das er da zu schlucken hatte, fühlte sich an wie ein bleierner Kloß. Und mit jedem Schlucken schweifte seine Konzentration von der Terminplanung ab und zu jenen bohrenden Fragen hin, die ihn jeden Morgen zu plagen schienen:

> „Warum fühle ich mich so schlecht? Ich habe doch alles, was ein Mann sich nur wünschen kann – eine liebevolle Frau, tolle Kinder, einen sicheren Job, ein schönes Heim. Was stimmt also nicht mit mir? Warum kann ich mich nicht zusammenreißen? Und warum ist das immer wieder so? Wendy und die Kinder haben mein ständiges Selbstmitleid gestrichen satt. Sie werden mich nicht viel länger ertragen. Wenn ich nur wüsste, was los ist, dann wäre alles anders. Wenn ich wüsste, warum ich mich so schrecklich fühle, dann wüsste ich, dass ich das Problem lösen und einfach mit meinem Leben weitermachen könnte wie alle anderen auch. Das ist wirklich alles zu dumm!"

Alice und Jim wollen einfach nur glücklich sein. Alice wird Ihnen sagen, dass sie auch gute Zeiten in ihrem Leben kennt. Aber diese scheinen nie von Dauer zu sein. Irgendetwas bringt sie immer wieder ins Schleudern, und Probleme, die sie einfach abgeschüttelt hätte, als sie noch jünger war, scheinen sie jetzt in große Verzweiflung zu stürzen, bevor ihr überhaupt zu Bewusstsein kommt, was eigentlich los ist.

Jim sagt, dass er ebenfalls gute Zeiten gehabt habe – aber er scheint sie als Phasen zu beschreiben, die sich eher durch die Abwesenheit von Schmerz auszeichnen als durch die Präsenz von Freude. Er habe keine Ahnung, was diesen dumpfen inneren Schmerz gehen oder kommen lasse. Er wisse nur, dass er sich nicht mehr erinnern könne, wann er zum letzten Mal einen Abend lachend und scherzend mit Familie oder Freunden verbracht habe.

Während Alice Bilder von Arbeitslosigkeit durch den Kopf schießen, lauert eine tiefe Angst in den Winkeln ihrer Seele – die Angst, dass sie nicht in der Lage sein könnte, das Nötige zu tun, um für sich und ihre Kinder zu sorgen. *Nicht schon wieder*, denkt sie mit einem Seufzer. Sie erinnert sich noch gut daran, was war, als sie herausgefunden hatte, dass Burt sie betrog, und sie ihn aus dem Haus geworfen hatte. Natürlich war Alice damals traurig und wütend gewesen. Doch sie hatte sich durch seine Behandlung auch erniedrigt gefühlt. Er war ihr nicht treu gewesen. Am Ende hatte sie das Gefühl gehabt, sie habe ihren Kampf um die Beziehung „verloren". Danach hatte sie sich in ihrer Situation als allein erziehende Mutter gefangen gefühlt. Zunächst hatte sie um der Kinder willen so getan, als ob alles in bester Ordnung wäre. Alle unterstützten sie, doch dann kam ein Punkt, an dem sie dachte, sie sollte jetzt langsam darüber hinweg sein. Sie konnte ihre Familie und ihre Freunde doch nicht andauernd weiter um Hilfe bitten. Vier Monate später fühlte sie sich immer deprimierter. Sie brach immer häufiger in Tränen aus und verlor das Interesse an dem Kinderchor, den sie leitete. Bei der Arbeit konnte sie sich nicht mehr richtig konzentrieren und fühlte sich schuldig, dass sie so eine „schlechte Mutter" sei. Außerdem konnte sie nicht schlafen und war „ständig am Essen". Schließlich ging sie zu ihrem Hausarzt, der eine Depression bei ihr diagnostizierte.

Er verschrieb Alice ein Antidepressivum, das ihre Stimmung entschieden verbesserte. Innerhalb von wenigen Monaten war sie wieder die Alte. Das ging so weiter, bis sie neun Monate später einen Unfall mit ihrem neuen Auto hatte und dabei einen Totalschaden verursachte. Sie wurde das Gefühl nicht mehr los, nur knapp dem Tod entronnen zu sein, obwohl sie mit einigen Prellungen davongekommen war. Sie ertappte sich dabei, wie sie den Unfall immer wieder vor ihrem geistigen Auge ablaufen ließ und sich fragte, wie sie nur so fahrlässig hatte sein können, wie sie sich bloß so einer Gefahr hatte aussetzen können, die ihren Kindern den einzigen Elternteil hätte rauben können, den sie noch hatten. Als die düsteren Gedanken immer stärker wurden, bat sie den Arzt um ein weiteres Rezept und fühlte sich bald darauf wieder besser. Dieses Muster wiederholte sich in den nächsten fünf Jahren noch einige Male. Jedes Mal, wenn sie Anzeichen dafür bemerkte, dass sie wieder in den Strudel abrutschte, überfiel sie ein stärkeres Grauen. Alice war sich nicht sicher, ob sie dies noch länger aushalten konnte.

Bei Jim war nie eine Depression festgestellt worden – er hatte mit seinem Arzt nie über seine düsteren Stimmungen oder seine ständige Niedergeschlagenheit gesprochen. Er überstand sie ja, und alles in seinem Leben lief gut – welches Recht hätte er also gehabt, sich bei irgendwem über seinen Zustand zu beschweren? Er würde einfach solange in seinem Wagen sitzen bleiben, bis irgendetwas käme, das ihn dazu bewegen würde, die Wagentür zu öffnen und sich in Bewegung zu setzen. Er versuchte, an seinen Garten zu denken und an all die wunderschönen neuen Tulpen, die bald aus der Erde sprießen würden, aber das erinnerte ihn nur daran, dass er das Herbstlaub noch gar nicht entfernt hatte und jetzt viel Arbeit damit haben würde, den Garten in Ordnung zu bringen. Und dieser Gedanke erschöpfte ihn. Er dachte auch an seine Frau und seine Kinder, doch die Vorstellung, sich heute am Abendbrottisch wieder an der Unterhaltung beteiligen zu müssen, rief in ihm lediglich den Wunsch hervor, früh ins Bett zu wollen, so wie gestern Abend. Er hatte vorgehabt, früh aufzustehen, um das abzuarbeiten, was gestern auf seinem Schreibtisch liegen geblieben war, doch er hatte einfach nicht rechtzeitig aufwachen können. Vielleicht würde er einfach im Büro bleiben, bis er die Aufgabe ein für alle Mal erledigt hatte, auch wenn es bis um Mitternacht dauern sollte…

Alice leidet an einer rezidivierenden depressiven Störung. Jim leidet möglicherweise an Dysthymie, einer Art depressiver Verstimmung, die geringfügigere Auswirkungen hat als eine Depression und eher ein chronischer Zustand ist als eine akute Erkrankung. Die Diagnose spielt keine große Rolle. Das Problem, das Alice, Jim und viele andere Menschen haben, besteht vielmehr darin, dass sie verzweifelt versuchen, glücklich zu sein, doch keine Ahnung haben, wie sie das anstellen sollen. Warum fühlen sich einige Menschen am Ende immer wieder so bedrückt? Warum haben einige Menschen das Gefühl, nie wirklich glücklich zu sein? Warum schleppen sie sich stattdessen durchs Leben, sind chronisch deprimiert und unzufrieden, müde und teilnahmslos und haben wenig Interesse an den Dingen, die ihnen früher Freude bereitet und das Leben lebenswert gemacht haben?

Bei den meisten Menschen beginnt Depression als eine Reaktion auf eine Tragödie, einen Rückschlag oder eine sonstige Wendung im Leben. Die Ereignisse, die am ehesten eine Depression verursachen, sind Verlusterfahrungen, Demütigungen und Niederlagen, die das Gefühl hervorrufen, in den Umständen gefangen zu sein. Alice hatte infolge des Verlustes ihrer langjährigen Beziehung zu Burt eine Depression erlitten. Zunächst wurde sie von berechtigter Empörung angetrieben und packte ihr Leben als allein erziehende Mutter mit aller Kraft an. Doch sie schaffte es nur noch mit Müh und Not, sich um die Hausarbeit zu kümmern, wenn sie spätabends von der Arbeit heimkam. Also gab sie es bald ganz auf, sich nach der Arbeit noch mit Freunden zu treffen, mit ihrer Mutter zu Abend zu essen und sogar ihre Schwester in einem Nachbarstaat anzurufen. Bald litt sie unter bedrückender Einsamkeit und einem ständigen Gefühl des Verlassenseins.

Bei Jim war die Verlusterfahrung etwas subtiler und für die Außenwelt weitaus weniger offensichtlich. Einige Monate, nachdem er von seiner

Consulting-Firma befördert worden war, stellte Jim fest, dass er keine Zeit mehr für seine Freunde hatte und nicht mehr an seinem Gartenbau-Verein teilnehmen konnte, weil er immer länger im Büro bleiben musste. Außerdem merkte er, dass ihm seine neue Aufsichtsrolle gar nicht richtig lag. Schließlich bat er darum, wieder auf einen Posten wie seinen früheren zurückversetzt zu werden. Die Veränderung war eine Erleichterung und niemand merkte, dass Jim nicht glücklich war – zunächst nicht einmal Jim selbst. Doch er fing an, die Orientierung zu verlieren, und wirkte oft abwesend. In seinem Kopf kritisierte Jim nachträglich seine Entscheidung. Er analysierte jede noch so kurze Interaktion mit seinen Chefs haarklein und tadelte sich schließlich immer wieder dafür, dass er seine Firma und sich selbst „im Stich gelassen" habe. Er sprach jedoch nicht darüber und versuchte, diese Gedanken zu ignorieren. Doch in den nächsten fünf Jahren zog er sich immer mehr zurück, litt unter zahlreichen leichten gesundheitlichen Beschwerden und war – mit den Worten seiner Frau – „einfach nicht mehr der Mann, den ich mal kannte".

Verluste sind ein unvermeidlicher Bestandteil der menschlichen Existenz. Für die meisten Menschen ist das Leben nach einer Krise, wie Alice sie durchgemacht hat, ein gewaltiger Kampf, und viele fühlen sich, so wie Jim, durch Enttäuschungen durch sich selbst oder andere „klein gemacht". Doch in Alices und Jims Geschichten finden sich auch Hinweise dafür, warum nur einige Menschen und nicht alle nach solch schwierigen Erlebnissen dauerhaft unter den Folgen leiden.

Wenn Niedergeschlagenheit zu Depression wird… und die Depression nicht mehr weggeht

Depressionen sind eine große Belastung, die in der heutigen Zeit Millionen von Menschen plagen und sowohl in der westlichen Welt als auch in Entwicklungsländern, deren Wirtschaftssysteme sich am Westen orientieren, immer häufiger werden. Vor vierzig Jahren waren Menschen, die zum ersten Mal an einer Depression litten, im Durchschnitt über vierzig oder fünfzig Jahre alt; heute liegt das Durchschnittsalter bereits bei Mitte zwanzig. Andere Statistiken (siehe den Kasten auf Seite 33) zeigen das

Ausmaß, das dieses Problem heutzutage angenommen hat, doch das wirklich Erschreckende daran sind die Zahlen, die zeigen, wie hoch die Rückfallquote bei einer depressiven Erkrankung ist. Mindestens die Hälfte der Betroffenen musste feststellen, dass sie zurückkehrte, obwohl sie anscheinend vollständig genesen waren. Nach einem zweiten oder dritten Schub steigt das Rückfallrisiko gar auf achtzig bis neunzig Prozent an. Patienten, die vor ihrem zwanzigsten Lebensjahr zum ersten Mal an Depressionen erkrankt sind, haben ein besonders hohes Rückfallrisiko. Was geht hier vor? Als Psychologen, die sich seit vielen Jahre mit der Behandlung und Erforschung von Depressionen beschäftigen, wollten wir drei (Mark Williams, Zindel Segal und John Teasdale) das herausfinden. Im restlichen Teil dieses Kapitels und im folgenden Kapitel wird erklärt, was die Wissenschaft über das Phänomen Depression und Traurigkeit in Erfahrung gebracht hat und wie dieses Wissen, als wir uns mit unserem vierten Autor (Jon Kabat-Zinn) zusammengetan hatten, letztendlich zu derjenigen Behandlungsmöglichkeit geführt hat, auf die sich dieses Buch gründet.

Eine der bedeutsamsten Tatsachen, die wir herausgefunden haben, ist folgende: Es besteht ein Unterschied zwischen denen, die einen depressiven Schub durchlebt haben, und denen, die keinen gehabt haben. *Denn die Depression erzeugt im Gehirn eine Verbindung zwischen einer traurigen Stimmung und negativen Gedanken, so dass dann selbst die ganz normale Traurigkeit solch tief negative Gedanken erneut auslösen kann.* Diese Erkenntnis brachte eine ganz neue Dimension in unser Verständnis vom Wesen der Depression. Bereits vor Jahrzehnten sind wegweisende Forscher wie Aaron Beck zu der Einsicht gekommen, dass negative Gedanken bei Depressionen eine entscheidende Rolle spielen. Beck und seine Kollegen brachten unser Wissen über Depressionen entschieden voran, als sie feststellten, dass die Stimmung in hohem Maße durch Gedanken geprägt wird – dass es nicht unbedingt äußere Ereignisse sein müssen, die unsere Gefühle bedingen, sondern vielmehr unsere Einstellungen gegenüber diesen Ereignissen oder unsere Interpretationen davon. Jetzt wissen wir, dass noch viel mehr dahinter steckt. Es ist nicht nur so, dass die Gedanken die Stimmung beeinflussen können, sondern bei Menschen, die depressiv sind, kann die Stimmung wiederum die Gedanken derart beeinflussen, dass es noch weiter abwärts geht. Bei Menschen, die hierfür anfällig sind, ist keine traumatische Verlusterfahrung erforderlich, um wieder in die Abwärtsspirale hineinzugeraten; allein schon die ganz normalen Alltagsschwierigkeiten, die viele andere recht gelassen hinnehmen, können bei ihnen den Abstieg in die Depression bewirken oder ihr Elend von Tag zu Tag zementieren. Wie wir sehen werden, kann diese Verbindung so tief verwurzelt werden, dass die negativen Gedanken, die zur Depression führen, bisweilen von einem so flüchtigen und geringfügigen Gefühl der Traurigkeit ausgelöst werden können, dass es nicht einmal die betroffene Person selbst merkt.

Kein Wunder, dass so viele von uns das Gefühl haben, sich nicht am eigenen Schopf aus dem Sumpf ziehen zu können, ganz gleich, wie sehr wir uns bemühen. Wir haben ja keine Ahnung, wo der Abstieg angefangen hat.

Leider erweisen sich unsere tapferen Versuche, herauszufinden, wie wir da hineingeraten sind, als Teil eines komplexen Mechanismus, durch den wir noch tiefer hinabgezogen werden. Wie und warum unsere Bemühungen, uns selbst zu verstehen, zu weiteren Problemen führen anstatt zu Lösungen, das ist eine komplizierte Geschichte. Diese beginnt mit einer grundlegenden Kenntnis der Anatomie der Depression und ihrer vier Schlüsseldimensionen: den Gefühlen, den Gedanken, den körperlichen Empfindungen und den Verhaltensweisen, mit denen wir auf die Geschehnisse des Lebens reagieren. Ein Schlüssel zu diesem Verständnis liegt darin, wie diese verschiedenen Dimensionen untereinander agieren.

Der Aufbau einer Depression

Lassen Sie uns einen kurzen Blick auf das gesamte Entwicklungsmuster einer Depression werfen, bevor wir auf die einzelnen Elemente eingehen.

Wenn wir zutiefst niedergeschlagen oder depressiv sind, dann kommt es zu einer wahren Lawine von Gefühlen, Gedanken, körperlichen Empfindungen und Verhaltensweisen, wie sie in der Checkliste der Hauptmerkmale der Major Depression (siehe Kasten S. 35) aufgeführt sind. Der gewaltige emotionale Aufruhr, der nach Erfahrungen von Verlust, Trennung, Zurückweisung oder jeglicher anderen Veränderung erfolgt, die ein Gefühl der Erniedrigung oder Niederlage mit sich bringt, ist etwas ganz Normales. Erschütternde Emotionen sind ein wesentlicher Teil des Lebens.

Die Verbreitung von Depressionen in der heutigen Zeit

Etwa 12 Prozent der Männer und 20 Prozent der Frauen leiden zu irgendeiner Zeit in ihrem Leben an einer Major Depression [der aus dem angelsächsischen Sprachraum stammende Begriff *Major Depression* wird heute auch im Deutschen allgemein verwendet, um eine schwere Depression und einen phasenhaften Verlauf derselben zu bezeichnen, Anm. d. Ü.].

Die erste Episode einer Major Depression tritt typischerweise ab Mitte zwanzig auf. Ein beträchtlicher Anteil der Betroffenen erlebt eine erste vollständige Episode in der späten Kindheit oder Pubertät.

Zu einem gegebenen Zeitpunkt leiden etwa 5 Prozent der Bevölkerung an einer Depression dieses Schweregrads.

Manchmal dauert die Depression an; in 15 bis 39 Prozent der Fälle leiden die Betroffenen ein Jahr nach dem Auftreten der Symptome nach wie vor an einer klinischen Depression, und in 22 Prozent der Fälle besteht die Depression auch nach zwei Jahren noch fort.

Mit jeder depressiven Episode erhöht sich die Chance, dass die Betroffenen eine weitere depressive Episode durchleben werden, um 16 Prozent.

In den Vereinigten Staaten nehmen zehn Millionen Menschen rezeptpflichtige Antidepressiva ein.

Sie signalisieren uns selbst und anderen, dass wir sehr bekümmert sind und dass etwas Widriges in unserem Leben geschehen ist. Doch die Traurigkeit kann in eine Depression ausarten, wenn sie sich in typisch unbarmherzige negative Gedanken und Gefühle verwandelt. Dieser Sumpf aus negativen Gedanken erzeugt nun Anspannung, körperliche Schmerzen, Erschöpfung und innere Unruhe. Dies wiederum führt zu weiteren negativen Gedanken; die Depression wird immer schlimmer und damit auch das Leid. Wir verschlimmern unseren Erschöpfungszustand nur, wenn wir dagegen angehen, indem wir Aktivitäten aufgeben, die uns normalerweise nähren und aufbauen. Dazu gehört etwa, uns mit Freunden und Familienmitgliedern zu treffen, die uns eine echte Stütze sein könnten. Unsere Erschöpfung nimmt noch zu, wenn wir dagegen angehen und einfach noch härter arbeiten.

Es ist unschwer zu erkennen, dass Gefühle, Gedanken, körperliche Empfindungen und Verhaltensweisen alle eine Rolle beim Auftreten einer Depression spielen. In diesem Kapitel haben wir bereits beschrieben, wie gerädert sich Alice nach einer Nacht voller Selbstanklagen fühlte und dass Jim das Gefühl von einem „Bleikloß“ hatte, den er beim Gedanken an die vor ihm liegenden Aufgaben schlucken zu müssen glaubte. Wie vielen von uns nur allzu gut bekannt ist, kann es schwer sein, auch nur irgendetwas zu tun oder Entscheidungen zu treffen, die uns weiterbringen, wenn wir gerade „down“ sind. Nicht so leicht ersichtlich ist allerdings, wie jeder einzelne Bestandteil dieser „Anatomie“ die Spirale der Depression auslösen kann und wie dann jede andere Komponente ineinander greift und die anderen verstärkt. Durch diesen Vorgang wird jener Gemütszustand, der uns bedrückt oder anfällig für Depressionen macht, immer stärker. Ein genauerer Blick auf die einzelnen Komponenten könnte uns an diesem Punkt helfen, das Gesamtbild klarer zu erkennen.

Gefühle

Wenn Sie zurückdenken, wann Sie sich das letzte Mal unglücklich gefühlt haben, und Ihre Gefühle beschreiben möchten, dann fallen Ihnen möglicherweise viele verschiedene Begriffe dazu ein: traurig, trübselig, niedergeschlagen, mutlos, bedrückt, mich selbst bemitleidend. Diese Gefühle können unterschiedlich stark sein; wir können uns zum Beispiel nur ein bisschen traurig fühlen oder aber sehr, sehr traurig. Es ist ganz normal, dass Emotionen kommen und gehen, doch solche depressiven Gefühle treten nur selten für sich alleine auf. Sie paaren sich in vielen Fällen mit Angst und Sorge, mit Wut und Ärger, mit Hoffnungslosigkeit und Verzweiflung. Reizbarkeit tritt als Symptom von Depressionen besonders häufig auf: Wenn wir „nicht mehr können“, sind wir eher genervt und uns reißt leichter der Geduldsfaden mit unseren Mitmenschen. Wir neigen eher als sonst zu Wutausbrüchen. Bei einigen Menschen, besonders bei jungen, ist die Reizbarkeit ein augenfälligeres Merkmal einer Depression als die Traurigkeit.

Major Depression

Eine Major Depression wird dann diagnostiziert, wenn jemand eines der ersten beiden Symptome auf der folgenden Liste und über einen Zeitraum von mindestens zwei Wochen zumindest vier oder mehr der anderen Symptome auf eine vom normalen Funktionieren abweichende Weise erfährt:

1. Gefühle von Deprimiertheit oder Traurigkeit, die die meiste Zeit des Tages über anhalten.
2. Verlust des Interesses oder der Fähigkeit, Freude aus allen oder fast allen Aktivitäten zu beziehen, die man vorher genossen hat.
3. Ein signifikanter Gewichtsverlust, obwohl man nicht auf Diät ist, Gewichtszunahme oder eine fast täglich auftretende Abnahme oder Steigerung des Appetits.
4. Schwierigkeiten, nachts durchzuschlafen, oder das Bedürfnis nach mehr Schlaf während des Tages.
5. Eine bemerkbare Verlangsamung oder gesteigerte Erregbarkeit während des Tages.
6. Fast täglich auftretende Müdigkeitsgefühle oder Energieverlust.
7. Gefühle von Wertlosigkeit oder extreme bzw. unangemessene Schuldgefühle.
8. Schwierigkeiten mit der Konzentration oder der Fähigkeit zu denken, die von anderen auch als Unentschlossenheit angesehen werden können.
9. Wiederholte Gedanken an den Tod oder Selbstmordgedanken (mit oder ohne einen spezifischen Plan, Selbstmord zu begehen) bzw. ein Selbstmordversuch.

—

Die Gefühle, durch die wir eine Depression im Allgemeinen definieren, werden normalerweise als ein Endpunkt betrachtet. Wir sind depressiv; wir fühlen uns traurig, niedergeschlagen, deprimiert, elend, mutlos oder verzweifelt. Sie sind jedoch auch ein Ausgangspunkt: In entsprechenden Studien hat sich gezeigt, dass eine traurige Stimmung umso eher Gefühle von geringem Selbstwert und Selbstanklagen mit sich bringt, je öfter wir in der Vergangenheit bereits depressiv waren. Wir fühlen uns nicht nur niedergeschlagen, sondern möglicherweise auch als Versager oder Verlierer, die nicht liebenswert und zu nichts nutze sind. Diese Gefühle lösen selbstkritische Gedanken von enormer Kraft aus: Wir wenden uns gegen uns selbst und schelten uns wegen der Emotionen, die wir durchmachen: *Das ist wirklich dämlich; warum kann ich nicht einfach darüber hinwegkommen und dann geht's weiter im Text?* Und natürlich zieht uns diese Art zu denken immer weiter nach unten.

—

Solche Gedanken der Selbstkritik haben sehr viel Macht und sind potentiell toxisch. Wie unsere Gefühle können auch sie sowohl End- als auch Ausgangspunkt für eine Depression sein.

Gedanken

Nehmen Sie sich einen Moment Zeit und malen Sie sich die folgende Szene so lebhaft wie möglich aus. Lassen Sie sich Zeit, während Sie sich aufschreiben, was Ihnen durch den Kopf geht:

> *Sie gehen eine vertraute Straße entlang… Auf der anderen Straßenseite sehen Sie jemanden, den Sie kennen… Sie lächeln und winken… Die Person reagiert nicht… sie scheint Sie gar nicht wahrzunehmen… Sie geht direkt an Ihnen vorbei, ohne in irgendeiner Weise von Ihnen Notiz zu nehmen.*

- *Welche Gefühle kommen dabei bei Ihnen auf?*
- *Welche Gedanken oder Bilder gehen Ihnen durch den Kopf?*

Vielleicht glauben Sie, es gäbe auf diese Fragen ganz offensichtliche Antworten. Doch wenn Sie Ihre Freunde oder Ihre Familie mit der oben beschriebenen Szene konfrontieren, werden Sie wahrscheinlich eine ganze Reihe von unterschiedlichen Reaktionen bekommen. Was jeder von uns fühlt, hängt nämlich entscheidend davon ab, was unserer Meinung nach der Grund dafür ist, dass die andere Person an uns vorbeigegangen ist. Diese Situation ist nicht eindeutig. Sie kann auf unterschiedliche Weise interpretiert werden und so eine ganze Bandbreite an emotionalen Reaktionen hervorrufen.

Unsere emotionalen Reaktionen sind abhängig von der Geschichte, die wir uns erzählen, dem Kommentar in unserem Gehirn, der die Daten, die wir über unsere Sinne erhalten, laufend interpretiert. Spielt sich diese Szene ab, während wir gut gelaunt sind, dann sagt uns der fortlaufende Kommentar in unserem Verstand vielleicht, diese Person habe uns wahrscheinlich deshalb nicht gesehen, weil sie vergessen habe, ihre Brille aufzusetzen, oder weil sie mit den Gedanken woanders gewesen sei. Wir empfinden dann nur eine sehr geringfügige oder überhaupt keine emotionale Reaktion.

Wenn wir uns an diesem Tag jedoch weniger wohl fühlen, dann sagt uns unsere Geschichte, unser Gespräch mit uns selbst, vielleicht, dass uns der andere absichtlich ignoriert habe und dass wir schon wieder einen Freund verloren hätten. Unser Gedanke spinnt sich vielleicht weiter und wir fragen uns grübelnd, was wir bloß getan haben, um diesen Freund zu verärgern. Selbst wenn wir uns am Anfang gar nicht besonders bedrückt gefühlt haben, kann diese Art von Selbstgespräch unsere Stimmung verschlechtern. Wenn unser Selbstgespräch uns vermittelt, wir seien ignoriert worden, sind wir vielleicht wütend. Wenn es uns sagt, dass wir die andere Person wohl irgendwie verärgert haben müssen, fühlen wir uns vielleicht schuldig. Wenn es uns sagt, dass wir vermutlich einen Freund verloren hätten, fühlen wir uns vielleicht einsam und traurig.

Häufig können dieselben Fakten auf mehrere verschiedene Weisen interpretiert werden. Unsere Welt ist wie ein Stummfilm, den jeder Einzelne von uns mit seinen eigenen Kommentaren unterlegt. Und unterschiedliche Interpretationen dessen, was *gerade* geschehen ist, können das beeinflussen, was *als Nächstes* geschieht. Ist unsere Interpretation positiv ausgefallen, so vergessen wir den Vorfall wahrscheinlich schnell. Bei einer negativen Interpretation kann es sein, dass wir in die Art von Selbstvorwürfen verfallen, wie sie Alice nach dem Treffen mit ihrem Chef an den Tag gelegt hat: *Was habe ich falsch gemacht? Was stimmt mit mir nicht? Warum habe ich nur so wenige Freunde?* Negative Gedanken tarnen sich häufig als Fragen, auf die es eine Antwort zu geben scheint. Fünf oder zehn Minuten später plagen uns die Fragen dann wahrscheinlich immer noch, ohne dass irgendeine Antwort aufgetaucht wäre.

Viele Situationen sind nicht eindeutig, doch unsere jeweilige Interpretation der Situation hat großen Einfluss darauf, wie wir anschließend reagieren. Das ist das ABC-Modell der Emotionen. Das A steht für die Fakten, die in einer Situation zum Tragen kommen – das, was eine Videokamera sehen und aufzeichnen würde. Das B ist die Interpretation, die wir einer Situation beimessen – dies ist die „fortlaufende Geschichte", die häufig direkt unter der Oberfläche des Bewusstseins liegt. Sie wird oftmals als eine Tatsache aufgefasst. Das C ist unsere Reaktion und betrifft unsere Emotionen, unsere Körperempfindungen und unser Verhalten. Häufig sehen wir die Situation (A) und die Reaktion (C), sind uns aber der Interpretation (B) nicht bewusst. Wir denken, die *Situation selbst* habe unsere emotionalen und körperlichen Reaktionen verursacht, während es in Wirklichkeit unsere *Interpretation* der Situation war.

„Ich *wusste*, dass meine Arbeit nicht gut genug war", sagte Alice nach dem Gespräch mit ihrem Vorgesetzten. Alices Vorgesetzter hatte das Treffen jedoch einberufen, weil er gemerkt hatte, dass Alice bis zur Erschöpfung arbeitete, und hoffte, ihr ein wenig von der Last abzunehmen, indem er ihr Unterstützung bei ihren Projekten anbot. Der Vorgesetzte hatte nicht einen Moment lang gedacht, dass Alice ihrer Sache nicht gerecht werde.

„Wendy und die Kinder haben es gestrichen satt, dass ich mich ständig selbst bemitleide", berichtete Jim. „Sie werden mich nicht mehr viel länger ertragen können." Tatsächlich war es jedoch so, dass sich Jims Familie zu Tode *ängstigte* und alle versuchten, ihn irgendwie aufzumuntern oder zumindest wieder irgendeinen Funken Leben in ihm zu entfachen. Jim schämte sich seiner selbst jedoch zu sehr, um dies überhaupt zu bemerken.

Noch komplizierter wird es, weil unsere Reaktionen dann wiederum eigene Auswirkungen haben. Wenn wir uns niedergeschlagen fühlen, suchen wir uns wahrscheinlich die negativste Interpretation heraus und bauen diese weiter aus. Wenn wir gesehen haben, dass jemand auf der Straße einfach an uns vorbeigegangen ist, und unsere schlechte Stimmungslage uns zu der Deutung veranlasst hat, „er / sie hat mich absichtlich ignoriert", verdüstert das unseren Zustand noch weiter. Die zunehmende Verdüsterung wiederum führt zu Fragen wie „warum hat diese Person mich ignoriert?", was nur noch ein weiterer Beweis dafür zu sein scheint, dass wir nicht liebenswert seien: *Das ist mir erst letzte Woche mit Herrn oder Frau Soundso genauso gegangen; ich glaube, niemand mag mich; ich kann einfach keine dauerhaften Beziehungen knüpfen; was stimmt mit mir nicht?* Die Gedankenströme konzentrieren sich schließlich auf Themen wie Wertlosigkeit, Isolation und Unzulänglichkeit.

Wenn Ihnen diese Art von Gedankenströmen vertraut ist, hilft es vielleicht zu wissen, dass Sie mit solch negativen Denkmustern nicht alleine sind. Im Jahre 1980 haben Philip Kendall und Steven Hollon beschlossen, eine Liste der von ihren depressiven Patienten geäußerten Gedanken zu erstellen. Diese Liste finden Sie in dem Kasten auf Seite 41. Sie wird von Themen wie Wertlosigkeit und Selbsttadel beherrscht. Wenn wir uns im Moment wohl fühlen, sehen wir vielleicht ganz klar, dass diese Gedanken Verzerrungen sind. Doch wenn wir depressiv sind, können sie uns wie die absolute Wahrheit erscheinen. Es ist, als ob die Depression ein Krieg sei, den wir gegen uns selbst führen, und wir jeden Fetzen negative Propaganda, den wir irgendwo auftreiben können, als Munition verwendeten. Doch wer soll diesen Krieg gewinnen?

Die Tatsache, dass wir diese schädlichen, verzerrten Gedanken in Bezug auf uns selbst oft als unanfechtbare Wahrheit ansehen, zementiert die Verbindung zwischen gedrückten Gefühlen und selbstkritischen Gedankengängen nur noch mehr. Das zu wissen ist entscheidend, um zu verstehen, warum sich die Depression bei manchen Menschen durchsetzt und bei anderen nicht und warum sie es bei manchen Gelegenheiten tut und bei anderen nicht.

Wenn uns solche Gedanken einmal in einer bestimmten Situation beeinträchtigt haben, dann bleiben sie in Alarmbereitschaft, um bei einer anderen Gelegenheit erneut ausgelöst zu werden. Und wenn sie dann ausgelöst sind, drücken sie unsere Stimmung weiter nach unten. Sie rauben uns das bisschen an Energie, das wir noch haben, ausgerechnet zu einem

Zeitpunkt, wo wir all unsere Kräfte bräuchten, um mit dem Geschehenen fertig zu werden. Stellen Sie sich vor, wie es auf Sie wirken würde, wenn jemand den ganzen Tag hinter Ihnen stünde und Ihnen dauernd erzählte, wie unnütz Sie seien, während Sie verzweifelt bemüht wären, mit einer schwierigen Erfahrung fertig zu werden. Und nun stellen Sie sich vor, um wie vieles schlimmer es ist, wenn die Kritik und das harte Urteil Ihrem eigenen Geist entspringen. Kein Wunder, dass sie wahr zu sein scheinen – denn wer kennt Sie schließlich besser als Sie selbst? Solche Gedanken können uns völlig in Beschlag nehmen und eine leichte Betrübnis in ein verworrenes Gespinst von besessener Grübelei verwandeln.

—

Negative Gedanken können eine Depression auslösen oder verstärken, wenn wir uns in einer gedrückten Stimmung befinden. Wir können dann verdrießlich werden und denken: „*Bei mir klappt doch nie etwas!*" Eine solche Stimmung kann dann ihrerseits Gedanken der Selbstkritik hervorrufen wie etwa: „*Warum bin ich bloß so ein Versager?*" Während wir versuchen, unserem elenden Zustand auf den Grund zu kommen, sinkt unsere Stimmung weiter gegen Null. Denn indem wir Fragen, die mit dem Gefühl von Wertlosigkeit zu tun haben, nachgehen, bilden wir ein ganzes System an weiteren negativen Gedanken heraus, das in Zukunft jederzeit wieder mobilisiert werden kann.

—

Die Traurigkeit selbst ist nicht das Problem – diese ist ein natürlicher, unvermeidbarer Bestandteil des Lebens. Vielmehr sind es die harten, negativen Auffassungen über unsere eigene Person, hervorgerufen durch eine bedrückte Stimmungslage, welche uns in Fesseln schlagen. Diese Auffassungen sind es, die einen vorübergehenden Zustand von Traurigkeit in anhaltende Unzufriedenheit und Depression verwandeln. Wenn diese unbarmherzigen Ansichten über uns selbst einmal aktiviert sind, beeinträchtigen sie nicht nur unseren Geist, sondern haben auch gravierende Auswirkungen auf unseren Körper – und der Körper wiederum beeinflusst den Geist und die Gefühle.

Automatisch auftretende Gedanken von Menschen, die an Depressionen leiden:

Ich habe das Gefühl, dass ich gegen die ganze Welt ankämpfen muss.
Ich bin zu nichts nütze.
Warum kann mir nie etwas gelingen?
Keiner versteht mich.
Ich habe die anderen enttäuscht.
Ich glaube, ich kann nicht mehr weitermachen.
Ich wünschte, ich wäre ein besserer Mensch.
Ich bin so schwach.
Mein Leben läuft nicht so, wie ich es gerne möchte.
Ich bin so enttäuscht über mich selbst.
Mir macht nichts mehr Freude.
Ich halte das nicht mehr aus.
Ich fühle mich antriebslos.
Was stimmt mit mir nicht?
Ich wünschte, ich wäre woanders.
Ich bringe nichts mehr auf die Reihe.
Ich hasse mich.
Ich bin nichts wert.
Ich würde am liebsten einfach verschwinden.
Was ist bloß mit mir los?
Ich bin ein Verlierer.
Mein Leben ist ein einziges Chaos.
Ich bin ein Versager.
Ich werde es nie schaffen.
Ich fühle mich so hilflos.
Es muss sich etwas ändern.
Es muss etwas verkehrt an mir sein.
Meine Zukunft sieht düster aus.
Es lohnt sich einfach nicht.
Ich bringe nichts zu Ende.

Depressionen und der Körper

Wie anhand der früher erwähnten Symptome der rezidivierenden depressiven Störung („Major Depression“) gezeigt wurde, wirken sich Depressionen auch auf körperlicher Ebene aus. Sie führen schnell zu Regulationsstörungen im Essverhalten, in den Schlafgewohnheiten und im Energieniveau. Möglicherweise haben wir keinen Appetit, was auf die Dauer zu einem drastischen, ungesunden Gewichtsverlust führen kann. Oder aber wir essen zu viel und nehmen übermäßig zu. Auch unser Schlafrhythmus kann in beiderlei Richtung gestört sein: Entweder fühlen wir uns dauernd entkräftet und energielos, dann schlafen wir zu viel, oder wir haben Schwierigkeiten, genügend Schlaf zu bekommen. Vielleicht wachen wir mitten in der Nacht oder am frühen Morgen auf und können nicht mehr einschlafen. Und wie im Falle von Alice drehen und wenden wir unsere Erlebnisse im Geiste hin und her und grübeln immer wieder über unsere „falschen“ Reaktionen nach.

Die körperlichen Veränderungen, die wir bei einer Depression erleben, können schwerwiegende Auswirkungen auf die Art und Weise haben, wie wir über uns selbst denken und fühlen. Wenn die Veränderungen im Körper alte Themen von Wertlosigkeit und Fehlerhaftigkeit in uns hochkommen lassen, können selbst geringfügige und vorübergehende körperliche Symptome dazu führen, dass sich unsere negative Stimmung vertieft und verstärkt.

Achtzig Prozent derjenigen, die an Depressionen leiden, suchen einen Arzt auf, weil sie körperliche Schmerzen haben, die sie sich nicht erklären können. Ein großer Teil davon steht in direktem Zusammenhang mit der Müdigkeit und Erschöpfung, die mit einer Depressionserkrankung einhergehen. Allgemein ausgedrückt, neigt der Körper dazu, sich anzuspannen, wenn wir einem negativen Umstand begegnen. Unsere Entstehungsgeschichte hat uns einen Körper beschert, der sich zum Handeln bereit macht, wenn er in der Umgebung eine drohende Gefahr wahrnimmt, etwa einen Tiger, dem wir ausweichen oder vor dem wir fliehen müssen. In solchen Momenten beschleunigt sich der Herzschlag und aus der Hautoberfläche und dem Verdauungstrakt wird Blut in die großen Muskeln der Extremitäten gepumpt, die sich in der Bereitschaft zu Kampf- oder Fluchtreaktion oder zum „Erstarren“ anspannen. Wie wir jedoch in den Kapiteln 2 und 6 noch genauer sehen werden, treffen die ältesten Teile des Gehirns keine Unterscheidung zwischen der äußeren Bedrohung – etwa durch einen Tiger – und von innen kommenden „Gefahren“ wie etwa Sorgen über die Zukunft oder Erinnerungen aus der Vergangenheit. Wenn ein negativer Gedanke, ein negatives Bild im Geist aufsteigt, entsteht irgendwo im Körper eine Empfindung von Muskelkontraktion, Anspannung oder Versteifung. Das kann ein Stirnrunzeln sein, ein grollender Magen, Blässe der Haut oder eine Verspannung im unteren Rücken – alles Vorbereitungen darauf, zu „erstarren“, zu kämpfen oder zu fliehen.

Sobald der Körper in dieser Weise auf negative Gedanken und Bilder reagiert, schickt er dem Verstand wiederum die Information, dass wir bedroht oder erregt sind. Untersuchungen haben gezeigt, dass der Zustand unseres Körpers den Zustand unseres Geistes beeinflusst, ohne dass wir es merken. In einer Studie wurden Versuchspersonen von Psychologen gebeten, sich Zeichentrickfilme anzusehen und dann zu beurteilen, wie lustig diese gewesen seien. Einige der Probanden sollten dabei einen Stift zwischen den Zähnen festhalten, so dass sie unabsichtlich die zum Lächeln benötigten Gesichtsmuskeln anspannten. Andere sollten einen Stift zwischen den geschürzten Lippen (der Mund formt sich wie ein O) halten, was sie am Lächeln hinderte. Diejenigen, die beim Zuschauen ihre Lachmuskeln einsetzen konnten, stuften die Filme als lustiger ein. In einer weiteren Studie wurden die Versuchspersonen gebeten, sich Trickfilme anzusehen und gleichzeitig die Muskeln, die zum Stirnrunzeln benötigt werden, zu betätigen. Die unfreiwilligen Stirnrunzler bewerteten die Trickfilme als wesentlich weniger lustig. In einer dritten Studie wurde festgestellt, dass die Tatsache, ob Menschen den Kopf schüttelten oder nickten, während sie Informationen aufnahmen, ihre Einschätzung dieser Informationen beeinflusste. In allen beschriebenen Fällen waren sich die Probanden dieser Einflussnahme durch ihren Körper nicht bewusst.

Was sagen uns diese Experimente? Wenn wir unglücklich sind, können die Auswirkungen dieser Stimmungslage *auf unseren Körper* die Art und Weise beeinflussen, wie wir die Dinge um uns herum bewerten und interpretieren, ohne dass dies uns auch nur im Geringsten bewusst ist.

Sam fuhr nach einem harten Arbeitstag nach Hause. Er war erpicht darauf, ihn endlich hinter sich zu lassen, freute sich auf sein Abendessen und darauf, sich anschließend ein Basketballspiel im Fernsehen anzusehen. Er merkte gar nicht, dass er das Steuer so fest umklammerte, dass seine Fingerknochen weiß hervortraten und dass die Muskeln in seinem rechten Arm bis zur Schulter hinauf völlig verspannt waren. Doch als plötzlich ein Auto aus einer Seitenstraße heraus einscherte und ihn zwang, voll auf die Bremse zu treten, lehnte er sich auf die Hupe und brüllte: „Du Idiot! Achtest du denn gar nicht auf die anderen, die sich hier auf der Straße befinden?" Er spürte überrascht, dass sein Gesicht ganz heiß wurde, und auf einmal grollte er im Geiste gegen diesen einen Kunden, mit dem er so viel Ärger gehabt hatte, und dass *dieser Kerl* auch auf niemand anderen achtete und dass eigentlich *nie* jemand auf ihn achtete und dass er es leid war, in seinem Job und überhaupt immer alles falsch zu machen. Als er endlich zu Hause angekommen war, hatte es ihm den Appetit verschlagen. Er goss sich einen doppelten Scotch ein und weigerte sich, mit seiner Frau und seinen Kindern zu sprechen, bis das Basketballspiel vorbei war.

—

Es ist nicht nur so, dass negative Denkmuster unsere Stimmung und unseren Körper beeinträchtigen können. Auch die Rückantwort (das Feedback) des Körpers, das über eine Schleife zum Bewusstsein zurückgelangt, spielt eine entscheidende Rolle bei der beharrlichen Wiederkehr und Vertiefung von Zuständen der Unzufriedenheit und Niedergeschlagenheit.

—

Die enge Verknüpfung zwischen Körper und Emotionen bedeutet, dass unser Körper wie ein hochsensibler Gefühls-Detektor fungiert, der uns ständig Momentaufnahmen unseres emotionalen Zustands gibt. Natürlich achten die meisten von uns gar nicht darauf – wir sind nämlich viel zu sehr mit Denken beschäftigt. Viele Menschen sind dazu erzogen worden, den Körper zu ignorieren, um so besser die Ziele erreichen zu können, die sie sich gesetzt haben. In der Regel hat man uns nicht beigebracht, auf unser körperliches Selbst zu achten, um auf diese Weise zu lernen und zu wachsen, um soziale Interaktionen besser zu gestalten oder gar die Selbstheilung zu fördern. Im Gegenteil, wenn wir mit Depressionen zu kämpfen haben, verspüren wir manchmal sogar eine starke Aversion gegen *alle* Signale, die unser Körper aussendet – Signale, die einen chronischen Zustand von Anspannung, Erschöpfung und Chaos im Körper anzeigen können. Am liebsten würden wir gar nichts damit zu tun haben, in der Hoffnung, dass sich dieser innere Aufruhr ganz von selbst wieder legen wird.

Doch natürlich bedeutet die Tatsache, dass wir mit den Schmerzen, Beschwerden und finsteren Blicken nichts zu tun haben wollen, eine weitere Vermeidung und damit weitere unbewusste Verspannungen in Körper und Geist. Allmählich werden wir immer gebremster und sind immer weniger in der Lage, richtig zu funktionieren. Die Depression hat begonnen, den vierten Aspekt unseres Lebens zu beeinträchtigen, nämlich unser Verhalten.

Depressionen und Verhalten

Als Kindern oder jungen Erwachsenen ist uns von wohlmeinenden Leute möglicherweise geraten worden, „tapfer weiterzumachen“ oder „einfach drüber wegzukommen“, wenn wir uns einmal besonders niedergeschlagen oder unglücklich gefühlt haben. Vielleicht haben wir unterwegs auch irgendwann die Botschaft aufgenommen, dass es ein Zeichen von Schwäche sei, wenn man seine Gefühle zeigt, oder dass man sich dafür schämen müsse. Wir haben natürlich angenommen, dass die Leute das Schlimmste von uns denken würden, wenn sie wüssten, dass wir depressiv sind.

Das die Depression begleitende Denken, das um die Kernthemen Unzulänglichkeit und Unwürdigkeit kreist, lässt sich bis in alle Ewigkeit auf jede beliebige Situation übertragen. Ohne es auch nur zu ahnen, können wir uns felsenfest in der Überzeugung einrichten, dass praktisch jede Belastung, jede Schwierigkeit, die wir im Leben erfahren, unsere eigene Schuld sei und dass es daher in unserer Verantwortung läge, diese eigenhändig aus der Welt zu schaffen. Und auch wenn sich nichts klärt, indem wir härter daran arbeiten, ist das unsere Schuld. Das Endergebnis ist die völlige Erschöpfung.

Wann immer Alices Laune sich verfinsterte und sie das Gefühl hatte, ihre Energie fließe geradezu aus ihr heraus, wandte sie bewusst die Strategie an, ihre „unwichtigen, nebensächlichen“ Freizeitbeschäftigungen aufzugeben, die ihr eigentlich Freude bereiteten, nämlich sich mit Freunden zu treffen oder auszugehen, um Spaß zu haben. So wie sie es sah, war diese Strategie sinnvoll, weil sie bedeutete, dass sie ihre schwindenden Energiereserven (die sie als eine stark begrenzte, knappe Ressource ansah) auf ihre „wichtigeren und wesentlicheren" Pflichten und Verantwortlichkeiten konzentrieren konnte. Das ist verständlich, wenn man einmal davon absieht, dass zu ihren wesentlichen Verpflichtungen gehörte, die perfekte Hausfrau, Mutter und Angestellte zu sein und darüber hinaus natürlich auch die Anforderungen und Erwartungen ihrer Familie, Freunde, Kollegen und Chefs zu erfüllen, ob diese nun vernünftig und realistisch waren oder nicht. Dadurch, dass Alice gerade jene „unwichtigen und zweitrangigen" Freizeitaktivitäten aufgab, die ihre Stimmung vielleicht gehoben und ihre Energiereserven wieder aufgefüllt statt weiter geleert hätten, beraubte sie sich einer der einfachsten, wirksamsten Strategien, um ein Abgleiten in eine Depression zu verhindern und umzukehren.

Die Professorin Marie Åsberg vom Karolinska-Institut in Stockholm hat dieses „Aufgeben" als Hineindriften in einen Trichter der Erschöpfung beschrieben (vergleiche die Abbildung). Der Trichter entsteht, wenn die Kreise unseres Lebens immer kleiner werden. Je enger der Trichter wird, umso wahrscheinlicher wird der Betroffene einen Burnout oder totale Erschöpfung erleben.

Jim hatte auch bemerkt, dass er sich nicht mehr so auf die Treffen mit seinen Freunden freute wie sonst und dass die Dinge, die er früher gerne getan hatte, ihm nicht mehr so viel Spaß machten. Jedes Mal, wenn er überlegte, ob er ausgehen sollte, kam ihm sofort der Gedanke: „*Wozu das Ganze? – Es gibt nichts, was meinen Gefühlszustand ändern könnte, also spare ich mir besser die Mühe, bleibe zu Hause und ruhe mich aus – dann wird's mir schon besser gehen.*" Doch leider rutschten seine Gedanken, wenn er dann auf dem Sofa lag, um sich auszuruhen, sofort wieder in die eingefahrenen Bahnen der Selbstkritik ab. Und das alles schuf wieder die perfekten Voraussetzungen dafür, dass seine Depressionen anhielten und noch schlimmer wurden. Durch sein vermeintliches „Ausruhen" ging es ihm nur noch schlechter.

Warum das Elend nicht aufhört

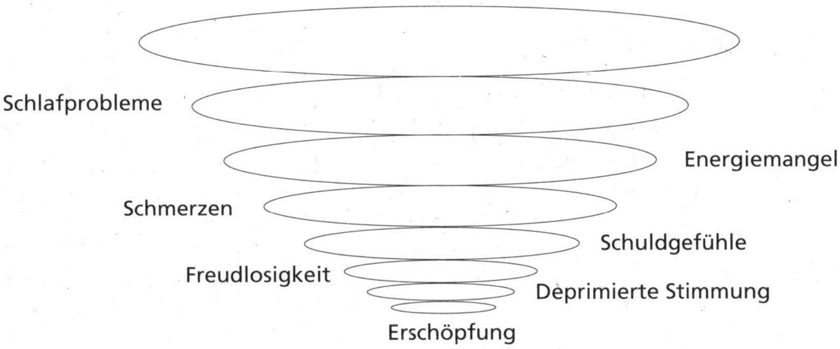

Der Erschöpfungstrichter. Die sich immer stärker verengenden Kreise zeigen die Verengung des Lebens an. Sie geschieht, wenn wir Dinge im Leben aufgeben, die uns Freude bereiten, die jedoch als „nicht verbindlich" erscheinen. Das Resultat ist, dass wir auf Aktivitäten verzichten, die uns sonst aufbauen würden, und nur die Arbeit oder andere Stressfaktoren bleiben, die unsere Energiereserven erschöpfen. Professorin Marie Åsberg zufolge sind diejenigen, die immer weiter in den Trichter hineinrutschen, aller Wahrscheinlichkeit nach jene, die am gewissenhaftesten arbeiten. Es sind jene, deren Selbstvertrauen stark von ihrer Leistung bei der Arbeit abhängt; das heißt jene, die häufig als die Tüchtigsten angesehen werden, und nicht als die Faulen. Das Diagramm zeigt auch die Abfolge sich häufender „Symptome", die Jim erfahren hat, während sich der Trichter verengte und er unter immer größerer Erschöpfung litt.

—

Eine Depressionserkrankung führt dazu, dass wir uns anders verhalten, und unser Verhalten kann auch wieder eine Depression verstärken. Depressionen beeinträchtigen zweifellos die Entscheidungen, die wir hinsichtlich unseres Handelns treffen – was wir tun oder nicht tun – und wie wir uns verhalten. Wie sollen wir, wenn wir überzeugt sind, wir seien „zu nichts nütze" oder „nichts wert", diejenigen Dinge verfolgen, die wir im Leben wertschätzen? Und wenn wir Entscheidungen vor dem Hintergrund einer depressiven Gemütsverfassung treffen, halten diese uns mit größter Wahrscheinlichkeit in unserem Elend gefangen.

—

Wenn wir schon einmal depressiv gewesen sind, wird eine niedergeschlagene Stimmung im Laufe der Zeit immer leichter ausgelöst, denn jedes Mal, wenn sie zurückkehrt, bilden die Gedanken, Gefühle, Körperempfindungen und Verhaltensweisen, die sie begleiten, stärkere Verbindungen untereinander aus. Schließlich kann jedes einzelne Element eine Depression auch alleine auslösen. Ein flüchtiger Gedanke ans Versagen kann ein gewaltiges Gefühl von Erschöpfung erzeugen. Ein nicht ernst gemeinter Kommentar eines Familienmitglieds kann eine ganze Gefühlslawine von Schuld und Reue auslösen und so das Gefühl von Unzulänglichkeit verstärken. Da diese Abwärtsspiralen so leicht durch kleinste Vorkommnisse oder Stimmungsänderungen ausgelöst werden, hat man das Gefühl, sie kämen wie aus dem Nichts. Und sobald sich die Depression durchsetzt, fühlen wir uns nicht mehr in der Lage, eine Verschlimmerung zu verhindern oder eine Verbesserung zu erzielen. All unsere Bemühungen, unsere Gedanken zu kontrollieren oder aus unseren Gefühlen auszubrechen, erweisen sich als fruchtlos.

Was können wir also tun, damit die normale, nachvollziehbare Emotion von Traurigkeit nicht andauert oder in eine Abwärtsspirale von Depression mündet? Unsere erste Aufgabe besteht darin, zu begreifen, warum wir uns so machtlos fühlen, unsere Stimmungslage zu ändern, und warum wir uns trotz aller tapferen Anstrengungen, die Zügel in der Hand zu behalten, immer tiefer hineinreiten. Wie bereits in der Einführung festgestellt, werden wir entdecken, dass es dafür gute Gründe gibt. Es liegt nicht an unserem mangelnden Bemühen oder daran, dass mit uns tatsächlich irgendetwas nicht stimmen würde. Vielmehr liegt es daran, dass uns unsere Anstrengungen in die falsche Richtung geführt haben!

Freiheit von Depressionen ist möglich – aber diese Freiheit erwächst aus einer vollkommen anderen Perspektive und einem anderen Verständnis dessen, was das eigentliche Problem ist. Diese andere Perspektive wird uns wie eine Landkarte durch ein neues Land in unserem eigenen Inneren und unserem Erleben führen, wo wir in tiefe innere Kräfte unseres Geistes eintauchen und sie nutzen können – Kräfte, von denen die meisten von uns nie vermutet hätten, dass sie sie besitzen.

2

Die heilende Kraft des Gewahrseins:

Schritte in die Freiheit

Es ist nicht Ihre Schuld, dass Sie immer wieder an Depressionen leiden. Sie fangen an, sich unwohl zu fühlen, und ehe Sie sich's versehen, sind Sie in die Spirale hineingezogen worden und keine noch so große Anstrengung bringt Sie wieder heraus. Ja, je mehr Sie zappeln und strampeln, desto tiefer zieht Sie der Sumpf hinab. Sie mögen sich selbst die Schuld dafür geben, dass es Ihnen nicht gut geht – und besonders dafür, dass es Ihnen umso schlechter geht, je mehr Sie darüber nachdenken. Doch in Wahrheit ist ein bestimmtes mentales Muster am Werk; eine Geisteshaltung, die durch unangenehme Emotionen so automatisch ausgelöst wird, dass wir kaum wahrnehmen oder durchschauen, was eigentlich geschieht.

Um diese gedanklichen Mechanismen zu durchschauen, müssen wir erforschen, wie Emotionen wirken und wie wir darauf reagieren. Bei dieser Erkundung wird sich klar zeigen, wie unser Kämpfen selbst uns herunterzieht – und wie ungerecht es ist, uns selbst dafür die Schuld zu geben. Und was noch wichtiger ist: Wenn wir verstehen, dass es eine ganz bestimmte Geisteshaltung ist, die uns gefangen hält, öffnet sich uns die Tür zu einem neuen Weg, mit unseren Emotionen umzugehen – indem wir einen radikalen Sprung zu einer anderen Geisteshaltung hin vornehmen. In diesem

Sprung, der in bestimmten Schlüsselmomenten immer wieder geübt wird, liegt die Möglichkeit verborgen, unsere Beziehung zur Depression zu verändern und uns aus ihren Klauen zu befreien.

Die Rolle der Emotionen

Auf einer wichtigen Ebene sind unsere Emotionen lebenserhaltende Boten. Sie haben sich als Signale entwickelt, die uns helfen sollen, unsere Grundbedürfnisse nach Selbsterhalt und Sicherheit zu erfüllen und als Individuen sowie als Spezies zu überleben. Das emotionale Repertoire des Menschen ist außerordentlich hoch entwickelt; seine inneren und äußeren Ausdrucksformen und Botschaften sind häufig ausdrucksstark und komplex. Trotzdem gibt es im Grunde genommen nur einige wenige Grundtypen von Emotionen. Die wichtigsten davon sind Freude, Traurigkeit, Angst, Ekel und Zorn. Jede Emotion ist eine ganzheitliche Reaktion auf eine typische Situation: Angst wird ausgelöst, wenn Gefahr droht; Traurigkeit und Trauer, wenn man etwas Kostbares verliert; Ekel, wenn man mit etwas höchst Unangenehmem konfrontiert wird; Zorn, wenn ein wichtiges Ziel blockiert wird; Freude oder Glück, wenn unsere Bedürfnisse erfüllt werden. Von Natur aus achten wir auf diese Signale, denn sie sagen uns, was wir tun müssen, um zu überleben oder gar aufzublühen.

Unsere Emotionen haben sich größtenteils als Reaktionen entwickelt, die nur von vorübergehender Dauer sind. Das müssen sie auch sein, denn der Bote muss ja in Bereitschaft sein, um den nächsten Alarm auslösen zu können. Unsere unmittelbare emotionale Reaktion dauert nur so lange, wie der auslösende Faktor für den Alarm fortbesteht – was häufig nicht einmal Minuten, sondern nur wenige Sekunden dauert. Denn würde sie länger dauern, könnten wir nicht auf weitere Veränderungen in unserem Umfeld reagieren. Dies kann man deutlich am Verhalten von Gazellen in der afrikanischen Savanne beobachten: Die Angst treibt sie dazu, verzweifelt davonzulaufen, um dem Raubtier zu entkommen, von dem die Herde gejagt wird. Doch sobald eine Gazelle geschlagen worden ist, kehrt der Rest der Herde schnell wieder zum Grasen zurück, so als sei nichts geschehen. Die Situation hat sich geändert; die Gefahr ist vorüber und die Herde muss auch fressen, um zu überleben.

Natürlich dauern einige Situationen länger an und damit auch unsere emotionalen Reaktionen. Traurigkeit als Reaktion auf den Verlust eines geliebten Menschen ist eine Emotion, die sehr lange anhalten kann. Die Trauer kann noch viele Wochen und Monate nach dem Verlust in unerwarteten Wellen wiederkommen und uns überwältigen. Doch selbst in einer solchen Situation kennt die Seele Möglichkeiten, sich selbst zu heilen. Selbst in Zeiten der Trauer stellen die meisten Menschen fest, dass allmählich Stück für Stück ein Gefühl von Normalität in ihr Leben zurückkehrt und sie schließlich auch wieder lachen können.

Warum also überdauern Depressionen und Traurigkeit die Situationen, die sie ausgelöst haben? Und warum ist es manchmal so, dass das Gefühl von Unwohlsein und Unzufriedenheit einfach nicht mehr verschwinden will? Die Antwort darauf lautet kurz und knapp, dass diese Gefühle andauern, weil wir emotionale Reaktionen auf unsere eigenen Emotionen zeigen, durch die diese tatsächlich aufrechterhalten werden.

Das Problem, wie wir selbst auf unsere Emotionen reagieren

Unmittelbar bevor sie ins Bett geht, fühlt sich Carole häufig „ein wenig elend". Natürlich ärgert sie das, und zwar besonders deswegen, weil sie das Gefühl nicht immer mit einem Ereignis in Verbindung bringen kann, das dieser Stimmung vorangegangen wäre. „Letzten Freitag zum Beispiel", erklärt sie, „kam Angie zu Besuch und wir haben den Abend mit Fernsehen verbracht. Alles war gut. Nachdem sie weg war, ging ich durch meine Wohnung und räumte auf und ich merkte, dass mich ein Gefühl von Traurigkeit befallen hatte. Mir sind all die Erlebnisse aus der Vergangenheit wieder eingefallen, als mich Freunde im Stich gelassen haben. Wenn das passiert, kommen mir immer wieder die gleichen Gedanken: *Warum bedrückt dich das denn immer noch und warum musst du all das von neuem aufrühren*? Ging es mir schon den ganzen Abend schlecht und habe ich mich bloß abgelenkt, weil Angie da war, oder ist es die Stille zur Schlafenszeit, die mir zu schaffen macht?"

Carole versucht häufig, sich von ihrer Traurigkeit abzulenken, indem sie liest oder im Bett Fernsehen schaut … muss aber feststellen, dass das meistens nicht hilft. Bald lässt sie sich wieder von ihren eigenen Gedanken ablenken.

> „Ich versuche dann, einen Grund zu finden, warum ich mich so mies fühle – *was ist heute passiert, dass ich mich so fühle?* Normalerweise fällt mir etwas ein, was schlecht gelaufen ist, z. B. dass Jean zum Mittagessen gegangen ist, ohne mir Bescheid zu sagen, und ich mich gefragt habe, ob wir überhaupt noch befreundet sind. Aber oftmals habe ich das Gefühl, das erklärt überhaupt nicht, warum ich in so einer Stimmung bin. Dann fange ich an zu überlegen, was mit mir nicht stimmt, dass ich immer so drauf bin, während andere doch recht glücklich sind. Bald habe ich viel negatives Zeugs hervorgekramt und grübele: *Vielleicht werde ich diese Gefühle ja nie mehr los. Wie soll es weitergehen, wenn das so bleibt? Wie soll ich dann mit anderen Menschen klarkommen oder meinen Job erledigen? Werde ich mich jemals richtig glücklich fühlen?* Natürlich macht mich das nur noch deprimierter. Am Ende fühle ich mich *richtig* schlecht und alles erscheint so mühsam – Freunde zu finden, meine Arbeit zu schaffen, einfach alles.
>
> Manchmal kann ich genau erkennen, was ich da mit mir mache – ich ziehe mich selbst noch weiter runter. Vielleicht lasse ich mich durch ein Geräusch vor meinem Fenster ablenken, das mir irgendwie einen Abstand gibt, und plötzlich spüre ich, wie schlecht ich mich fühle. Ich bin wirklich entsetzt, wie schlimm es mit mir werden kann. Diese Woche bin ich einmal im Bett gelegen und habe mich mies gefühlt. Als ich mich im Bett umgedreht habe, hat mich irgendetwas an dieser Bewegung an das Gefühl erinnert, das ich erst vor wenigen Minuten hatte, als ich unter die Bettdecke gekrochen war – dieses tiefe, genüssliche Gefühl von Wohlbehagen und Wärme; das Gefühl, von einem kühlen Laken eingehüllt zu sein und auf einem weichen Kopfkissen zu liegen, das mir beim Ausruhen hilft. In diesem Augenblick war doch mit der Welt alles in Ordnung gewesen, das merkte ich – wie also war mir dieses Gefühl abhanden

> gekommen? Ich habe mir daraufhin, wie schon so viele Male zuvor, gesagt: *All das Grübeln tut mir überhaupt nicht gut.* Aber dann habe ich mir selbst noch gesagt: *Also warum tue ich mir das nur andauernd wieder an?* Dann hat die nächste Runde angefangen und ich habe wieder darüber gegrübelt, was mit mir nicht stimmt."

Carole hatte erkannt, dass die Art und Weise, wie sie auf ihre traurige Gestimmtheit reagierte, sie nur noch elender machte. Ihre Bemühungen, sich besser zu fühlen – die verzweifelten Versuche, zu begreifen, was seelisch in ihr vorging –, führten nur zu einer weiteren Verstimmtheit.

—

Unsere Reaktionen auf das Unglücklichsein können ein Gefühl von Traurigkeit, das normalerweise von kurzer Dauer wäre und wieder verginge, zu länger anhaltender Niedergeschlagenheit und Unzufriedenheit machen.

—

Das Problem mit der anhaltenden, immer wiederkehrenden Depression ist nicht, dass wir überhaupt „traurig sind". Traurigkeit ist ein ganz natürlicher Gemütszustand, ein integraler Bestandteil des menschlichen Lebens. Die Vorstellung, dass wir sie loswerden könnten oder sollten, ist weder realistisch noch wünschenswert. Das Problem liegt vielmehr in dem, was als Nächstes geschieht – nachdem die Traurigkeit auftritt. *Das Problem liegt nicht in der Traurigkeit an sich, sondern in dem, wie unser Verstand auf die Traurigkeit reagiert.*

„Holt mich hier raus!"

Die Tatsache ist die: Wenn uns unsere Emotionen vermitteln, dass etwas nicht ist, wie es sein sollte, ist dies ein entschieden unangenehmes Gefühl. Das soll auch so sein. Die Signale sind präzise darauf ausgelegt, uns zum Handeln zu bewegen. Sie drängen uns, etwas zu unternehmen, was die Situation in Ordnung bringen soll. Wenn das Signal nicht unangenehm wäre, keinen Druck zu handeln erzeugte, würden wir dann vor einem heranrasenden Lastwagen zur Seite springen? Würden wir eingreifen, wenn wir miterlebten, wie ein Kind drangsaliert wird? Würden wir uns von etwas abwenden, das wir als abstoßend empfinden? Erst wenn der Verstand registriert, dass die Situation bereinigt ist, schaltet sich das Signal wieder ab.

Wenn das Problem, das unsere Emotionen als zu lösendes signalisieren, *„da draußen"* liegt – etwa ein angreifender Stier oder ein gefährlicher Wirbelsturm –, dann ist eine Reaktion sinnvoll, die es uns ermöglicht, das Problem zu meiden oder ihm zu entkommen. Das Gehirn mobilisiert eine ganze Reihe überwiegend automatisch ablaufender Reaktionen, die uns helfen, mit dem fertig zu werden, was unser Überleben bedroht, indem wir die Bedrohung loswerden oder sie umgehen. Dieses unmittelbare Reaktionsmuster – bei dem man einer Tatsache negativ gegenübersteht und sie vermeiden oder eliminieren will – nennt man *Aversion* oder *Abneigung*. Die Aversion zwingt uns, auf irgendeine passende Weise auf die Situation einzuwirken und dadurch das Warnsignal abzuschalten. In dieser Hinsicht kann die Aversion uns gute Dienste leisten und uns sogar das Leben retten – zumindest manchmal.

Doch es ist auch unschwer zu erkennen, dass genau die gleichen Reaktionen kontraproduktiv, ja sogar gefährlich für unser Wohlergehen sein können, wenn sie sich auf das richten, was *„hier drinnen"* vor sich geht – auf unsere eigenen Gedanken, Gefühle, unser Ich-Bewusstsein. Keiner von uns kann schnell genug rennen, um dem eigenen Inneren zu entkommen. Ebenso wenig können wir unangenehme, beklemmende und bedrohliche Gedanken und Gefühle zum Verschwinden bringen, indem wir gegen diese ankämpfen oder versuchen, sie auszumerzen.

Wenn wir auf unsere eigenen negativen Gedanken und Gefühle mit Aversion reagieren, wird derjenige Schaltkreis im Gehirn aktiviert, der mit der physischen Vermeidung, der Unterwerfung oder dem verteidigenden Angriff (dem „Vermeidungssystem" im Gehirn) zu tun hat. Sobald dieser Mechanismus eingeschaltet ist, spannt sich der Körper an, als mache er sich entweder zur Flucht oder zu einem Angriff bereit. Wir können die Wirkung der Aversion auch in unserem geistigen Geschehen beobachten. Wenn wir uns gedanklich in etwas verbeißen und uns darüber den Kopf zerbrechen, wie wir unsere Gefühle von Traurigkeit oder Abgeschnittenheit loswerden können, ist unsere ganze Erfahrung die der Kontraktion. Der Verstand, der sich auf die zwingende, dabei aber nutzlose Aufgabe konzentrieren soll, diese Gefühle loszuwerden, kesselt sich selbst ein. Und damit bewegt sich auch unser Erleben überhaupt in immer engeren Bahnen. Irgendwie fühlen wir uns eingezwängt, blockiert. Die Möglichkeiten, die uns offen stehen, scheinen dahinzuschwinden. Und schließlich fühlen wir uns immer mehr von der größeren Weite an Möglichkeiten abgeschnitten, mit der wir doch so gerne verbunden wären.

Im Laufe unseres Lebens sind wir vielleicht dahin gelangt, Emotionen wie Angst, Traurigkeit oder Wut bei uns selbst und bei anderen Menschen abzulehnen oder gar zu hassen. Wenn uns etwa beigebracht worden ist, „nicht immer so emotional zu sein", haben wir wahrscheinlich die Botschaft verinnerlicht, dass es sich nicht gehört, Gefühle zu äußern, und haben vielleicht daraus geschlossen, dass es auch nicht in Ordnung sei, Emotionen zu *fühlen*. Oder wir erinnern uns vielleicht ganz deutlich an lang andauernde emotionale Gefühlserlebnisse wie etwa Trauer und reagieren nun mit Grauen, wenn sich auch nur ein Anflug von ähnlichen Gefühlen zeigt.

Wenn wir negativ (mit Aversion) auf unsere eigenen negativen Emotionen reagieren und sie wie Feinde behandeln, die es zu überwinden, auszulöschen und zu besiegen gilt, dann bekommen wir Probleme. Zu verstehen, was Aversion bedeutet, ist also wichtig, wenn wir begreifen wollen, was uns in der lang anhaltenden Traurigkeit und Unzufriedenheit gefangen hält. Wir bekommen Probleme, weil die Traurigkeit, die wir *jetzt* empfinden, alte und ganz und gar unnütze Denkmuster aus der *Vergangenheit* auslöst.

Stimmung und Erinnerung

Haben Sie je einen Ort besucht, an dem Sie viele Jahre lang, vielleicht seit ihrer Kindheit, nicht mehr gewesen sind? Vor einem solchen Besuch sind die Erinnerungen an die Geschehnisse zu jener Zeit Ihres Lebens vielleicht noch recht schemenhaft. Doch sobald Sie einmal dort sind, die Straßen entlanggehen, die Gerüche und Geräusche wahrnehmen, kommt vielleicht alles zurück – nicht nur die Erinnerungen, sondern auch die Gefühle: von Begeisterung, von Bedauern, von erster Liebe. Die Rückkehr an jenen Ort –

den alten Rahmen – bewirkt etwas, was selbst unsere besten Bemühungen, uns zu erinnern, nicht annähernd so gut erreichen könnten.

Der Kontext oder Rahmen hat eine unglaublich starke Wirkung auf das Gedächtnis. Die Gedächtnisforscher Duncan Godden und Alan Baddeley haben festgestellt, dass Tiefseetaucher, die sich am Strand etwas einzuprägen versuchten, die Tendenz hatten, dies unter Wasser zu vergessen, und sich erst wieder vollständig daran erinnern konnten, wenn sie zurück auf dem Trockenen waren. Auch andersherum war das der Fall: Wenn die Taucher unter Wasser eine Liste von Begriffen auswendig gelernt hatten, war bei ihnen die Erinnerung an diese Liste an Land nicht sehr gut, kehrte jedoch zurück, wenn sie wieder ins Wasser tauchten. Das Meer und der Strand zeigten als Kontext eine ebenso starke Wirkung auf das Gedächtnis wie etwa ein Besuch an einer Stätte der Kindheit oder der Studentenzeit.

Erinnerungen, die durch seelische Stimmungen ausgelöst werden

Im Laufe der letzten Jahren haben Psychologen etwas sehr Wichtiges darüber entdeckt, wie unser emotionaler Zustand so tief greifende Auswirkungen auf unsere Psyche haben kann. Eine seelische Stimmung kann als innerer Kontext fungieren und auf dieselbe Weise wirken wie das Meer auf die Taucher: Sie kann Erinnerungen und Denkmuster zurückbringen, die mit den Zeiten, in denen wir in genau jener Stimmung waren, verknüpft sind. Das ist genau so, als würden wir wieder in jenem spezifischen Abschnitt des Wassers tauchen gehen. *Wenn wir in jene Stimmungslage zurückkehren, werden ganz automatisch, ob wir es wollen oder nicht, Gedanken und Erinnerungen wiederkommen, die mit dem, was sich damals in unserer Psyche oder in unserer Umwelt abgespielt und uns unglücklich gemacht hat, verbunden sind.* Wenn die Stimmung erneut aufkommt, tauchen auch die damit verbundenen Gedanken und Erinnerungen wieder auf – *einschließlich der Denkmuster, die jene Stimmung überhaupt erst erzeugt haben.*

Da das Leben bei jedem Menschen anders verläuft, werden die Erfahrungen, die in der Vergangenheit Niedergeschlagenheit hervorgerufen haben, von Person zu Person unterschiedlich sein. Aus diesem Grunde *unterscheiden wir uns auch in der Art der Erinnerungen und Denkmuster, die durch die jeweilige Stimmung, die wir in diesem Moment erleben, reaktiviert werden.* Wenn der Hauptgrund, warum wir in der Vergangenheit Traurigkeit erlebt haben, Erfahrungen des Verlusts waren – etwa der traurige, doch zu erwartende Tod eines geliebten Großelternteils –, werden das auch die Erinnerungen sein, die uns in den Sinn kommen, wenn wir jetzt in einer vorübergehenden traurigen Stimmung sind. Dann fühlen wir uns vielleicht wieder traurig, haben vermutlich aber keine größeren Schwierigkeiten, unseren Verlust anzuerkennen und unser Augenmerk wieder auf andere Dinge zu richten, während der Widerhall der Trauer allmählich von selbst verklingt.

Aber was ist, wenn unsere frühere Traurigkeit oder Depression durch Situationen hervorgerufen wurde, die uns irgendwie zu dem Denken und Empfinden verleitet haben, wir seien nicht gut genug, wir seien wertlos, oder Lügner und Betrüger? Was, wenn wir in unserer Kindheit oder Jugend – also zu einer Zeit, als wir noch nicht die Lebenstüchtigkeit hatten, die wir jetzt besitzen – überwältigende Gefühle des Verlassenseins, des Missbrauchtwerdens, der Einsamkeit oder ganz einfach der Nutzlosigkeit erfahren haben? Leider wissen wir heute, dass viele Menschen, die im Erwachsenenalter depressiv werden, solche Erfahrungen hinter sich haben. Wenn diese auch bei uns ein wesentlicher Bestandteil der Kindheit waren, ist es sehr wahrscheinlich, dass diejenigen Denkmuster, die uns damals depressiv machten – nämlich das Gefühl, in irgendeiner Weise nicht gut genug zu sein –, in der Gegenwart durch das geringste Gefühl von Niedergeschlagenheit wieder neu aktiviert werden.

—

Das ist der Grund, warum wir teilweise so negativ auf Traurigkeit und Niedergeschlagenheit reagieren: Unsere Erfahrung ist nicht nur die der Traurigkeit, sondern sie ist auch stark besetzt von wieder erweckten Gefühlen der Unzulänglichkeit und Fehlerhaftigkeit. Was diese reaktivierten Denkmuster so schädlich machen kann ist die Tatsache, dass wir oftmals gar nicht realisieren, dass es sich bei ihnen um bloße Erinnerungen handelt. Wir fühlen uns *jetzt* nicht gut genug, ohne zu merken, dass es ein Denkmuster *aus der Vergangenheit* ist, welches dieses Gefühl hervorruft.

—

Im Alter von vierzehn Jahren wechselte Carole die Schule, als ihre Eltern ans andere Ende des Staates zogen. Sie vermisste ihre alten Freundinnen sehr, und obwohl diese versprochen hatten, mit ihr in Kontakt zu bleiben, war das nicht der Fall. Sie hatte große Schwierigkeiten, an ihrer neuen Schule Freunde zu finden, und hielt sich bewusst abseits. Da sie sich nicht an den Aktivitäten der anderen beteiligte, ignorierten diese sie bald vollkommen. Carole fühlte sich einsam, abgeschnitten und unerwünscht.

Carole konnte es kaum erwarten, die Schule zu beenden. Auf dem College fand sie zu sich zurück. Doch sie blieb stets unvorhersagbaren Stimmungsschwankungen unterworfen, die ihr alle Energie raubten und sie dazu brachten, sich erneut zurückzuziehen, manchmal wochenlang. Ihre Stimmung drohte ständig abzurutschen. Seit einiger Zeit geschah es häufiger, dass der geringste Anflug von Traurigkeit wieder sämtliche Unzulänglichkeitsgefühle aus der Vergangenheit hoch schwemmte, und wieder fühlte sie sich einsam und verlassen. Wenn dies geschah, war sie nicht mehr in der Lage, ihre Aufmerksamkeit wieder auf das zu richten, womit sie gerade beschäftigt war – ihr ganzes Denken schien vollständig von ihren Gefühlen besetzt zu sein.

Caroles Erfahrung zeigt deutlich die Negativspirale auf, die so viele Menschen beeinträchtigt. Sobald sich negative Erinnerungen, Gedanken und Gefühle, die durch eine traurige Stimmung reaktiviert worden sind, erst einmal einen Weg in unser Bewusstsein erkämpft haben, bewirken sie dort im Wesentlichen zwei Dinge. Erstens vertiefen sie natürlich unsere Niedergeschlagenheit, wie Carole feststellen musste, und senken die Stimmungslage noch weiter. Zweitens bringen sie unweigerlich eine Reihe von anscheinend dringlichen Prioritäten mit sich, auf die sich das Denken unbedingt konzentrieren muss – nämlich unsere Mängel und was wir dagegen tun können. Es sind *diese* Prioritäten, die die Vorherrschaft über das Denken übernehmen und es so schwer machen, die Aufmerksamkeit auf irgendetwas anderes zu richten. So ertappen wir uns dabei, dass wir zwanghaft immer wieder dem auf den Grund zu kommen versuchen, was mit uns als Mensch oder mit unserer Lebensführung nicht stimmt und wie wir dies in Ordnung bringen können.

Wie können wir es, solcherart eingespannt, auch nur in Erwägung ziehen, unser Augenmerk von diesen verständlicherweise drängenden Sorgen weg- und zu anderen Themen oder Vorgehensweisen hinzulenken, selbst wenn dies zu einer Aufhellung unserer Stimmungslage beitragen könnte? Es wird immer als die zwingendste Alternative erscheinen, die Dinge zu regeln und eine Lösung herbeizuführen – indem wir herausfinden, was es ist, das an uns nicht gut genug ist, und das angehen, was getan werden muss, um den entsetzlichen Schaden zu begrenzen, den unsere Unzufriedenheit in unserem Leben anrichten wird, wenn sie fortbesteht. Doch in Wirklichkeit benutzen wir genau die falschen Werkzeuge für diese Aufgabe, wenn wir uns in solcher Art auf diese Fragen fixieren. Denn unsere Vorgehensweise schürt nur die weitere Unzufriedenheit und lässt uns innerlich genau an jenen Gedanken und Erinnerungen kleben bleiben, die uns unglücklich machen. Es ist so, als würde vor unseren Augen ein Horrorfilm ablaufen: Wir hassen es, hinzugucken, aber gleichzeitig können wir die Augen nicht davon abwenden.

Der entscheidende Moment

Wir können an der Tatsache, dass Erinnerungen aus der Vergangenheit und selbstkritische oder wertende Gedankengänge ausgelöst werden, wenn wir uns unglücklich fühlen, nichts ändern. All das geschieht ganz automatisch. Aber vielleicht können wir an dem etwas ändern, was als Nächstes geschieht.

Wenn Carole erkannt hätte, wie durch einen geringfügigen Stimmungswechsel bei ihr *alte* Denkmuster reaktiviert wurden, die aus einer Zeit in ihrem Leben stammten, als sie sich alleine, missverstanden und abgewertet fühlte, dann hätte sie diese Gedanken vielleicht vorbeiziehen lassen und mit ihren Alltagsgeschäften weitermachen können. Vielleicht wäre es ihr sogar möglich gewesen, sich selbst etwas Gutes zu tun.

Wir können in der Tat lernen, anders mit unserer Traurigkeit umzugehen. Der erste Schritt besteht darin, noch klarer zu erkennen, auf welche Weise wir uns selbst verstricken. Insbesondere müssen wir uns des Denkmusters bzw. des geistigen Modus bewusst werden, der dabei aktiviert wird und so viel Leid erzeugen kann.

Der Tun-Modus: Wenn sich das kritische Denken für eine Aufgabe meldet, die es nicht bewältigen kann

Wenn das Denken, das durch eine depressive Stimmung reaktiviert wird, uns den Eindruck vermittelt, *wir selbst* seien das Problem, wollen wir die damit einhergehenden Gefühle *schleunigst* loswerden. Doch es sind noch größere Themen ausgelöst und an die Oberfläche gespült worden: Es geht nicht nur darum, dass es *heute* nicht gut läuft, sondern wir haben das Gefühl, dass *unser ganzes Leben* nicht gut läuft. Wir fühlen uns wie im Gefängnis und müssen *unbedingt* einen Ausweg finden.

Das Problem besteht darin, dass wir versuchen, uns aus unseren negativen Stimmungen „herauszudenken", indem wir herausfinden, was schief gelaufen ist. *Was stimmt mit mir nicht? Warum fühle ich mich dauernd überfordert?* Noch bevor wir eine Vorstellung davon haben, was uns getroffen hat, versuchen wir zwanghaft immer wieder, dem auf den Grund zu kommen, was mit uns als Mensch nicht stimmt oder mit der Art, wie wir leben – und es *in Ordnung zu bringen*. Wir richten all unsere geistigen Kräfte auf das Problem, um daran zu arbeiten, und die Kraft, auf die wir uns dabei verlassen, ist die unseres kritischen Denkvermögens.

Leider könnte es aber sein, dass dieses kritische Denkvermögen genau das falsche Werkzeug für die vor uns liegende Aufgabe ist.

Wir sind zu Recht stolz auf das, was wir mit Hilfe unseres kritischen, analytischen Denkens alles erreichen können. Es ist eine der höchsten Errungenschaften unserer Menschheitsgeschichte und errettet uns tatsächlich aus jeder Menge Kalamitäten im Leben. Wenn wir also merken, dass etwas in unserem *inneren,* emotionalen Leben nicht rund läuft, ist es wenig überraschend, dass der Verstand häufig recht schnell reagiert und denjenigen Denkmodus auf den Plan ruft, der sich bei der Lösung von Problemen in der *äußeren* Welt als so wirksam erwiesen hat. Dieser Modus aus sorgfältiger Analyse, Problemlösung, Beurteilung und Vergleich zielt darauf ab, die Lücke zwischen der Realität und unseren Vorstellungen davon, wie diese aussehen sollte, zu schließen – d. h. darauf, als solche wahrgenommene Probleme zu lösen. Deswegen bezeichnen wir diesen Geistes-Modus als *„Tun-Modus"*. Es ist der Modus, mit dem wir auf das reagieren, was wir als einen Aufruf zum Handeln verstanden haben.

Der *Tun-Modus* wird mobilisiert, da er uns normalerweise gut dabei hilft, unsere Ziele in alltäglichen Situationen zu erreichen und arbeitsbezogene technische Probleme zu lösen. Nehmen wir einmal die schlichte alltägliche Handlung des Durch-die-Stadt-Fahrens. Damit wir unsere Fahrt unternehmen können, ermöglicht uns der Tun-Modus, unser Ziel zu erreichen, indem er eine Vorstellung davon erzeugt, wo wir jetzt sind (zu Hause), und eine Vorstellung davon, wo wir sein wollen (im Sportstadion). Dann konzentriert er sich automatisch auf die fehlende Übereinstimmung zwischen diesen beiden Vorstellungen und nimmt Handlungen vor, die die Lücke schließen sollen (ins Auto steigen und losfahren). Ständig überprüft er, ob die Lücke größer oder kleiner wird, um festzustellen, ob die vorgenommenen Handlungen den gewünschten Effekt haben – nämlich die „zu überwindende Distanz" zwischen den beiden Vorstellungen zu verringern. Wenn es nötig ist, korrigiert er die Handlungen, um sicherzustellen, dass die Lücke kleiner anstatt größer wird. Dann wiederholt er den Vorgang immer wieder. Schließlich ist die Lücke geschlossen, wir haben unser Ziel erreicht, das Problem ist gelöst und der Tun-Modus ist bereit, die nächste Aufgabe zu übernehmen.

Diese Strategie bietet uns einen sehr allgemeinen Weg, um unsere Ziele zu erreichen und unsere Probleme zu lösen: Wenn wir wollen, dass etwas geschieht, dann konzentrieren wir uns darauf, die Kluft zwischen unserer Vorstellung davon, wo wir sind, und unserer Vorstellung davon, wo wir sein wollen, zu verringern. Wenn wir wollen, dass etwas *nicht* geschieht, dann konzentrieren wir uns darauf, die Kluft zwischen unserer Vorstellung davon, wo wir sind, und der Vorstellung davon, was wir *nicht* wollen, zu vergrößern.

Dieser Tun-Modus des Geistes befähigt uns nicht nur dazu, die Routineangelegenheiten unseres Alltags zu meistern, sondern er liegt auch einigen der beeindruckendsten Leistungen der Menschheit bei der Umformung der äußeren Welt zugrunde – vom Bau der Pyramiden über die Spitzenleistung der Ingenieurskunst beim Errichten moderner Wolkenkratzer bis hin zur Landung des Menschen auf dem Mond. All diese Leistungen haben ganz bestimmte außergewöhnliche, elegante Methoden der Problemlösung erfordert. Es ist daher nahe liegend, dass wir auf dieselben mentalen Strategien zurückgreifen, wenn wir unsere innere Welt umformen wollen – uns selbst zu verändern, damit wir etwa Zufriedenheit erreichen oder damit wir unsere Traurigkeit und Unzufriedenheit loswerden. Leider kann das jedoch der Ausgangspunkt dafür sein, dass alles furchtbar schief läuft.

Warum wir unsere Emotionen nicht lösen können wie andere Probleme

Stellen Sie sich vor, Sie gingen an einem sonnigen Tag an einem Fluss spazieren. Sie fühlen sich ein wenig bedrückt, ein bisschen niedergeschlagen. Zunächst ist Ihnen Ihr Gemütszustand gar nicht richtig bewusst, aber dann wird Ihnen klar, dass Sie nicht richtig glücklich sind. Sie sind sich auch dessen bewusst, dass die Sonne scheint. Sie denken sich: *Es ist so ein schöner Tag. Ich sollte mich glücklich fühlen.*

Lassen Sie diesen Satz einmal auf sich wirken: *Ich sollte mich glücklich fühlen.*

Wie fühlen Sie sich dabei? Wenn Sie sich jetzt noch schlechter fühlen, dann stehen Sie damit nicht alleine da. Praktisch jeder hat hier die gleiche Reaktion. Und warum? Weil uns im Falle unserer Gemütslage genau die Tatsache, dass wir uns nun auf die Kluft konzentrieren und vergleichen, wie wir uns fühlen und fühlen *wollen* (oder meinen, dass wir uns fühlen *sollten*), unglücklich macht, und dadurch entfernen wir uns noch weiter von dem Zustand, in dem wir eigentlich sein wollen. Wenn wir uns auf diese Weise auf die Kluft konzentrieren, so ist das nichts als die gewohnte Strategie unseres Verstandes, Situationen klären zu wollen, in denen etwas nicht so ist, wie wir es gerne hätten.

Wenn unsere negative Grundstimmung nicht allzu ausgeprägt ist, bemerken wir normalerweise kaum, dass sich unsere Stimmung leicht verschlechtert, wenn wir einen Vergleich machen zwischen dem, wie wir uns fühlen, und dem, wie wir uns fühlen wollen. Wenn der Geist allerdings im Tun-Modus ist – wenn er versucht, „Probleme" zu lösen wie etwa: „Was stimmt mit mir nicht?" und „Warum schaffe ich es nicht?" –, *dann können wir uns genau in jenem Denken verfangen, das wir doch herangezogen haben, um uns zu retten.* Der Verstand wird ganz selbstverständlich die relevanten Vorstellungen aufbringen (und dann im Bewusstsein halten), an denen er gerade arbeitet – zum Beispiel eine Vorstellung von der Person, die ich jetzt gerade bin (einsam und traurig), eine Vorstellung von der Person, die ich gerne wäre (zufrieden und glücklich), und eine Vorstellung von der Person, die ich zu werden befürchte, wenn die Traurigkeit anhält und ich in Depressionen verfalle (bemitleidenswert und schwach). Der Tun-Modus fixiert sich nun auf das Missverhältnis zwischen diesen Vorstellungen, nämlich die Art und Weise, wie wir *nicht* der Mensch sind, der wir eigentlich gerne wären.

Diese Fixierung auf das Missverhältnis zwischen unserer Vorstellung von dem Menschen, der wir gerne wären, und der Vorstellung von dem Menschen, als den wir uns selbst sehen, führt dazu, dass wir uns am Ende noch schlechter fühlen als am Anfang, als der Tun-Modus seine Hilfsversuche startete. Dieser Modus setzt die „geistige Zeitreise" ein, „um uns zu helfen"; er beschwört vergangene Zeiten herauf, in denen wir uns genauso gefühlt haben wie jetzt, um zu begreifen, was schief gelaufen ist. Und er entwirft eine von Elend gezeichnete Zukunft, um uns vor Augen zu führen, was wir auf jeden Fall verhindern müssen. Die Erinnerung an frühere Misserfolge und die Bilder von gefürchteten Zukunftsszenarien, die wir uns dabei ins Gedächtnis rufen, tragen das Ihre zur Spirale der Stimmungsverschlechterung bei. Je öfter wir in der Vergangenheit unter seelischen Verstimmungen gelitten haben, desto negativer werden die Bilder und die Selbstgespräche sein, die durch unsere gegenwärtige Stimmung ausgelöst werden, und desto stärker wird unser ganzes Denken von diesen alten Mustern beherrscht sein. Doch für uns erscheinen sie *jetzt* ganz real und wahr. Die Muster der Minderwertigkeits- oder Einsamkeitsgefühle scheinen vertraut, doch statt das Gefühl von Vertrautheit als ein Zeichen zu sehen, dass unser Verstand in eingefahrene alte Denkspuren abgleitet, *werten wir das Vertrautheitsgefühl als Beleg, dass alles wahr sein müsse*. Das ist der Grund, warum wir aus dem Gefühl nicht wieder herauskommen, auch wenn uns unsere Familie und unsere Freunde dazu drängen mögen. Wir können nicht loslassen, weil der Tun-Modus darauf besteht, dass es unsere höchste Priorität zu sein habe, uns über uns selbst Klarheit zu verschaffen, indem wir dieses „Problem" identifizieren und lösen. Also bombardieren wir uns weiter mit Fragen: „Warum reagiere ich immer so?" – „Warum kann ich nicht besser damit umgehen?" – „Warum habe ich Probleme, die andere Menschen nicht haben?" – „Womit habe ich das verdient?".

Vielleicht würden Sie diesen selbstbezogenen, selbstkritischen Gemütszustand *Brüten* nennen. Psychologen bezeichnen ihn auch als *Grübeln*. Wenn wir grübeln, beschäftigen wir uns auf fruchtlose Weise mit der Tatsache, dass wir unglücklich sind, sowie mit den Ursachen, Bedeutungen und Folgen dieses Zustandes. Studien haben wiederholt gezeigt: Wenn jemand in der Vergangenheit die Tendenz hatte, auf diese Art auf eine traurige oder depressive Stimmung zu reagieren, dann wird er mit großer Wahrscheinlichkeit immer wieder auf dieselbe Strategie zurückgreifen, um sich selbst zu „helfen", wenn die Stimmung abzurutschen droht. Und das wird die gleiche Auswirkung haben – er wird genau in der Stimmung stecken bleiben, aus der er ausbrechen will. Die Folge ist, dass das Risiko, wiederholte Phasen von Niedergeschlagenheit zu erleiden, noch größer wird.

Warum also grübeln wir *überhaupt*? Warum reiten wir, wie Carole, unablässig auf unseren Gedanken über unsere Traurigkeit und Unzufriedenheit herum, wenn dies doch alles nur noch schlimmer macht? Wenn Leute, die viel grübeln, von Forschern gefragt werden, warum sie das tun, ergibt sich meist eine simple Antwort: Sie tun es, weil sie glauben, dass es ihnen helfen werde, ihre Traurigkeit und Depression zu überwinden. Sie glauben, dass sich ihr Zustand noch weiter verschlimmern werde, wenn sie es nicht täten.

Wir grübeln, wenn wir uns schlecht fühlen, weil wir glauben, dadurch werde sich ein Weg zeigen, wie wir unsere Probleme lösen können. Doch die Forschung hat gezeigt, dass Grübeln genau das Gegenteil bewirkt: Tatsächlich *nimmt* unsere Fähigkeit, Probleme zu lösen, während des Grübelns erheblich *ab*. Alles scheint auf die harte Wahrheit hinzudeuten, dass *das Grübeln ein Teil des Problems ist und nicht Teil der Lösung*.

Stellen Sie sich eine Fahrt im Auto vor, bei der wir jedes Mal, wenn wir überprüfen, wie nah wir unserem Ziel schon sind, feststellen müssen, dass sich das Auto just in diesem Augenblick weiter davon wegbewegt hat. Das entspricht in etwa dem, was in der inneren Welt der Emotionen und Gefühlszustände passiert, wenn wir uns auf den Tun-Modus berufen. Deshalb hören wir uns oft Dinge sagen wie: „Ich weiß nicht, warum ich mich so deprimiert fühle; ich habe doch keinen Grund, depressiv zu sein", nur um dann festzustellen, dass wir uns noch bedrückter fühlen. Wir haben die Entfernung zu unserem Bestimmungsort – glücklich zu sein – überprüft und festgestellt, dass wir sogar noch weiter davon entfernt sind. Wir scheinen nicht mehr aufhören zu können, uns selbst daran zu erinnern, wie schlecht wir uns fühlen.

Verschüttete Milch

Folgende Episode geschah in den vierziger Jahren in England, als in Europa noch der Zweite Weltkrieg wütete. Ein alter Milchbauer sprach mit einem neuen Landarbeiter, der vor kurzem zu ihm gekommen war, um ihm nach einer Verwundung an der Front im Zuge seiner Rehabilitierung mit dem Milchvieh zu helfen. Der Stallbursche hatte gelernt, wie man das Vieh zum Stall ruft, es in die Boxen führt, ihm sein Futter gibt, es sauber macht, es melkt und wie man schließlich die vollen Milcheimer zum Kühlen und später zum Buttern bringt. Der Stallbursche war ganz aufgeregt, denn er hatte beim Butterfass ein wenig Milch verschüttet und versucht, die Milch mit Wasser wegzuspritzen. Als der Landwirt um die Ecke kam, stand der unerfahrene Stallbursche da und starrte verzweifelt auf die riesige weiße Pfütze, die er geschaffen hatte. „Ah", sagte der Landwirt, „ich sehe das Problem. Wenn sich das Wasser einmal mit der Milch gemischt hat, sieht alles gleich aus. Wenn du einen Becher voll verschüttet hast, sieht es aus wie ein Eimer voll. Und wenn du einen Eimer voll verschüttet hast … tja, dann sieht es aus wie der See, in dem du gerade stehst. Der Trick ist aber, dass man sich nur um die Milch kümmert, die man verschüttet hat. Lass sie abfließen, wische das, was übrig ist, in den Abfluss, und wenn alles so gut wie weg ist, kannst du mit dem Schlauch nachspülen."

Die Milch, die der Stallbursche ursprünglich verschüttet hatte, war nun mit dem Wasser vermischt, mit der er sie hatte entfernen wollen, *und es sah alles gleich aus.*

Und so ist es auch mit unseren Stimmungen. Unsere besten Versuche, sie zu bereinigen, können sie noch schlimmer machen, *aber wir merken nicht, dass das geschieht:* Es sieht alles gleich aus und verstärkt so noch unsere verzweifelten Bemühungen, die Dinge zu bereinigen. Niemand wedelt mit einer roten Flagge und sagt uns: „Moment mal, dieses zusätzliche Elend, was du da gerade empfindest, hat aber am Anfang noch nicht zu deiner

Stimmung gehört!" Es gibt nichts „da draußen", was uns daran erinnert, dass wir, auch in der allerbesten Absicht, unsere Situation in Wirklichkeit noch wesentlich schlimmer machen.

Ironischerweise könnte es sein, dass diejenige Stimmung, die das Ganze ursprünglich ausgelöst hat, während dieses Vorgangs schon längst weitergezogen ist. Aber wir bekommen nicht mit, dass sie von selbst vergangen ist. Wir sind zu sehr mit dem Versuch beschäftigt, sie loszuwerden und durch unsere Anstrengungen noch mehr Elend zu erzeugen.

—

Das Grübeln geht unweigerlich nach hinten los. Es verstärkt unser Elend nur noch. Es ist ein heroischer Versuch, ein Problem zu lösen, das es einfach nicht lösen kann. Ein vollkommen anderer geistiger Modus ist vonnöten, wenn es darum geht, mit unserer Niedergeschlagenheit fertig zu werden.

—

Die Alternative zum Grübeln

Wenn Carole in der Lage gewesen wäre, anders mit den Gefühlen umzugehen, die sie überkamen, während sie ihre Wohnung aufräumte, dann wäre sie vielleicht nicht in den Strudel von Denken, Denken und noch mehr Denken geraten. Sie hätte vielleicht erkannt, dass das ursprüngliche Gefühl eine vorübergehende Traurigkeit war, die häufig aufkommt, wenn ein Abend mit guten Freunden zu Ende geht. Traurigkeit kann auftreten, wenn Freunde gehen. Man braucht keine weiteren „Gründe" auszugraben. Aber wir *mögen* das Gefühl von Traurigkeit nicht, weil es leicht in das Gefühl übergehen kann, dass *wir* irgendwie fehlerhaft oder unvollständig seien. Daher rufen wir den Intellekt auf den Plan, der sich auf die fehlende Übereinstimmung zwischen dem „Ist-" und dem „Soll-Zustand" konzentrieren soll. Weil wir das Unbehagen an der Botschaft nicht akzeptieren können, versuchen wir den Boten zu erschießen und schießen uns am Ende selbst in den Fuß.

Es gibt jedoch eine andere Strategie, wie wir mit negativen Stimmungen, Erinnerungen und Denkmustern *im gegenwärtigen Augenblick* umgehen können, *in dem sie auftauchen*. Die Evolution hat uns mit einer Alternative zum kritischen Denken ausgestattet und wir Menschen fangen eben erst an zu begreifen, welch eine Kraft diese hat, uns zu verändern. Diese Kraft heißt *Gewahrsein.*

Achtsamkeit: Der Same des Gewahrseins

In gewisser Weise sind wir mit dieser anderen Fähigkeit, die uns zur Verfügung steht, schon immer vertraut; allerdings ist sie vom Tun-Modus überschattet worden. Diese Fähigkeit funktioniert nicht durch das unterscheidende Denken, sondern durch das Gewahrsein selbst. Wir bezeichnen sie als *Seins-Modus.*

Wir denken nicht nur *über* die Dinge nach, sondern wir erfahren sie auch ganz unmittelbar über unsere Sinne. Wir sind in der Lage, Dinge wie Tulpen, Autos und einen kalten Wind unmittelbar zu spüren und darauf zu reagieren. Und wir können uns gewahr sein, dass wir gerade erfahren. Wir haben *Ahnungen* in Bezug auf Dinge und Gefühle und wissen Dinge nicht nur vom Kopf her, sondern auch vom Herzen und von den Sinnen her. Außerdem können wir uns *gewahr* sein, dass wir gerade denken, denn Denken ist nicht das Einzige, was das bewusste Erleben umfasst. *Der Seins-Modus ist ein vollkommen anderer Weg des Wissens als das Denken des Tun-Modus.* Kein besserer, sondern einfach ein anderer. Doch dieser Modus bietet uns eine vollkommen andere Möglichkeit, um unser Leben zu leben und uns auf unsere Emotionen, unseren Stress, unsere Gedanken und unseren Körper zu beziehen. Und er ist eine Fähigkeit, die wir alle bereits besitzen. Er ist lediglich etwas vernachlässigt und unterentwickelt.

Der Seins-Modus ist das Gegenmittel zu den Problemen, die der Tun-Modus erzeugt. Dadurch, dass wir das Gewahrsein des Seins-Modus kultivieren, können wir:

- aus unserem Kopf herauskommen und lernen, die Welt unmittelbar zu erfahren und zu erleben, ohne dass unsere Gedanken mit unablässigen Kommentaren dazwischenfunken. *Wir können uns einfach für die grenzenlosen Möglichkeiten zum Glücklichsein öffnen, die das Leben uns zu bieten hat.*

- unsere Gedanken als geistige Vorgänge sehen, die im Geist vorüberziehen wie Wolken am Himmel, anstatt sie beim Wort zu nehmen. *Die Vorstellungen, dass wir nichts taugen, dass wir nicht liebenswert und zu nichts nütze seien, können endlich als das gesehen werden, was sie sind – als bloße Vorstellungen –, und nicht unbedingt als die Wahrheit. Das kann es uns leichter machen, ihnen keinen Glauben zu schenken.*
- anfangen, hier und jetzt zu leben, in jedem gegenwärtigen Moment. *Wenn wir aufhören, uns mit der Vergangenheit zu beschäftigen oder uns um die Zukunft zu sorgen, sind wir offen für ergiebige Informationsquellen, die uns bisher entgangen sind – Informationen, die uns helfen können, der Abwärtsspirale zu entkommen, und uns für ein reicheres Leben bereitmachen.*
- den Autopiloten in unserem Kopf ausschalten. *Wenn wir uns unserer selbst besser bewusst sind – durch die Sinne, die Emotionen und den Geist –, können wir unsere Handlungen besser auf das ausrichten, was wir wirklich erreichen wollen, und werden zu effektiven Problemlösern.*
- den Sturzbach an mentalen Vorgängen umgehen, der uns in die Depression hineinzieht. *Durch die Kultivierung von Gewahrsein können wir möglicherweise bereits in einem frühen Stadium erkennen, wann wir am ehesten gefährdet sind, in eine Depression abzugleiten, und so auf unsere Stimmung reagieren, dass wir nicht noch weiter hinuntergezogen werden.*
- aufhören, das Leben in eine bestimmte Richtung zwingen zu wollen, wenn wir uns im Moment nicht wohl fühlen. *Wir werden erkennen, dass das Grübeln dort anfängt, wo wir die Dinge anders haben wollen, als sie hier und jetzt sind.*

Im restlichen Teil dieses Buches wird detailliert beschrieben, wie Sie jene Art von Gewahrsein entwickeln können, von der hier die Rede ist. Die zentrale Fähigkeit, um die es dabei geht, ist die Achtsamkeit. Diese kann Ihr Leben tief greifend verändern.

Was ist Achtsamkeit?

Achtsamkeit ist das Gewahrsein, das entsteht, wenn man im gegenwärtigen Augenblick mit Absicht die Dinge bewusst wahrnimmt, so wie sie sind, ohne zu urteilen. Welche Dinge wahrnimmt?, mögen Sie fragen. Alles und jedes, aber insbesondere jene Aspekte des Lebens, die wir am meisten für selbstverständlich halten oder gar nicht beachten. Wir können beispielsweise damit beginnen, auf die Grundbausteine des Erfahrens Acht zu geben – etwa wie wir fühlen, was uns durch den Kopf geht und wie wir überhaupt wahrnehmen oder etwas wissen. Achtsamkeit bedeutet, Dinge bewusst wahrzunehmen, so wie sie in einem gegebenen Moment tatsächlich sind (wie auch immer das aussieht), anstatt so, wie wir sie gerne hätten. Warum ist es hilfreich, auf diese Weise bewusst wahrzunehmen? Weil es das genaue Gegenteil ist zu derjenigen Form grüblerischen Denkens, welche dazu führt, dass depressive Stimmungen andauern und zurückkehren.

Zum Ersten, Achtsamkeit geschieht *bewusst und absichtlich.* Wenn wir Achtsamkeit kultivieren, können wir uns der gegenwärtigen Realität und unserer Entscheidungsmöglichkeiten bewusster sein. Wir können bewusst handeln. Das Grübeln hingegen ist häufig eine rein automatische Reaktion auf das, wodurch es ausgelöst wird. Es entspricht dem Nicht-Bewusst-Sein, der Gedankenverlorenheit.

Zum Zweiten, Achtsamkeit *geschieht durch Erfahren und ist unmittelbar auf unsere Erfahrung im gegenwärtigen Moment konzentriert.* Beim Grübeln hingegen ist unser Geist mit Gedanken und Abstraktionen beschäftigt, die von der direkten sinnenhaften Erfahrung weit entfernt sind. Das Grübeln treibt unsere Gedanken in die Vergangenheit oder in eine konstruierte Zukunft hinein.

Zum Dritten, Achtsamkeit ist *nicht urteilend.* Ihre Tugend ist es, dass sie es uns erlaubt, die Dinge so zu sehen, wie sie im gegenwärtigen Moment tatsächlich sind, und sie so sein zu lassen, wie sie bereits sind. Dagegen sind das Beurteilen und Bewerten integrale Bestandteile beim Grübeln und beim Tun-Modus insgesamt. Beurteilungen jeglicher Art („gut oder schlecht, richtig oder falsch") implizieren immer, dass wir selbst oder die Dinge um uns herum auf irgendeine Art und Weise einem inneren oder äußeren Standard gerecht werden müssten. Die Angewohnheit, uns selbst streng zu beurteilen, tarnt sich als der Versuch, uns zu helfen, ein besseres Leben zu führen und ein besserer Mensch zu sein, doch in Wirklichkeit fungiert die Angewohnheit des Beurteilens wie ein irrational handelnder Tyrann, der nie zufrieden gestellt werden kann.

Durch das Kultivieren von Achtsamkeit könnte sich Carole der komplexen Verbindungen zwischen äußeren Ereignissen, ihren Gefühlen, Gedanken und Gewohnheiten bewusst werden und mehr und mehr erkennen, wie das eine das andere und schließlich die ganze Spirale der Depression auslösen kann. Es könnte sein, dass sie sich dann nicht mehr so häufig in einer scheinbar nicht enden wollenden Depression gefangen fühlen würde, da sie jetzt neue und weisere Wege gefunden hat, mit ihrer Erfahrung im gegenwärtigen Moment umzugehen. Vielleicht würde sie sogar eine Möglichkeit finden, gerade in jenen Zeiten, in denen sie sich am verletzlichsten fühlt, gut zu sich selbst zu sein, und das wiederum könnte ihr wieder Schwung verleihen, sich neuen Interessen und neuen Freunden zuzuwenden. Wie im Rest dieses Buches erläutert wird, bedeutet das Praktizieren von Achtsamkeit mehr, als nur Dinge um uns herum wahrzunehmen, die wir vorher nicht wahrgenommen haben. Es bedeutet, dass wir lernen, uns des besonderen *geistigen Modus* bewusst zu werden, der uns feststecken lässt, wenn wir ihn auf die falsche Weise auf uns selbst und auf unser Gefühlsleben anwenden. In den folgenden Kapiteln werden praktische Möglichkeiten beschrieben, wie wir uns aus diesem Modus lösen können, wenn er uns nicht dienlich ist, und in einen anderen Geistesmodus wechseln, der uns nicht stecken bleiben lässt. Mit zunehmender Fähigkeit, Achtsamkeit aufrechtzuerhalten, können wir erforschen, was geschieht, wenn unsere Emotionen kommen und gehen dürfen, und wir dabei bewusst nicht urteilend, doch mitfühlend mit uns selbst sind.

Wie Sie im nächsten Kapitel sehen werden, lernen wir durch die Praxis der Achtsamkeit, in den Seins-Modus zu wechseln, damit wir mehr in Frieden mit unseren Emotionen sein können. Unsere Emotionen sind schließlich nicht der Feind, sondern Botschafter, die uns auf die grundlegendste und engste Weise mit dem Abenteuer und der Erfahrung des Lebendigseins verbinden.

2

Augenblick für Augenblick

3

Achtsamkeit kultivieren

Ein erster Vorgeschmack

Ein bekannter Reiseschriftsteller war zum Abendessen bei einer wohlhabenden japanischen Familie eingeladen worden. Sein Gastgeber hatte zahlreiche Gäste geladen mit der Botschaft, er habe etwas sehr Wichtiges mitzuteilen. Ein Teil der Mahlzeit würde aus Kugelfisch bestehen, der in Japan zum Teil deswegen als größte Delikatesse betrachtet wird, weil das Gift dieses Fisches zum Tode führen kann, sofern es nicht von einem höchst geschickten Koch entfernt worden ist. Einen solchen Fisch serviert zu bekommen gilt als eine große Ehre.

Als Ehrengast nahm der Schriftsteller seinen Fisch voller Erwartung in Empfang und ließ sich jeden Bissen im Mund zergehen. Der Geschmack war tatsächlich mit nichts zu vergleichen, was er je gegessen hatte. Und was, fragte ihn sein Gastgeber, hielte er nun von dieser Erfahrung? Der Gast schwärmte in den höchsten Tönen vom unvergleichlichen Geschmack des Fisches, den er gekostet hatte. Er übertrieb nicht, denn es schmeckte wahrlich grandios und war wohl eines der köstlichsten Gerichte, die er je gegessen hatte. Erst da offenbarte der Gastgeber, dass der Fisch, den man ihm serviert hatte, einer ganz gewöhnlichen Art von Speisefisch angehörte und dass ein anderer Gast, ohne es zu bemerken, den Kugelfisch verspeist hatte. Das „sehr Wichtige", was der Schriftsteller erfahren hatte, war nicht die Tatsache, wie gut eine seltene und teure Delikatesse schmeckt, sondern wie erstaunlich eine ganz gewöhnliche Speise sein kann, wenn man nur jedem Bissen davon große Aufmerksamkeit schenkt.

Achtsam sein

Beim Essen des gewöhnlichen Fisches hatte der Schriftsteller eine außergewöhnliche Erfahrung gemacht. Die Erfahrung war dadurch zustande gekommen, dass er auf eine andere Art und Weise Acht gegeben hatte und seine Aufmerksamkeit dadurch eine andere Qualität besaß. Sein Gastgeber hatte geschickt eine Situation arrangiert, in der diese andere Form von Aufmerksamkeit gewährleistet worden war. Die grundlegende Lektion dieses Buches besteht darin, dass wir es lernen können, ebendiese Qualität von Aufmerksamkeit in jede Erfahrung hineinzubringen und dadurch das Wesen unserer Erfahrung zu verändern. Diese Form von bewusster Aufmerksamkeit, die *Achtsamkeit* genannt wird, bedeutet weit mehr als nur, noch mehr auf alles zu achten. Sie bedeutet, *anders* darauf zu achten – die Art und Weise zu verändern, *wie* wir auf etwas achten.

Wenn man uns fragte, würden die meisten von uns sagen, dass wir ja bereits aufmerksam sind – das müssen wir auch sein, um alles zu schaffen, was wir tun müssen. Oder aber, wenn wir chronisch unglücklich sind, meinen wir vielleicht, wir seien ja bereits *viel zu* bewusst – zumindest des Schmerzes, den wir spüren, wenn es uns schlecht geht. Doch diejenige Art von Aufmerksamkeit, die die meisten von uns sich angewöhnt haben – besonders wenn es uns schlecht geht –, ist die Aufmerksamkeit des Tunnelblicks: Unsere Aufmerksamkeit wird tendenziell auf ein Problem gerichtet, das gelöst werden soll, wie im 2. Kapitel erläutert. Alles, was unser Verstand zur Lösung dieses Problems für unbedeutend hält, fällt aus diesem Gesichtsfeld heraus. Durch Achtsamkeit jedoch können wir jeden Moment im Leben in seiner ganzen Fülle erfahren, anstatt uns von unseren Gedanken irgendwo hinziehen zu lassen, wo wir gar nicht hin wollten. Achtsamkeit kann uns aus der Falle des Grübelns und endlosen „Machens" befreien, das uns nur in weiterer Niedergeschlagenheit und Depression festhält.

Wie wir gegen Ende des vorigen Kapitels festgestellt haben, ist Achtsamkeit *diejenige Bewusstheit, die entsteht, wenn man bewusst im gegenwärtigen Augenblick auf die Dinge Acht gibt, so wie sie sind, ohne darüber zu urteilen.* Es ist ein Weg, um vom *Tun* zum *Sein* zu wechseln, so dass wir alle Informationen aufnehmen können, die uns eine Erfahrung bietet, ehe wir handeln. Achtsam sein heißt, dass wir das Urteilen vorübergehend aufgeben, unsere unmittelbaren Ziele für die Zukunft beiseite stellen und den gegenwärtigen Augenblick so aufnehmen, wie er ist, anstatt so, wie wir ihn haben möchten. Es heißt, dass wir an eine Situation mit Offenheit herangehen, selbst wenn wir merken, dass sie Gefühle wie Angst mit sich bringt. Achtsam sein heißt, dass wir bewusst den Modus des Autopiloten abschalten, in dem wir die meiste Zeit über funktionieren (etwa indem wir über die Vergangenheit nachgrübeln oder uns Sorgen um die Zukunft machen), und uns stattdessen mit voller Aufmerksamkeit auf die Dinge, so wie sie in der Gegenwart sind, einstellen. Es heißt zu wissen, dass unsere Gedanken vorübergehende geistige Vorgänge sind – nicht die Realität selbst – und dass wir mit dem Leben, so wie es ist, eher in Verbindung stehen, wenn wir uns gestatten, die Dinge durch den Körper und unsere Sinne zu erfahren, als durch unsere ungeprüften, auf Gewohnheit beruhenden Gedanken.

Es ist kaum zu glauben, wie beschränkt unsere normale Form der Aufmerksamkeit ist. Sie können sich selbst einen Eindruck davon verschaffen, indem Sie jetzt gleich die folgende einfache Übung ausprobieren und ein Gefühl dafür bekommen, wie lebhaft eine Erfahrung sein kann, wenn sich der Geist bewusst und ohne zu urteilen darauf einstellt. Geben Sie sich mehrere Minuten dafür Zeit. Wenn Sie meinen, dass Ihnen das momentan nicht möglich ist, können Sie es später probieren, wenn Sie mehr Zeit haben.

> Achtsamkeit heißt nicht, etwas noch mehr zu beachten, sondern es anders und klüger zu beachten – mit ganzem Geist und ganzem Herzen, mit allen Mitteln unseres Körpers und unserer Sinne.

Eine Rosine verzehren: ein erster Vorgeschmack auf Achtsamkeit

1. In der Hand halten
- Nehmen Sie sich als Erstes eine Rosine und halten Sie sie zwischen Zeigefinger und Daumen, oder legen Sie sie auf Ihre Handfläche.
- Stellen Sie sich, während Sie den Fokus Ihrer Aufmerksamkeit auf die Rosine richten, vor, Sie seien soeben vom Mars gekommen und hätten in Ihrem ganzen Leben noch nie ein solches Objekt gesehen.

2. Sehen
- Nehmen Sie sich Zeit, um die Rosine wirklich zu sehen. Betrachten Sie sie sorgfältig und mit voller Aufmerksamkeit.
- Lassen Sie Ihre Augen jede Facette der Rosine erkunden. Untersuchen Sie die hellen Flecken, auf die das Licht fällt, die dunkleren Kerben, die Runzeln und Mulden, und jegliche ungleichmäßigen oder besonderen Stellen.

3. Berühren

Drehen Sie die Rosine zwischen den Fingern, erspüren Sie ihre Beschaffenheit. Sie können dazu die Augen schließen, wenn das Ihren Tastsinn erhöht.

4. Riechen

Halten Sie sich die Rosine unter die Nase und nehmen Sie mit jedem Einatmen sämtliche Gerüche, Düfte oder Aromen auf, die in Ihre Nase dringen. Nehmen Sie wahr, ob dabei irgendetwas Interessantes in Ihrem Mund oder Ihrem Magen vor sich geht.

5. In den Mund stecken

Führen Sie die Rosine jetzt langsam zu Ihren Lippen hin und nehmen Sie dabei wahr, dass Ihr Arm und Ihre Hand genau wissen, wie und wohin sie sich bewegen müssen. Legen Sie sich die Rosine sanft in den Mund, ohne draufzubeißen, und verfolgen Sie dabei, wie sie in den Mund gelangt. Spüren Sie einige Momente lang nach, wie es sich anfühlt, die Rosine in Ihrem Mund zu haben, und erkunden Sie sie mit der Zunge.

6. **Schmecken**
   Bereiten Sie sich, wenn Sie fertig sind, darauf vor, die Rosine zu kauen, und nehmen Sie wahr, wie und wo sie liegen muss, damit Sie sie kauen können. Beißen Sie dann ein- oder zweimal ganz bewusst darauf und nehmen Sie wahr, was anschließend geschieht, ob irgendwelche Geschmackswellen davon ausgehen, während Sie weiterhin kauen. Spüren Sie, noch ohne hinunterzuschlucken, wie sich Geschmack und Textur der Rosine im Mund anfühlen und wie sich diese Wahrnehmungen vielleicht im Laufe der Zeit, von einem Moment zum nächsten, verändern, und wie sich die Rosine selbst eventuell verändert.

7. **Schlucken**
   Wenn Sie bereit sind, die Rosine hinunterzuschlucken, versuchen Sie zuerst die Absicht, zu schlucken, zu erspüren, so dass Sie selbst diese bewusst wahrnehmen, ehe sie die Rosine tatsächlich hinunterschlucken.

8. **Nachspüren**
   Schauen Sie zuletzt, ob Sie spüren können, wie der Rest der Rosine in Ihren Magen rutscht, und nehmen Sie wahr, wie sich Ihr Körper als Ganzes anfühlt, nachdem Sie diese Übung in achtsamem Essen beendet haben.

Wenn Sie genügend Zeit haben, können Sie diese Übung mit einer weiteren Rosine wiederholen, vielleicht sogar noch langsamer. Bleiben Sie sich jeder Neigung bewusst, die zweite Rosine mit der ersten zu vergleichen, statt sie als eine ganz eigene Erfahrung zu erleben.

Was geschieht, wenn wir uns ganz auf diese einfache Übung einlassen? Wie die Geschichte mit dem Kugelfisch kann sie uns zu einer ganzen Reihe wichtiger Einsichten bringen. Tom, ein Teilnehmer in einem Achtsamkeits-Kurs, war verblüfft von dem Gegensatz zwischen dieser Übung und seiner normalen Essensweise: „Ich war mir *bewusst*, dass ich gerade dabei war, eine Rosine zu essen", berichtete er. „Es war so viel intensiver und lebendiger als die Art, wie ich sie mir sonst in den Mund stopfe."

Gabriela gab eine ähnliche Bemerkung ab: „Ich war ganz bewusst dabei. Ich habe noch nie auf diese Weise eine Rosine geschmeckt. Ehrlich gesagt, mir war noch nie bewusst, wie eine Rosine eigentlich aussieht. Zuerst hat sie irgendwie tot und verschrumpelt ausgesehen, aber dann habe ich bemerkt, wie das Licht aus verschiedenen Winkeln drauffiel, so dass sie wie ein Edelstein aussah. Als ich sie mir in den Mund gesteckt habe, fiel es mir zuerst schwer, sie nicht sofort zu zerkauen. Als ich sie dann mit der Zunge erkundet habe, konnte ich sagen, wo oben und wo unten ist, aber es war noch gar kein Geschmack da. Als ich dann endlich draufgebissen habe – hui, das war total erstaunlich. Ich habe noch nie so was geschmeckt!"

> Die Übung mit der Rosine kann uns zeigen, wie viel wir verpassen, wenn wir uns von den reichhaltigen Sinneseindrücken einer Erfahrung abschneiden.

Wie ist es also zu dieser Unterscheidung bei Gabriela gekommen? „Es war nicht das Übliche", erklärte sie, „nicht die übliche Art und Weise, wie ich Rosinen esse. Ich denke sonst nicht viel darüber nach, wie ich etwas mache. Ich mache es einfach automatisch. Aber diesmal habe ich mich wirklich auf die Übung konzentriert, anstatt an etwas anderes zu denken."

Bei dieser einfachen Achtsamkeitsübung konnten Tom und Gabriela eine neue Art, sich auf Erfahrungen zu beziehen, unmittelbar ausprobieren. Sie hatten am eigenen Leib den Unterschied zwischen der gewohnten Einstellung des Machens einerseits und dem vollen In-Kontakt-Bleiben mit jedem Augenblick im Seins-Modus andererseits erfahren. Sie aßen und waren sich *bewusst*, dass sie aßen. Sie aßen *achtsam*.

Wenn wir Vorgänge verlangsamen und bewusst auf jeden Aspekt unserer sinnlichen Wahrnehmung Acht geben, können sich Dinge zeigen, die wir vielleicht noch nie bemerkt haben. Der Geruch der Rosine kann ganz anders sein, als wir ihn uns vorgestellt haben. Die Konsistenz der Rosine auf der Zunge zu spüren kann eine ganz neue Erfahrung sein. Der Geschmack selbst kann einer sein, den wir noch nie zuvor wahrgenommen haben – oftmals reicher als der Geschmack von 20 Rosinen zusammen, die achtlos in den Mund geschoben werden. Auf diese Weise achtsam zu sein kann die Erfahrung des Essens komplett verändern.

Wenn das Achtsamsein unsere Erfahrung vom Essen derart verändern kann, was könnte es dann bewirken, wenn wir in einer traurigen Stimmung sind? Wenn wir für die Stimmung, mit ihr und in ihr präsent bleiben können, können wir vielleicht eine Einstellung hineinbringen, die sich bereit zeigt, einfach nur genau diesen Augenblick zu erfahren, *ohne jegliche Annahmen oder Vorurteile mitzubringen*. Mit der Zeit könnten wir einen Punkt erreichen, wo ein einzelner Moment der Traurigkeit nicht mehr erlebt wird als ein ganzes Leben, das schief läuft, sondern einfach als ein Moment, in dem ein trauriges Gefühl da ist. Diese Veränderung an und für sich wird noch nicht unbedingt dazu führen, dass wir uns besser fühlen. Aber sie kann uns sehr wohl auf einen anderen Pfad lenken – einen Pfad, der nicht mehr unweigerlich in eine Depression führt.

Im gegenwärtigen Augenblick leben

Jenas Erfahrung mit der Rosine zeigt uns, wie leicht wir gedanklich in eine „Zeitreise" hineinrutschen, die uns daran hindert, den gegenwärtigen Augenblick als einen Augenblick zu erfahren, und die ihn stattdessen in die Vergangenheit und in die Zukunft hinein ausdehnt. Jena versuchte die Rosinenübung zum ersten Mal am Ende eines ziemlich stressigen Tages, an dem sie recht erfolglos umhergehetzt war, um zahlreiche Dinge zu erledigen. Während der Übung spiegelte ihr Geist ihr den Ablauf ihres Tages noch einmal wider:

Meine Tochter hat gestern auch Rosinen als Snack gegessen. Sie hat sie aber nicht aufgegessen. Und dann dachte sie: *Ich habe Hunger, ich habe ja noch nicht zu Mittag gegessen! Wenn Jed mich nicht gestört hätte, hätte ich mehr Zeit gehabt und hätte vielleicht sogar etwas zu Mittag essen können.*

Sie begann sich etwas zu ärgern, dann ging ihr Ärger wieder weg, als sie überlegte, was sie zum Abendessen machen könnte. Als Nächstes begann sie dann mit der Planung der Speisenfolge und das führte sie zu der Überlegung, wann die Kinder wohl heute nach Hause kommen würden. Obwohl sie sich vorgenommen hatte, sich in jedem Augenblick auf das Aussehen, die Berührung, den Geruch und den Geschmack der Rosine zu konzentrieren, war ihr Geist in Wirklichkeit überhaupt nicht bei der Sache. „Stattdessen", so sagte sie, „war er pausenlos nur am Denken, Denken, Denken." Und dieses Denken brachte sie weit weg vom gegenwärtigen Augenblick und vom Gewahrsein der Rosine. Sie lief ja in der Zeit zurück zum Imbiss ihrer Tochter und zur Störung durch Jed, dann in der Zeit voraus zum Abendessen und dem Heimkommen ihrer Kinder. All das hatte Jena nicht bewusst entschieden. Es war, als renne ihr Geist ihr einfach davon und ziehe sein eigenes Programm durch.

Während solcher „Zeitreisen" können wir leicht vergessen, dass wir uns in der Gegenwart befinden, da wir anfangen, über vergangene oder zukünftige Situationen nachzudenken. Wir verlieren uns *in* diesen Vorstellungen der Vergangenheit oder der Zukunft, als seien wir tatsächlich dort. Oftmals durchleben wir erneut Emotionen, an die wir uns erinnern, oder nehmen welche vorweg. Wir entfernen uns nicht nur von der einzigen Wirklichkeit, die wir unmittelbar erfahren können, nämlich vom Hier und Jetzt, sondern wir durchleiden auch den Schmerz von Geschehnissen, die entweder schon lange zurückliegen oder aber so nie eintreffen werden. Kein Wunder, dass wir uns am Ende vielleicht schlechter fühlen als am Anfang.

Im Seins-Modus lernen wir, dass wir die Gegenwart mit einem Gefühl von Raum und Weite bewohnen können; es gibt keinen anderen Ort, wo wir in diesem Augenblick sein müssen, und nichts anderes zu tun, als was genau in *diesem* Augenblick erforderlich ist. Unser Geist kann sich ausschließlich der Bewusstheit vom Jetzt hingeben und uns vollkommen gegenwärtig sein lassen für das, was uns das Leben in jedem Augenblick alles bietet. Das bedeutet nicht, dass es uns verboten sei, über die Vergangenheit nachzudenken oder für die Zukunft zu planen; es bedeutet lediglich, dass wir uns dessen *bewusst* sein sollten, *wenn* wir darüber nachdenken.

Gedanken als vorübergehende geistige Erscheinungen betrachten

Die große Kraft des Geistes, *über* etwas nachzudenken, ermöglicht es uns, Probleme gedanklich zu lösen, ehe wir die Lösungen dann in die Tat umsetzen. Sie ermöglicht es uns, Pläne zu machen, uns Dinge vorzustellen und Romane zu schreiben. Schwierig wird es erst, wenn wir die Gedanken *über* die Dinge mit den Dingen *selbst* verwechseln. Gedanken ziehen Interpretationen und Beurteilungen nach sich, welche keine Tatsachen an sich sind, sondern schlicht und einfach noch mehr Gedanken.

Die Tatsache, dass wir im Geiste an einen imaginären Stuhl denken können und dabei wissen, dass es nicht der gleiche Stuhl ist, auf dem wir gerade im Wohnzimmer sitzen, ist relativ leicht zu verstehen. Doch wenn der Geist uns mit Vorstellungen von Dingen kommt, die nicht materiell greifbar sind – so wie unser Wert als Individuum –, dann wird die Unterscheidung sehr viel schwieriger. Vorstellungen über unseren Wert als Menschen sind nicht realer als die Gedanken an einen imaginären Stuhl. Wenn wir mit Hilfe von Achtsamkeit in den Seins-Modus übergehen, können wir dies sehr viel klarer erkennen. Wir können lernen, unsere Gedanken – und so gesehen auch unsere Gefühle – als Erfahrungen zu beobachten, die in unserem Geist kommen und gehen. Wie das Geräusch eines Autos auf der Straße wieder verschwindet und wir einen Vogel nur kurz am Himmel erblicken, ehe er wieder weg ist, ebenso sind die Gedanken, die uns kommen, Vorgänge im Geist, die von selbst aufkommen, eine Weile bleiben und dann von selbst wieder vergehen.

Diese so einfache und doch so schwierige Veränderung in der Weise, wie wir uns auf unsere Gedanken beziehen, befreit uns aus ihrer Macht. Denn wenn wir Gedanken haben wie „diese Traurigkeit wird nie wieder weggehen“ oder „ich bin nicht liebenswert“, brauchen wir diese Gedanken nicht als Tatsachen zu sehen. Wenn wir es tun, verfallen wir in einen ewigen Machtkampf mit ihnen. Die Wahrheit ist, dass diese Vorstellungen

> Wenn wir in diesem Augenblick leben und unsere Gedanken und Gefühle, ähnlich wie die Sinneseindrücke durch Geräusch, Anblick, Geschmack und Berührung, als vorübergehende Botschaften betrachten, können sie die Signale, die uns unsere Sinne liefern, nicht mehr so leicht übertönen – die Signale, die uns vor dem Irrweg des Grübelns bewahren können.

mentale Erscheinungen sind – ähnlich bestimmten Phänomenen des Wetters –, die unser Geist aus irgendwelchen Gründen in diesem bestimmten Moment hervorbringt. Wenn wir sie achtsam und bewusst auf diese Weise sehen und akzeptieren können, werden wir vielleicht mit der Zeit mehr Erkenntnisse darüber gewinnen, wann und wie sie auftreten. Doch bis dahin brauchen wir sie mit Sicherheit nicht wie Tyrannen zu behandeln, die es zu stürzen gilt.

Den Autopiloten abschalten

Nach der Rosinenübung erkennen viele Menschen, dass sie kaum jemals mit Bewusstheit essen. Sie erkennen, dass ein gewaltiger Unterschied besteht zwischen der Erfahrung mit dieser einzelnen, bewusst gegessenen Rosine und dem, wie sonst gegessen wird.

Paula schilderte den Vergleich mit ihrer normalen Erfahrung beim Essen einer Rosine: „Tja, ich würde wohl kein Vergnügen daraus gewinnen. Ich glaube, es wäre mir gar nicht bewusst. Es wäre nichts, was ich mir speziell vornähme, sondern etwas Beiläufiges. Essen wäre einfach etwas, was ich zu dieser Tageszeit machen muss, und nicht etwas, was ich bewusst genießen könnte."

Unbewusstheit durchzieht unser ganzes Leben. Das Essen ist das beste Beispiel dafür: Obwohl all unsere Sinne daran beteiligt sind, essen wir nahezu unbewusst. Es ist möglich, dass wir wochenlang täglich unsere Mahlzeiten einnehmen und uns nie auch nur des Geschmacks unserer Speisen bewusst sind. Wir essen und reden, essen und lesen oder essen und denken dabei an etwas anderes. Wir sind vollkommen verstrickt in unseren Gedankenstrom und die dringlichen Anforderungen unseres täglichen Lebens.

> Der Modus des Tuns kann ein Eigenleben entwickeln, besonders dann, wenn wir unglücklich sind. Das ist der Grund, warum ein Wechsel zur Achtsamkeit bewusste Entschiedenheit und Übung erfordert.

Ernährungswissenschaftler haben darauf hingewiesen, dass diese Art des Essens ein Grund ist, warum manche von uns übergewichtig werden: Wir achten nicht auf die Sättigungssignale unseres Körpers. Ähnlich verhält es sich auch mit denjenigen Denkmustern, die uns in Niedergeschlagenheit und Depression festhalten. Es sind alte, eingeschliffene Angewohnheiten, die aus dem Gedächtnis emporgeholt werden und die Kontrolle übernehmen, wenn wir nicht ganz und gar wach und präsent sind. Wir haben die Zügel an den Autopiloten in unserem Kopf übergeben und die Bedingungen geschaffen, in denen diese unterbewussten Mechanismen freies Spiel haben.

Wir alle sind in Situationen des täglichen Lebens schon einmal im Modus des Autopiloten gewesen und wissen, dass uns das oftmals irgendwo hinführt, wo wir gar nicht hin wollten. Angenommen, wir müssten von unserem normalen Nachhauseweg abweichen, um irgendwo ein Päckchen abzuliefern. Was geschieht, wenn wir im Autopiloten dahinfahren, am Tagträumen sind, Probleme wälzen und grübeln? Höchstwahrscheinlich stellen wir fest, dass das Päckchen noch im Auto liegt, wenn wir zu Hause ankommen. Während wir mit den Gedanken woanders waren, hat die alte Angewohnheit, den eingefahrenen Wegen nach Hause zu folgen, das Steuer übernommen. Sie mussten wahrscheinlich selbst schon einmal lachen, als Sie gemerkt haben, dass Ihre Einkaufstasche mit allem Möglichen gefüllt war außer mit der einen Sache, wegen der Sie einkaufen gefahren sind. Oder Sie haben sich dabei ertappt, immer wieder eine Telefonnummer zu wählen, die sich schon seit geraumer Zeit geändert hat, oder Sie haben die Hand ausgestreckt, um Ihrem kleinen Sohn einen Fleck aus dem Gesicht zu wischen, und dabei vergessen, dass er schon 27 ist.

Achtsamkeit verhindert, dass die alten Angewohnheiten, die der Autopilot so gerne mag, das letzte Wort in unserem Verhalten haben. Achtsamkeit gibt uns sogar die Möglichkeit, sie bereits am Horizont zu erkennen und sie zu durchschauen. Letztendlich werden wir vielleicht sogar in der Lage sein, unsere Grübelmuster mit der gleichen abgelösten, Mitgefühl mit uns selbst aufweisenden Belustigung zu betrachten, mit der wir auch die kleinen Unachtsamkeiten sehen, bei denen wir vergessen, dass unsere Kinder erwachsen sind, dass unsere Freundin umgezogen ist oder dass wir zum Einkaufen gefahren sind, weil wir Milch brauchten. Im Modus des Tuns ist unser Verstand oft so mit *den Gedanken* über das, was geschieht, beschäftigt, dass wir uns dessen, was im gegenwärtigen Augenblick tatsächlich geschieht, nur ganz vage bewusst sind. Der Seins-Modus hingegen wird durch Gewahrsein der unmittelbaren sinnlichen Erfahrung der Gegenwart ausgezeichnet: Wir sind in jedem Augenblick *direkt* in Kontakt mit dem Leben. Diese frische, unmittelbare Nähe zu unserem Erfahren wird begleitet von einer völlig anderen Art des Wissens. Es ist ein implizites, intuitives, nicht begriffliches und unmittelbares Wissen um das, was geschieht, während es geschieht; es ist ein Wissen um das, was wir tun, während wir es tun.

Ohne diese Bewusstheit stecken wir in einer Spur fest, die umso tiefer wird, je öfter wir diese Wege gegangen sind. Unsere automatisch ablaufenden Gedankenmuster führen uns wieder und wieder die gleiche Straße entlang und wir reagieren mit den gleichen Verhaltensweisen, die die gleichen verschlimmernden Gefühle mit sich bringen – jeder Teil in der Anatomie der Depression löst die anderen und damit das Ganze aus. Mangel an Achtsamkeit macht uns blind für andere Möglichkeiten. In Wahrheit macht er uns blind für die Möglichkeit von Veränderung überhaupt.

Die Dinge unmittelbar erfahren

Veränderungsblindheit

Die Psychologen Daniel Simons und Daniel Levin haben ein Experiment darüber durchgeführt, inwieweit sich Menschen dessen bewusst waren, was um sie herum vor sich ging, während sie über den Campus der Cornell University gingen. Ein Mitarbeiter des Experiments, der eine Karte vom Universitätsgelände in der Hand hielt, fragte nichtsahnende Passanten, ob sie ihm den Weg zu einem nahe gelegenen Gebäude weisen könnten. Mitten in dieser Begegnung, so hatten es die Psychologen arrangiert, marschierten zwei Personen, die eine große Tür trugen, zwischen dem Fragensteller und dem Passanten hindurch. Dadurch war der Fragensteller für einen Augenblick hinter der Tür verborgen. Genau in diesem Moment nahm ein zweiter Fragensteller geschickt den Platz des ersten ein – also eine andere Person mit anderer Kleidung, anderer Größe, anderer Stimme.

Wie viele der Befragten hatten den Unterschied bemerkt? Bei der einen Studie waren es nur 47 %; bei einer zweiten lediglich 33 %. Offensichtlich hatten viele der getäuschten Menschen etwas gar nicht bemerkt, was sich direkt vor ihren Augen abspielte, nämlich dass sich der Fragensteller von einer Person in eine andere verwandelte. Wie kann das sein? Wenn wir gestört werden und die Aufgabe erhalten, eine Frage zu beantworten, die ein wenig Problemlösungsgeschick erfordert, fixieren wir uns sofort auf das Ziel, das Problem zu lösen. Wie wir bereits am Anfang dieses Kapitels erklärt haben, wählt unser Geist im Tun-Modus nur jene Informationen aus, die für die Erreichung dieses Zieles unmittelbar relevant sind. Ohne uns dessen überhaupt bewusst zu sein, blenden wir vieles aus, was für unsere Sinne zugänglich wäre, und das geht so weit, dass wir diejenige Person, mit der wir gerade reden, gar nicht bewusst wahrnehmen. Die Psychologen nennen das *Veränderungsblindheit*.

Der Tun-Modus grenzt unsere Aufmerksamkeit auf diejenigen Dinge ein, mit denen er beschäftigt ist, und erzeugt einen Schleier aus Vorstellungen, der uns in der Regel von unserer sinnlichen Wahrnehmung abtrennt. Im soeben beschriebenen Experiment war es der auf die zielrelevanten Informationen verengte Blickwinkel, der dazu geführt hat, dass der Fragende nur als allgemeine „Person, die mich nach dem Weg fragt" wahrgenommen – und dadurch eigentlich überhaupt nicht gesehen – wird. Wenn wir essen, während wir uns noch im Tun-Modus befinden, wird der größte Teil unserer Aufmerksamkeit von dem Denken in Anspruch genommen oder eingefärbt, das sich auf die Ziele unserer unerledigten Aufgaben bezieht, welche wir im Hinterkopf immerzu mit uns herumtragen: mit Tagträumen, Planen, Problemlösen, Wiederkäuen, Vorausdenken. Vom engen Blickwinkel des Tun-Modus aus sind das Aussehen, die Gerüche, die Empfindungen und der Geschmack beim Essen einfach nicht relevant und erhalten aus diesem Grunde nur geringe Aufmerksamkeit. Die meisten von uns merken nicht, wie viel vom Leben sie auf diese Weise versäumen.

Das Geschirr spülen

Haben Sie schon einmal bemerkt, wie oft wir unsere gegenwärtigen Augenblicke für irgendeine Verheißung in der Zukunft aufopfern? Nehmen wir nur einmal das Geschirrspülen. Wenn wir im Tun-Modus sind, spülen wir das Geschirr, um es so schnell wie möglich hinter uns zu bringen und zur nächsten Aufgabe übergehen zu können. Höchstwahrscheinlich sind wir auch gedanklich mit anderen Dingen beschäftigt und wenden dem Geschirrspülen nicht unsere volle Aufmerksamkeit zu. Vielleicht hoffen wir auf eine ruhige Minute, in der wir uns endlich einmal entspannen können. Wir denken sehnsüchtig an eine Tasse Kaffee, und wie entspannend das sein wird. Wenn wir dann einen schmutzigen Topf finden, den wir irgendwie übersehen haben (oder, noch schlimmer, wenn jemand anderer einen schmutzigen Topf findet, den wir übersehen haben), sind wir vielleicht verärgert, weil der störende Topf kurzfristig unsere Pläne durchkreuzt hat, so schnell wie möglich fertig zu werden. Schließlich sind wir dann doch fertig und setzen uns vielleicht kurz hin, um die geplante Tasse Kaffee zu trinken. Doch unser Denken ist möglicherweise immer noch in den Tun-Modus geschaltet und mit verschiedenen Plänen und Zielen beschäftigt. Deshalb ist es wahrscheinlich, dass wir auch während der Tasse Kaffee schon an die nächste Aufgabe denken, die wir zu erledigen haben (Telefonanrufe erwidern, unsere E-Mails durchsehen, Rechnungen bezahlen, einen Brief schreiben, Besorgungen machen, uns wieder ans Lernen setzen oder was immer gerade ansteht).

Einen kurzen Augenblick kommen wir, vielleicht ganz aus dem Blauen heraus, zur Besinnung und wundern uns über die leere Tasse in unserer Hand. *Habe ich die gerade ausgetrunken? Muss ich wohl. Kann mich aber gar nicht erinnern.* Wir haben tatsächlich die Tasse Kaffe verpasst, auf die wir uns beim Geschirrspülen so gefreut hatten – genauso wie wir die gesamte Bandbreite der sinnlichen Erfahrung verpasst haben, die mit dem Geschirrspülen einhergeht: das Gefühl des Wassers, den Anblick der Blasen, die Geräusche der Bürste, die den Teller oder die Schüssel reinigt.

Auf diese Weise kann das Leben Stück für Stück, Moment für Moment, an uns vorbeiziehen, ohne dass wir ganz dafür da wären. Immer bestrebt, irgendwo anders hinzugelangen, sind wir kaum jemals dort, wo wir in Wirklichkeit sind, und achten kaum auf das, was genau in *diesem* Moment wirklich abläuft. Wir bilden uns ein, erst glücklich sein zu können, wenn wir woanders sind – wo und wann auch immer das sein mag. Dann erst werden wir „Zeit haben, uns zu entspannen". Deshalb schieben wir unser Glück auf, statt uns derjenigen Erfahrung zu öffnen, die wir hier und jetzt erleben. Als Folge verpassen wir die Erfahrung des tatsächlichen Augenblicks in unserem Alltag, so wie wir das Geschirrspülen und die Tasse Kaffee verpasst haben. Und wenn wir nicht aufpassen, können wir auf diese Art und Weise auch einen Großteil unseres Lebens verpassen.

Frieden

Frieden kann nur im gegenwärtigen Moment existieren. Es wäre lächerlich zu sagen: „Warte, bis ich dieses hier erledigt habe, dann bin ich frei, um in Frieden zu leben." Was ist „dieses hier"? Ein Schulabschluss, ein Job, ein Haus, die Abzahlung von Schulden? Wenn du auf diese Weise denkst, wird der Frieden niemals kommen. Es wird immer noch ein nächstes „dieses hier" geben, das dem gegenwärtigen folgt. Wenn du nicht in diesem Moment in Frieden lebst, dann wirst du es nie können. Wenn du wirklich Frieden haben willst, musst du hier und jetzt Frieden haben. Sonst bleibt nur „die Hoffnung, dass irgendwann einmal Frieden sein wird".

Thich Nhat Hanh, *The Sun My Heart*

Jenseits der üblichen Zielorientierung

Beim Modus des Tuns geht es allein darum, vorgefasste Ziele zu erreichen, indem man sich auf die Kluft zwischen der Vorstellung davon, wo man jetzt ist, und der Vorstellung davon, wo man sein will, konzentriert. Der Seins-Modus dagegen befasst sich nicht mit dieser Kluft. Zumindest im Prinzip gibt es im Seins-Modus *gar keine* Absicht, irgendein Ziel zu erreichen. Diese absichtslose Haltung an sich hilft uns schon dabei, uns vom engen Zieldenken des Tun-Modus zu befreien. Außerdem hat sie zwei weitere sehr wichtige Bedeutungen.

Zum einen besteht beim Seins-Modus nicht die Notwendigkeit, ständig zu überprüfen und zu beurteilen, ob sich der Stand der Dinge bereits unserer Vorstellung vom festgelegten Zielzustand annähert. Das zeigt sich durch die nicht urteilende, akzeptierende Art und Weise, wie wir Acht geben. Wir entdecken im Seins-Modus, dass wir unsere Erfahrung nicht mehr dahingehend beurteilen müssen, wie sie „sein sollte" oder „sein müsste", ob sie „richtig" oder „falsch" ist, ob sie „gut genug" oder „nicht gut genug" ist, oder ob wir „Erfolg haben" oder „versagen", ja sogar, ob wir uns „gut fühlen“ oder ob wir uns „schlecht fühlen“. Jeder gegenwärtige Moment kann so angenommen werden, wie er ist, in seiner vollen Tiefe, Weite und Reichhaltigkeit, ohne einen „versteckten Plan“, der ständig beurteilt, wie sehr die Welt an unseren Vorstellungen, wie wir sie haben wollen, vorbeigeht. Welch eine Erleichterung! Doch sehr wichtig ist es, sich darüber im Klaren zu sein, dass wir, wenn wir unsere Erfahrung nicht mehr ständig auf diese Weise bewerten, nicht ruderlos dahinzutreiben brauchen, ohne dass unsere Handlungen Ziel und Richtung besäßen. Wir können immer noch absichtsvoll und gerichtet handeln; zwanghaftes, gewohnheitsmäßiges, unbewusstes Tun ist nicht der einzige Quell der Motivation, der uns zur Verfügung steht. Denn wir sind auch im Seins-Modus handlungsfähig. Der Unterschied besteht darin, dass wir nicht mehr so eng auf unsere Zielkonzepte fixiert und ihnen nicht so verhaftet sind. Das bedeutet, dass wir eventuell nicht mehr so verstört oder so gelähmt sind, wenn die Wirklichkeit unseren Erwartungen oder den Zielen, die wir entworfen haben, nicht entspricht – welche auch immer diese sein mögen. Anderenfalls könnte es sein, dass wir in manchen Augenblicken sehr, sehr verstört und vielleicht auch wie gelähmt sind. Und dennoch, wenn wir es unserer Achtsamkeit erlauben, auch diese Gefühle zu umfassen, bringt genau diese bewusste Hinwendung, wie wir in den kommenden Kapiteln noch sehen werden, einen neuen Grad an Freiheit mit sich, der es uns erlaubt, *mit* den Dingen zu sein, so wie sie sind (auch damit, wie verstört wir uns fühlen), ohne sie anders haben zu wollen, als sie in diesem Augenblick tatsächlich sind.

Eine zweite tief greifende Folge, uns unserer naturgegebenen, aber unbewussten Anhaftung an Ziele bewusst zu werden, wenn wir in den Seins-Modus hineinwechseln, haben wir bereits angedeutet: Wir erleben möglicherweise nicht mehr all die unangenehmen Gefühle und Emotionen, die ganz von selbst entstehen, wenn wir uns auf die Diskrepanz zwischen unseren tatsächlichen Gefühlen und den Gefühlen, die wir gerne hätten, konzentrieren. Wenn wir vom Tun-Modus in den Seins-Modus wechseln, kann die Verschiebung in unserem Bewusstsein mit einem Schlag die Ursache für die zusätzliche Bedrückung aufheben, welche entsteht, wenn wir „noch zusätzlich etwas tun“: wenn wir traurig über unsere Traurigkeit, ängstlich gegenüber unserer Angst, wütend über unsere Wut oder frustriert über unsere gescheiterten Versuche werden, uns aus unserem Leid „herauszugrübeln". Auf diese Weise beseitigen wir eine der Hauptursachen, die die eskalierenden Kreisläufe von Unzufriedenheit und Depression antreibt, gegenüber denen wir vielleicht anfällig sind. Wenn wir nicht mehr länger so ständig mit dem befasst sind, was an unserer Erfahrung nicht stimmt, können wir uns der Möglichkeit öffnen, ein größeres Gefühl von Harmonie und Einssein mit uns selbst und mit der Welt zu verspüren.

Uns ist beigebracht worden, dass das Zielesetzen und Daraufhinarbeiten der richtige Weg ist, um dahin zu gelangen, wo wir hin wollen: zum Glücklichsein. Es mag folglich schwer zu glauben sein, dass das *Nicht*-Festhalten an Zielen – auch an Zielen, die es wert sein mögen – den Ausweg aus dem *Un*glücklichsein bedeuten könnte. Doch nun, da wir gesehen haben, wie uns das Festhalten an dem Ziel, das zu „richten", was wir so leicht als unser wertloses Selbst betrachten könnten, fälschlicherweise in die Abwärtsspirale des Grübelns und der Depression hinabzieht, können wir vielleicht erkennen, wie uns die nicht verändern wollende Haltung der Achtsamkeit helfen könnte, diese Falle insgesamt zu umgehen. Sie erlaubt es uns, unsere Stimmungen nicht mehr zu bewerten und zu verurteilen und nicht mehr vor Gefühlen davonzulaufen, die wir nicht fühlen wollen. Dadurch können wir der Angewohnheit des depressiven Grübelns „den Hahn abdrehen" und haben die Chance, uns aus seinem unerbittlichen Sog zu befreien.

Darauf zugehen, anstatt auszuweichen

Wie bereits gesagt wurde, bedeutet Nicht-Streben nicht, steuerlos umherzutreiben. Es bedeutet, dass wir unseren Bewusstseinsfokus ausweiten über das zur Erreichung eines Zieles Notwendige hinaus. Es bedeutet auch, dass wir, anstatt fieberhafte Bestrebungen auszulösen, die „nicht akzeptablen" Emotionen abzuwehren, die durch uns hindurchgehen, jenen mit einer Haltung der Akzeptanz begegnen. Doch Achtsamkeit ist beileibe keine passive Resignation. Es ist eine Haltung, in der wir alles, was geschieht, bewusst willkommen heißen und uns ihm zuwenden – auch den *inneren* Erfahrungen, gegen die wir normalerweise ankämpfen oder vor denen wir am liebsten davonlaufen würden. Annäherungs-

und Vermeidungsmechanismen sind für alle lebenden Systeme und für das Überleben des Organismus elementar. Annäherungs- und Vermeidungsschaltkreise sind in ganz bestimmten Gehirnarealen angesiedelt. Achtsamkeit verkörpert die Annäherung: Interesse, Offenheit, Neugier (engl. *curiosity*, abgeleitet vom lateinischen Verb *curare*, „sich kümmern um"), Wohlwollen und Mitgefühl. In den Worten der Achtsamkeitslehrerin Christina Feldman:

> „Die Qualität von Achtsamkeit ist nicht ein neutrales oder leeres Anwesendsein. Wahre Achtsamkeit ist durchtränkt von Wärme, Mitgefühl und Interesse. Im Lichte dieser hingebungsvollen Aufmerksamkeit entdecken wir, dass es nicht möglich ist, etwas oder jemanden, das oder den wir wahrhaftig verstehen, zu hassen oder zu fürchten. Das Wesen der Achtsamkeit ist Hingabe: Wo Interesse ist, da folgt eine natürliche, ungezwungene Aufmerksamkeit."

Die offenherzige Herangehensweise der Achtsamkeit bietet uns ein Gegenmittel zum instinktiven Vermeidungsverhalten, durch das Grübelei ausgelöst werden kann. Sie schenkt uns eine Möglichkeit, uns anders auf uns selbst und auf die Welt zu beziehen, selbst im Angesicht von äußerlichen Bedrohungen und von innerlichem Stress. Indem wir bewusst die Kontrolle über unsere Aufmerksamkeit zurückgewinnen, können wir uns selbst davor erretten, in Niedergeschlagenheit und Depression stecken zu bleiben.

Die Rosinenübung hat uns einen Vorgeschmack darauf gegeben, wie sich diese bewusste Verschiebung in unserer Aufmerksamkeit anfühlen könnte. Was wäre, wenn wir die Haltung, mit der wir die Rosine gegessen haben, auf die Aktivitäten in unserem täglichen Leben ausweiten würden?

Achtsamkeit bei Routinetätigkeiten

Wir wollen, dass diese neue Art, aufmerksam zu sein, uns zur Verfügung steht, wenn wir sie brauchen, damit wir geschickter auf Verstimmungen eingehen und ein volleres, reicheres und freieres Leben führen können. Wie können wir das erreichen? Wir beginnen zu üben, bewusst auf unser Erleben zu achten, während wir vormalige Routinetätigkeiten in unserem Alltag ausführen – ebenso wie wir es bei der Rosine gemacht haben. Wir können am Anfang eine bestimmte Routinetätigkeit pro Tag achtsam ausüben.

Hierbei geht es darum, dem, was wir gerade tun, eine sanfte Beachtung entgegenzubringen. Wir bringen in jedem Moment in das, was wir gerade tun, eine frische und neue Qualität von bewusster, nicht urteilender Aufmerksamkeit ein, so gut wir es eben können. Das Ziel ist es nicht, übertrieben aufmerksam zu sein oder diese Routineabläufe mit mehr Anstrengung oder Befangenheit zu erledigen. In Wirklichkeit merken wir vielleicht, dass achtsames Gewahrsein die Abläufe erleichtert und weniger anstrengend macht.

Interessant ist, wie schwer uns diese doch offensichtlich ganz einfache Aufgabe fallen kann. Wie erleben andere eine solch bewusste Praxis des Alltäglichen? Jena hatte geübt, bei Routinetätigkeiten bewusster zu sein. Das Folgende ist ihr Bericht über ihre Erfahrungen während des Erntedankfestes. Sie hatte die übliche Hetze und das übliche Chaos erwartet. Zu allem Überfluss stand in wenigen Wochen ein Umzug in ein neues Haus bevor.

„Nun“, erzählte sie, „das Erntedankfest war schon sehr hektisch; außerdem sind wir ja auch am Umziehen, aber ich bin überraschend gut klargekommen. Ich habe die Achtsamkeitsübung bei meinen Tätigkeiten angewendet. Wir waren fünf Tage lang etwa elf Personen, und ich stand im Mittelpunkt sämtlicher Aktivitäten. Deshalb habe ich mich auf die ganz kleinen Sachen konzentriert, die ich gerade gemacht habe, etwa Kartoffeln schälen oder aufräumen, ich war mir ihrer stärker bewusst. Ich habe mich z. B. auf das Gefühl von der Kartoffel in meiner Hand konzentriert, während ich sie geschält habe. Ich bin mit allem erstaunlich gut fertiggeworden, besser als sonst, wenn man bedenkt, dass wir sogar noch mehr Leute waren als üblich. Ehrlich gesagt, ich glaube, ich habe es noch nie so gut geschafft!“

Was hatte Jena anders gemacht? Dass sie sich nur auf den jeweiligen Moment konzentrierte – ganz gleich, wie trivial ihre Tätigkeit gerade war – zeigte unerwartete Vorteile. Zum einen schien es ihre Tendenz, die Zukunft vorauszuleben, einzudämmen. Zum anderen hielt es ihren Verstand davon ab, in die Falle des Tun-Modus zu geraten, den sie vorher benutzt hatte, um imaginären Katastrophen vorzubeugen. Sie selbst beschrieb es so:

Achtsamkeit in Routinetätigkeiten hineinbringen

Eine Möglichkeit, mehr Achtsamkeit zu praktizieren, besteht darin, dass wir uns eine Routinetätigkeit aussuchen, die wir jeden Tag erledigen, und beschließen, in jedem Augenblick in diese Aufgabe oder Tätigkeit eine frische, neue Qualität des bewussten Gewahrseins einzubringen, so gut es uns möglich ist. Gewahrsein in diese Alltagstätigkeiten einzubringen kann uns zu erkennen helfen, wann wir im Tun-Modus, im Autopiloten, sind, und bietet uns sofort eine Alternative – nämlich die Gelegenheit, in den Modus des Seins zu gehen und darin zu bleiben. Auf diese Weise sind wir uns dessen, was wir gerade tun, vollständig bewusst, während wir es gerade tatsächlich tun. Dies sind einige Beispiele für mögliche Tätigkeiten:

Das Geschirr spülen
Die Geschirrspülmaschine füllen
Den Müll hinaustragen
Sich die Zähne putzen
Duschen
Die Wäsche machen
Autofahren
Das Haus verlassen
Nach Hause kommen
Die Treppe hochgehen
Die Treppe hinuntergehen

Ergänzen Sie diese Liste nach Belieben mit weiteren Tätigkeiten. Vielleicht suchen Sie sich eine aus, auf die Sie sich eine Woche lang konzentrieren, und fügen dann jede Woche eine weitere Aktivität hinzu.

„Ich glaube, es lag daran, dass ich nicht ständig daran gedacht habe, was alles schief gehen könnte, wenn ich nicht dieses oder jenes tue. Ich bin mehr im gegenwärtigen Augenblick geblieben als vielleicht vorher. Normalerweise denke ich nämlich im Voraus: ‚Was ist, wenn ich dies nicht schaffe? Was ist, wenn jenes nicht getan wird?' Das scheint weniger geworden zu sein. Ich meine, dieser Umzug – wir haben zwanzig Jahre in diesem Haus gewohnt, und man kann sich nicht vorstellen, was sich da alles angesammelt hat. Ein paar Nächte lang konnte ich nicht schlafen und grübelte darüber nach, was alles getan werden musste, aber dann dachte ich mir: ‚Nein, nimm es so, wie es kommt.' Das hat mir über das Erntedankfest hinweggeholfen, glaube ich. Ich habe keine andere Erklärung dafür."

Nicht dass Jena bewusst entschieden hätte, sich darüber Sorgen zu machen, was alles schief gehen könnte. Es ist nur so, dass alte geistige Angewohnheiten wieder anspringen und die Kontrolle über unser Denken und Tun übernehmen, wenn wir mit den Gedanken woanders sind, wenn wir mit dem, was um uns herum vorgeht, nicht in Kontakt sind. Das kann unsere Erfahrung einfärben; sie unterhalb der Schwelle unseres Bewusstseins bestimmen. Oftmals empfinden wir uns selbst als Opfer, ohne zu merken, dass wir in Wirklichkeit Mittäter im ganzen Geschehen sind.

Wie wir gesehen haben, ist das Zurückfallen in alte Denkmuster die Hauptursache dafür, dass wir in chronischer Unzufriedenheit stecken bleiben. Wie beim Essen, Geschirrspülen und Erledigen anderer Pflichten gleiten wir rasch und achtlos in Tagträumerei und ins Problemwälzen ab. Tagträumerei jedoch ist ein enger Verwandter des Grübelns. Wenn man in der Vergangenheit bereits längere Zeit depressiv war, ist die Chance hoch (insbesondere dann, wenn man sich gerade unglücklich fühlt), dass die eigenen Tagträumereien in die eingefahrenen Bahnen des negativen Denkens hineinrutschen. Wenn wir nicht bemerken, was gerade mit uns geschieht, sinkt unsere Stimmungslage vielleicht noch weiter ab, ohne dass wir sie aufhalten könnten. Der erste Schritt, um das zu verhindern, besteht darin, dass wir erkennen, wann wir uns „auf Autopilot" bewegen, und bewusst – so gut wir es können – heraustreten in eine größere, weisere Bewusstheit, in der wir mehr Mitgefühl mit uns selbst haben.

Der frische Wind der Achtsamkeit

Bei den meisten von uns sieht ein normaler Tag so aus, dass wir von einer Aufgabe zur nächsten hetzen und dabei vergessen, dass es für uns auch andere Möglichkeiten gibt. Doch schon das kleinste bisschen Achtsamkeit, das wir in einen beliebigen Moment einbringen, kann uns aufwecken und dadurch die Eigendynamik des „Tuns" aufheben, zumindest einen Moment lang – und das ist alles, worum wir uns kümmern müssen. *Wir brauchen nicht mit dem aufzuhören, was wir gerade tun. Wir bringen einfach nur ein stärkeres nicht urteilendes, bewusstes Gewahrsein unmittelbar in jeden einzelnen Augenblick ein, der vor sich geht.* Die Lösung unserer Stimmungsprobleme erfordert vielleicht gar keine heroischen Versuche, unsere innere Gefühlswelt oder die äußere Welt der Menschen, Orte und Arbeitsstellen zu verändern. Sie erfordert vielleicht nur eine Veränderung in der Art und Weise, wie wir auf all dies aufmerksam sind.

Wenn Sie jemals ein älteres Haus gekauft haben oder jemanden kennen, der eines gekauft hat, wissen Sie sicher, dass der Befall mit Hausschwamm ein großes Problem ist. Wenn sich Hausschwamm in der Holzstruktur eines Hauses festgesetzt hat, kann das verheerende Folgen haben. Einer der häufigsten Ratschläge von Sachverständigen lautet, auf eine gute Luftzirkulation zu achten, da die Sporen des Hausschwamms nicht überleben können, wenn sie einem konstanten Frischluftdurchzug ausgesetzt sind. Ein Sachverständiger wird dem Käufer raten, Entlüftungsventile und andere Vorrichtungen einzubauen, damit das Holz gut belüftet wird. Es sind zwar immer noch Sporen da, die sich auf dem Holz niederlassen können, doch wenn um sie herum frische Luft zirkuliert, werden sie dort nicht gedeihen.

> Selbst ein kleines bisschen Achtsamkeit, das in einen einzelnen Augenblick hineingebracht wird, kann die Kette der Abläufe aufbrechen, die zu chronischer Niedergeschlagenheit führen.

In ähnlicher Weise, so könnten wir sagen, gedeihen auch Stress, Erschöpfung und negative Emotionen in der Abwesenheit der frischen Luft des Gewahrseins. Es ist zwar nicht so, dass sie durch das Gewahrsein nicht mehr existieren würden, doch das Gewahrsein schafft mehr Raum um sie herum, und diese größere Weite bietet – wie die frische Luft den Sporen – eine Umgebung, in der die herabsetzenden, einengenden Geisteszustände nicht mehr gedeihen. Die Achtsamkeit entdeckt sie bereits eher, erkennt sie klarer und nimmt wahr, wie sie aufkommen und vielleicht wieder weggehen. Sie bietet uns eine Möglichkeit, diese Zustände klar zu erkennen, ohne uns in ihnen verfangen zu müssen. Diese Dimension unseres Geistes, die Dimension des reinen Gewahrseins, bewohnen wir normalerweise kaum, ja, wir besuchen sie nicht einmal, trotz der Tatsache, dass sie ein integraler Teil von uns ist. Obwohl es sich um eine mächtige Fähigkeit handelt, die wir alle besitzen, ignorieren wir sie meistens. Im nun folgenden Kapitel beschreiben wir weitere Möglichkeiten, um diese neue Dimension unseres eigenen Geistes und Herzens zu erkunden.

4

Der Atem

Tor zum Gewahrsein

Die Rosinenübung ist einfach, doch von tiefer Bedeutung. Sie zeigt uns, dass wir Erfahrung einfach dadurch verändern können, dass wir in anderer Weise aufmerksam sind. Wenn wir alle Kräfte der Achtsamkeit nutzen, die uns verfügbar sind, können wir die Kette des Grübelns durchbrechen und uns möglicherweise aus dem Teufelskreis der chronischen Bedrückung befreien. Doch um diese Kräfte freizusetzen, brauchen wir Fertigkeiten, die die meisten von uns noch nicht besitzen. In diesem Kapitel und im Rest von Teil 2 werden Achtsamkeitspraktiken vorgestellt, die sich als unschätzbar wertvoll für die Entwicklung unserer Fähigkeit erwiesen haben, zu erkennen, wann wir im Tun-Modus sind, und zum achtsamen Gewahrsein überzugehen.

Den Geist zur Ruhe bringen

Wenn wir die Fähigkeit entwickeln wollen, den Modus zu wechseln, müssen wir lernen, wie wir hier und jetzt vollständig präsent sein können, ganz gleich, was das „Hier und Jetzt“ uns präsentiert. Das klingt soweit ganz gut, wenn da nicht eines wäre: Wenn die Dinge nicht so laufen, wie wir es gerne hätten, wollen wir meistens nicht im gegenwärtigen Augenblick bleiben. Wir wollen woanders sein, egal wo. Außerdem ist es meistens gar nicht so einfach, die Aufmerksamkeit auf den gegenwärtigen Moment gerichtet zu halten, selbst wenn wir uns bemühen. Unsere Gedanken sind meistens überall, springen chaotisch von einem Thema zum anderen wie Affen, die im Dschungel von Baum zu Baum hüpfen.

Wie oft sind Sie nicht schon zu Hause aus dem Zimmer gegangen, um eine Schere oder das Telefonbuch zu holen, nur um dann in einem anderen Zimmer zu stehen ohne die geringste Ahnung, warum Sie hierher gekommen sind? Wie oft haben Sie nicht schon über einen Witz gelacht, wollten ihn sich merken, um ihn weiterzuerzählen, und haben sich Minuten später dabei ertappt, wie Sie an den fehlenden Scheck aus dem Scheckheft dachten – ohne die geringste Ahnung, wie der eine Gedanke zum anderen geführt hat? Der Kopf scheint einen „eigenen Kopf" zu haben.

Allein sich dieser Tatsache bewusst zu werden kann schon eine wichtige Entdeckung sein. Doch was sollen wir dann tun? Wie können wir den Geist trainieren, weniger zerstreut, dafür „präsenter" zu sein, sogar dann, wenn er so vielen Ablenkungen ausgesetzt ist, und sogar im Angesicht von äußerst unangenehmen Umständen oder Belastungen? Wie können wir unsere Fähigkeit, aufmerksam zu sein, stabilisieren und vertiefen?

Wir können es, indem wir *selbst entscheiden*, wo und wie wir aufmerksam sind. Und damit diese Strategie Erfolg hat, müssen wir auch ein gewisses Maß an *Motivation* und eine ganz bestimmte *Haltung der Absicht* entwickeln, um nicht ständig wieder der eingefleischten Gewohnheit des Geistes, blind zu reagieren, zu unterliegen. Doch es geht nicht darum, sich einfach noch mehr anzustrengen, wie wir anhand der folgenden Geschichte sehen werden.

Der Novize

In einer altehrwürdigen Geschichte, die in einem uralten Königreich im Himalaya spielt, war ein Mönchsnovize ganz aufgeregt, weil er seinem Lehrmeister zum ersten Mal begegnen sollte. Viele Fragen brannten ihm in der Seele, doch er merkte, dass dies nicht die richtige Zeit war, sie zu stellen.

Stattdessen lauschte er aufmerksam den Anweisungen des Lehrmeisters, die kurz und bündig waren. „Stehe morgen früh zeitig auf und klettere zu einer Höhle, die du am Gipfel dieses Berges finden wirst. Sitze dort vom Morgengrauen bis zur Abenddämmerung und habe keine Gedanken. Verwende jede beliebige Methode, um die Gedanken zu vertreiben. Wenn der Tag vorüber ist, komme zu mir und berichte, wie es war."

Zur Morgendämmerung des nächsten Tages suchte der Novize die Höhle auf, ließ sich dort nieder und wartete, dass sich sein Geist beruhige. Wenn er nur lange genug dasäße, so dachte er, würde sein Geist ganz leer werden. Stattdessen quoll sein Geist vor lauter Gedanken nur so über. Bald sorgte er sich darüber, dass ihm die Aufgabe, die ihm gestellt war, misslingen könne. Er versuchte, die Gedanken mit Gewalt aus seinem Geist zu vertreiben, aber das erzeugte nur noch mehr Gedanken. Er schrie sie an: „Geht weg!", doch diese Worte hallten lärmend in der Höhle wider. Er sprang auf und nieder, hielt den Atem an, schüttelte den Kopf. Nichts half. Noch nie in seinem Leben hatte er eine solche Bombardierung von Gedanken erlebt.

Am Ende des Tages stieg er, völlig entmutigt, wieder hinab und fragte sich, wie sein Lehrmeister wohl reagieren würde. Vielleicht würde er ihn wegschicken als Versager, der für den weiteren Unterricht nicht geeignet wäre. Aber der Lehrer brach bei der Erzählung über seine geistigen und körperlichen „Verrenkungen" nur in Gelächter aus. „Sehr gut! Du hast dich wirklich angestrengt und es gut gemacht. Morgen sollst du wieder zur Höhle gehen. Sitze dort von morgens bis abends und habe nichts als Gedanken. Denke den ganzen Tag lang an alles, was du willst, aber lasse zwischen den Gedanken keine Lücken entstehen."

Der Novize war hocherfreut. Das würde ihm ein Leichtes sein. Er würde es mit Sicherheit schaffen. Schließlich war ihm das schon den ganzen Tag lang passiert, dass er „Gedanken hatte".

Am nächsten Tag stieg er selbstbewusst zu seiner Höhle empor und nahm seinen Platz ein. Nach einer Weile merkte er, dass etwas nicht stimmte. Seine Gedanken wurden weniger. Gelegentlich kam zwar ein angenehmer Gedanke auf, dem er eine Weile nachzugehen beschloss. Doch nur allzu bald versiegte dieser Gedanke wieder. Er versuchte, großartige Gedanken zu hegen, philosophische Spekulationen zu entwerfen, sich um den Zustand der Welt zu sorgen. Er versuchte alles. Ihm gingen die Themen aus, über die er nachdenken konnte, und es wurde ihm sogar ein wenig langweilig. Wo war all sein Denken hingegangen? Bald erschienen ihm die „besten“ Gedanken, die ihm einfielen, ein wenig abgenutzt zu sein, wie ein alter Mantel, der fadenscheinig geworden war. Dann bemerkte er Lücken zwischen seinen Gedanken. Oje, genau das hatte er doch vermeiden sollen. Schon wieder ein Misserfolg!

Am Ende des Tages fühlte er sich ziemlich elend. Er hatte wieder versagt. Er kletterte den Berg hinab und suchte seinen Lehrer auf, der wieder in schallendes Gelächter ausbrach. „Herzlichen Glückwunsch! Wunderbar! Jetzt weißt du, wie vollkommenes Üben aussieht.“ Der Novize verstand nicht, warum sein Lehrer so erfreut war. Was in aller Welt hatte er denn gelernt?

Der Lehrmeister war erfreut, weil der Novize jetzt bereit war, etwas wirklich Bedeutsames anzuerkennen: *Man kann den Geist zu nichts zwingen. Wenn man es doch versucht, wird einem nicht gefallen, was dabei herauskommt.*

Sie brauchen nicht auf den Gipfel eines Berges zu steigen, um selbst zu dieser wichtigen Schlussfolgerung zu gelangen. Sie können das folgende kleine Experiment gleich einmal ausprobieren. Klappen Sie das Buch für eine Minute zu und denken Sie, woran Sie wollen, aber *versuchen Sie, nicht an einen weißen Bären zu denken*. Eine Minute lang. Sorgen Sie dafür, dass Ihnen kein Gedanke oder Bild von diesem Tier in den Sinn kommt. Ist die Minute vorbei? Was haben Sie bemerkt?

Die meisten Menschen stellen fest, dass sie den Gedanken an weiße Bären nicht ganz unterdrücken können. Professor Daniel Wegner und seine Kollegen haben gezeigt, *dass das, wogegen wir uns wehren, fortbesteht*, wenn wir versuchen, Gedanken auf diese Weise zu unterdrücken: Unser Versuch, den Geist zu etwas zu zwingen, kann nämlich genau das Gegenteil dessen hervorrufen, was wir wollen. Es ist nicht nur schwierig, den Gedanken überhaupt zu unterdrücken, sondern später, wenn wir dann an weiße Bären denken *dürfen*, kommt der Gedanke daran sogar noch öfter auf, als wenn wir ihn nicht vorher zu unterdrücken versucht hätten.

Wenn das für neutrale Gedanken und Bilder wie die von Bären gilt, dann ist es nicht schwer, sich vorzustellen, was geschieht, wenn wir versuchen, negative Gedanken, Bilder und Erinnerungen sehr persönlicher Art zu unterdrücken. Wenn wir in der Vergangenheit dauerhafte Verstimmungen erlebt haben, verwenden wir wahrscheinlich große geistige Anstrengungen darauf, das Negativdenken in seine Schranken zu verweisen. Forschungsergebnisse von Dr. Wenzlaff, Dr. Bates und Partnern zeigen, dass dies für kurze Zeit funktionieren kann – doch zu einem gewaltigen Preis: Diejenigen, die mehr Anstrengungen darauf verwenden, Negatives aus ihrem Denken fernzuhalten, sind am Ende depressiver als jene, die das nicht tun. Für viele Psychologen bestätigt sich durch solche Studien die Folgerung, die die meditative Weisheit schon lange gezogen hat: Der Versuch, unerwünschte Gedanken zu unterdrücken, ist kein sehr erfolgversprechender Weg, um unseren Geist zu stabilisieren und zu klären.

> Um dem Hier und Jetzt Aufmerksamkeit zu schenken, brauchen wir Entschlossenheit anstelle von Zwang und Gewalt.

Warum es mit Absicht besser funktioniert als mit Gewalt

Wie sollen wir den Geist beruhigen und ausgeglichen machen, wenn die Anwendung von Zwang so erfolglos ist?

Es ist noch nicht alles verloren. Haben Sie je gesehen, wie ein Kleinkind seine eigene Hand studiert und ganz versunken ist in das Erforschen dieser wundersamen Erfindung der Natur? Seine Aufmerksamkeit kann anscheinend mühelos über viele Minuten hinweg am Stück aufrechterhalten bleiben. Der Geist besitzt einen natürlichen Mechanismus, durch den eine anhaltende, wachsame, interessierte Aufmerksamkeit aufrechterhalten wird. Wie machen wir uns diesen Mechanismus zunutze?

Eine Möglichkeit besteht darin, uns selbst sanft vor die Aufgabe zu stellen, unsere Aufmerksamkeit bewusst auf einen bestimmten Gegenstand zu richten und immer wieder darauf zurückzulenken. Im Laufe der Geschichte hat man viele verschiedene Gegenstände der Aufmerksamkeit benutzt, um den Geist auf diese Weise zu sammeln und zu festigen – von einer sanft flackernden Kerzenflamme bis zu einem Laut wie dem „Om“, der still im Geiste wiederholt wird. Forschungen haben gezeigt, dass eine solche bewusste Konzentration auf einen bestimmten Gegenstand den Geist beruhigen kann, indem die Netzwerke im Gehirn, die dem gewählten

Gegenstand entsprechen, aktiviert und gleichzeitig diejenigen Netzwerke gehemmt werden, die zu wetteifernden Ansprüchen an die Aufmerksamkeit gehören, ohne dass Zwang angewendet werden müsste. Es ist so, als ob das Gehirn den ausgewählten Gegenstand „ins Scheinwerferlicht“ rückt, während es gleichzeitig das Scheinwerferlicht auf die nicht ausgewählten Gegenstände dimmt.

Um uns diese grundlegenden Prozesse, diese natürlichen Tendenzen des Geistes/des Gehirns, unter bestimmten Bedingungen zur Ruhe zu kommen, zunutze zu machen, müssen wir tatsächlich eine gewisse Anstrengung unternehmen – doch es ist eine bestimmte Form von sanfter Anstrengung. Wir richten das Scheinwerferlicht unserer Aufmerksamkeit auf das gewählte Objekt, und immer, wenn wir bemerken, dass es abgedriftet ist, richten wir es wieder und wieder erneut auf das Objekt. Das ist ein großer Unterschied zum zielorientierten Bestreben, bei dem versucht wird, den Geist zu beruhigen, indem ihm bestimmte Gedanken aufgezwungen und andere Gedanken verdrängt werden oder ein Wall gegen das Eindringen von unerwünschten Gedanken und Gefühlen errichtet wird. Es ist eine anmutige, sanfte Art der Anstrengung, die einen Übergang in einen Geistesmodus anzeigt, bei dem Neugier, Interesse und die Lust am Erforschen und Erkunden unterstützt werden. Sie macht sich die Fähigkeit des Geistes zunutze, auf Situationen zuzugehen statt vor ihnen wegzulaufen, wie wir im 3. Kapitel gesehen haben.

Diese Nutzbarmachung der dem Geiste eigenen natürlichen Fähigkeit zu Ruhe und Klarheit wird im traditionellen Bild von einem Glas mit schlammigem Wasser recht gut eingefangen. Solange wir das Wasser immer wieder umrühren, bleibt es trüb und undurchsichtig. Doch wenn wir die Geduld haben, einfach abzuwarten, sinkt der Schlamm allmählich auf den Boden des Glases ab und darüber sammelt sich das klare, reine Wasser. Auf vergleichbare Weise wird durch unsere Versuche, den Geist zu beruhigen, ihn auszugleichen oder zu kontrollieren, alles oftmals nur noch mehr aufgerührt und noch unklarer. Doch wir können dafür sorgen, dass wir uns selbst nicht mehr im Wege stehen und zur Vernebelung unseres Geistes beitragen, wenn wir unseren Geist ermutigen, sich auf einen einzelnen Gegenstand der Aufmerksamkeit zu richten und eine gewisse Zeit darauf zu ruhen. Indem wir unseren Drang, etwas in eine bestimmte

Richtung zwingen zu wollen, bewusst aufgeben, kommt der Geist auf natürlichem Wege ganz von selbst zur Ruhe und lässt uns dadurch entspannter und klarer werden.

Wichtig ist es, sich einen relativ neutralen Gegenstand als Objekt der Aufmerksamkeit auszusuchen. Der Gegenstand sollte nicht so emotional aufgeladen oder intellektuell interessant sein, als dass er die Entwicklung geistiger Stetigkeit stört. Von alters her dient der Atem als ein geeigneter Gegenstand zu diesem Zwecke. Die Absicht ist dabei die, dass wir so gut wie möglich auf das ständig abwechselnde Muster der körperlichen Empfindungen achten, während der Atem in den Körper hinein- und wieder aus ihm herausströmt.

Der Atem

Sie können diese erste Praxis der Atembewusstheit jetzt gleich ausprobieren, wenn Sie die Möglichkeit haben, sich kurz hinzulegen. Wenn nicht, versuchen Sie es etwas später.

Achtsamkeit des Atmens im Liegen

Um mit Ihrem Atem in Kontakt zu kommen, so wie er sich jetzt gerade durch Ihren Körper bewegt, legen Sie sich auf den Rücken und legen eine Hand auf den Bauch (im Bereich des Bauchnabels). Sie merken vielleicht, dass sich die Bauchdecke in dieser Lage mit der Einatmung hebt und mit der Ausatmung senkt. Schauen Sie, ob Sie diese Bewegung spüren und aufgreifen können, zunächst mit der Hand, dann ohne die Hand, einfach indem Sie „in Ihren Bauch hineinspüren". Sie brauchen den Atemfluss nicht zu kontrollieren. Lassen Sie ihn kommen und gehen, so wie er will, und erspüren Sie, so gut Sie können, das wechselnde Muster der körperlichen Wahrnehmungen. Verweilen Sie in dieser Achtsamkeit mit dem Gefühl des Atems, der sich so in Ihrem Körper bewegt, oder wie immer Sie die Bewegung Ihres Bauches mit Ihrem Atem wahrnehmen.

Sie können die Achtsamkeit des Atmens auch im Sitzen praktizieren. Eine Anweisung für diese Praxis erhalten Sie auf Nr. 5 online sowie auf den folgenden Seiten.

Es ist bemerkenswert und inspirierend, sich vorzustellen, dass diese Art der Praxis, sich auf den Atem zu konzentrieren, seit mehr als 2500 Jahren jeden Tag irgendwo auf der Welt befolgt wird. Sie bietet eine wunderbare Grundlage für die Praxis der Meditation. Unser Atem ist immer bei uns, wohin wir auch gehen (wir können ohne ihn nicht aus dem Hause gehen!); ganz gleich, was wir tun, fühlen oder erleben, er ist immer da und hilft uns, unsere Aufmerksamkeit wieder mit dem gegenwärtigen Moment zu verbinden.

Wenn wir lernen, unsere Aufmerksamkeit auf den Atem zu richten und immer und immer wieder darauf zurückzurichten, bietet sich uns ein wunderbarer Weg, wie wir lernen können, hier und jetzt vollkommen präsent zu sein – und zwar augenblicklich, jederzeit und mit allem, was das „Hier und Jetzt" uns darbietet. Weil wir die Bewegungen des Atmens nur in genau jenem Moment bewusst wahrnehmen können, in dem sie stattfinden, holt uns die Aufmerksamkeit auf den Atem in die Gegenwart und bietet uns eine lebenswichtige Ankerkette, durch die wir uns wieder ins Hier und Jetzt zurückholen können, wenn wir bemerken, dass unser Geist weit abgeschweift ist, nämlich ins „Da und Dann".

Es ist nicht einfach, den Fokus der Aufmerksamkeit auf dem Atem zu halten, während der Geist von Gedanken, Gefühlen, Körperempfindungen oder äußeren Geschehnissen abgelenkt wird. Doch es erscheint uns vielleicht weniger als ein Kampf, wenn wir solche Fluktuationen im Geist einfach als das sehen können, „was der Geist nun einmal tut" – ähnlich wie Wellen auf der Oberfläche eines Gewässers. Wenn wir diese „geistigen Wellen" als etwas ebenso Natürliches wie Unvermeidbares betrachten, dann kann genau dieses Kommen und Gehen unserer Aufmerksamkeit als Herzstück der Praxis gesehen werden und nicht als ein Fehler, als Abweichung oder Ablenkung. Denn ein solches Weggehen und Zurückkommen kann uns genau das lehren, was wir zu lernen haben: zu *erkennen*, wann wir in den Tun-Modus abgedriftet sind, uns von jeglichem Tun zu *lösen*, und ins Sein *einzutreten* und darin zu verweilen.

Achtsamkeit auf den Atem im Sitzen

Sich einrichten

1. Richten Sie sich in einer bequemen Sitzposition ein, entweder auf einem Stuhl mit gerader Lehne oder auf einer weichen Oberfläche auf dem Fußboden, wo Ihr Gesäß durch Kissen, einen niedrigen Hocker oder eine Meditationsbank unterstützt wird. Wenn Sie einen Stuhl benutzen, setzen Sie sich etwas von der Lehne weg, so dass sich Ihre Wirbelsäule aus eigener Kraft aufrecht hält. Wenn Sie auf dem Boden sitzen, ist es hilfreich, wenn Ihre Knie den Boden berühren können, obwohl das anfangs vielleicht nicht möglich ist. Experimentieren Sie mit der Höhe der Kissen oder des Hockers, bis Sie bequem sitzen und sich gut gestützt fühlen.
2. Lassen Sie Ihren Rücken in eine aufrechte, würdevolle und bequeme Haltung kommen. Wenn Sie auf einem Stuhl sitzen, stellen Sie die Füße flach auf den Boden, ohne die Beine übereinanderzuschlagen. Schließen Sie sanft die Augen, wenn sich das angenehm anfühlt. Wenn nicht, lassen Sie Ihren Blick etwa 1,20 Meter bis 1,50 Meter weit vor sich auf den Boden fallen, ohne etwas zu fixieren.

Gewahrsein in den Körper bringen

3. Richten Sie Ihr Gewahrsein auf Ihre körperlichen Empfindungen, indem Sie auf die Empfindungen von Berührung, Kontakt und Druck an denjenigen Stellen Ihres Körpers achten, die in Kontakt mit dem Boden und der Sitzgelegenheit sind. Nehmen Sie sich eine oder zwei Minuten Zeit, um diese Wahrnehmungen zu erkunden.

Sich auf die Atemempfindungen konzentrieren

4. Richten Sie Ihre Aufmerksamkeit nun auf die wechselnden Empfindungen im Bauchraum, während der Atem in den Körper ein- und wieder herausströmt, ebenso wie Sie es im Liegen gemacht haben.
5. Richten Sie Ihr Gewahrsein auf die sanfte Empfindung des Dehnens,

wenn sich die Bauchwand bei jeder Einatmung sanft weitet, und auf die Empfindung sanften Loslassens, wenn die Bauchdecke bei jeder Ausatmung zurücksinkt. Bleiben Sie, so gut Sie können, für die volle Dauer des Einatmens und die volle Dauer des Ausatmens in Kontakt mit den wechselnden Empfindungen in Ihrem Bauchraum, und nehmen Sie auch die möglichen Pausen zwischen der Einatmung und der nachfolgenden Ausatmung sowie zwischen der Ausatmung und der nächsten Einatmung wahr. Alternativ können Sie sich auch auf einen anderen Ort im Körper konzentrieren, wo Sie die Empfindungen beim Atmen am deutlichsten und am lebhaftesten wahrnehmen können (z.B. in den Nasenlöchern).

6. Es ist nicht notwendig, dass Sie Ihre Atmung auf irgendeine Weise zu kontrollieren versuchen – lassen Sie Ihren Körper einfach von selbst atmen. Bringen Sie diese Einstellung des Zulassens, so gut Sie es können, auch in Ihr übriges Erleben mit ein – es gibt nichts, was verbessert werden müsste, und keinen bestimmten Zustand, der erreicht werden müsste. Geben Sie sich einfach, so gut wie Sie können, Ihrer Erfahrung hin, so wie sie ist, ohne sie anders haben zu wollen.

Mit dem Geist arbeiten, wenn er abschweift

7. Früher oder später (gewöhnlich eher früher) wird der Geist von seinem Fokus auf die Atemempfindungen im Bauchraum abschweifen und sich in Gedanken, Plänen oder Tagträumen verlieren oder einfach ziellos umherschweifen. Was auch immer aufkommt, wo auch immer der Geist hingezogen oder wovon er beansprucht wird, das ist vollkommen in Ordnung. Dieses Abschweifen und Sich-Verlieren ist einfach das, was der Geist eben macht; es ist kein Fehler und kein Versagen. Wenn Sie bemerken, dass Ihre Aufmerksamkeit nicht mehr auf der Atmung ruht, dann können Sie sich in Wirklichkeit beglückwünschen, denn Sie sind bereits soweit zurückgekehrt, dass Sie dies gemerkt haben. Sie sind sich erneut Ihrer Erfahrung gewahr. Sie können sich kurz vergegenwärtigen, wo der Geist war (indem Sie zur Kenntnis

nehmen, was Ihnen durch den Kopf gegangen ist, und vielleicht geistig kurz vermerken: „denken, denken" oder „planen, planen" oder „sich sorgen, sich sorgen"). Dann führen Sie Ihre Aufmerksamkeit wieder sanft auf die Atemempfindungen im Bauch zurück, indem Sie Ihr Gewahrsein auf dieses Einatmen richten oder dieses Ausatmen, was auch immer gerade stattfindet, wenn Sie zum Atem zurückkehren.

8. Ganz gleich, wie oft Sie bemerken, dass der Geist abgeschweift ist (und das wird höchstwahrscheinlich immer wieder passieren), nehmen Sie jedes Mal zur Kenntnis, wohin der Geist abgewandert ist, und geleiten Sie Ihre Aufmerksamkeit dann sanft zum Atem zurück. Fangen Sie einfach wieder an, auf die wechselnden Empfindungsmuster zu achten, die mit jeder Ein- und mit jeder Ausatmung einhergehen.
9. Bringen Sie, so gut Sie können, eine gütige, wohlwollende Einstellung in Ihr Gewahrsam ein und sehen Sie das wiederholte Abschweifen des Geistes als Gelegenheit, mehr Geduld und Akzeptanz zu kultivieren und ein gewisses Mitgefühl für Ihr eigenes Erleben zu entwickeln.
10. Machen Sie zehn Minuten oder länger mit dieser Praxis weiter und erinnern Sie sich vielleicht von Zeit zu Zeit daran, dass die Intention einfach darin besteht, sich von einem Moment zum nächsten Ihrer Erfahrung bewusst zu sein, so gut Sie es vermögen. Jedes Mal, wenn Sie bemerken, dass Ihr Geist abgeschweift und nicht länger in Kontakt mit dem Bauchraum ist, benutzen Sie den Atem als Anker, um sich sanft wieder mit dem Hier und Jetzt zu verbinden, in diesem Moment wieder in Kontakt mit genau diesem Atemzug zu sein.

Unerwartete Ruhe finden

Vince stellte fest, dass die Konzentration auf den Atem eine wunderbar beruhigende Wirkung auf ihn hatte, als er diese Übung zum ersten Mal ausprobierte. Sein Geist kam zur Ruhe und er fühlte sich ausgeglichener als seit Jahren. Er beschloss, es sich zur Gewohnheit zu machen, diese Praxis in jeder Mittagspause am Arbeitsplatz auszuüben. Jeden Tag schloss er seine Bürotür und übte mit Hilfe der Meditationsanleitungen. Nicht nur Vince selbst, sondern auch die Menschen um ihn herum bemerkten die Veränderung.

„Seit einiger Zeit macht sich meine Chefin Sorgen, dass ich so gestresst wirke", überlegte er. „Wenn sie mich sieht, fragt sie: ‚Geht's Ihnen auch gut? Ist alles in Ordnung?' Jetzt, nachdem ich angefangen habe, die Praxis in der Mittagspause zu machen, fühle ich mich viel entspannter. Als ich gestern nach der Mittagspause meine Bürotür wieder aufgemacht und mich an die Arbeit gesetzt habe, hat die Chefin den Kopf zur Tür hereingesteckt und gefragt, wie es mir ginge. Ich habe gesagt, es ginge mir gut. ‚Und ich sage Ihnen was', hat sie gemeint. ‚Ich weiß gar nicht, wie viele Leute schon in mein Büro gekommen sind und zu mir gesagt haben: Vince scheint nachmittags viel besser drauf zu sein!'

Ich habe in meinem Job viel mit Menschen zu tun – Leuten, mit denen ich zusammenarbeiten muss. Und diesen Leuten ist aufgefallen, dass ich nachmittags immer viel entspannter und ausgeglichener wirke. Das freut mich wirklich, denn ich habe es zwar auch so wahrgenommen, wenn ich nach der Mittagspause ‚zurückkomme', aber mir war nicht klar, dass sich das sogar nach außen hin zeigt. Ich selbst wusste zwar, wie ich mich fühle, aber ich hatte nicht bemerkt, dass alle anderen es auch mitkriegten."

Worin bestand also die Veränderung, die Vince bemerkt hatte?

„Was ich bemerkt habe ist, wenn ich mit jemandem im Gespräch bin – oder mit einer Gruppe – und mich irgendwie innerlich errege, dann kann ich auf den Atem achten, das Gespräch aber trotzdem weiterführen. Wir reden zum Beispiel so wie wir jetzt gerade und wenn ich aufgeregt werde, führe ich mir irgendwie den Atem zu Bewusstsein: Der Atem ist da und das hilft mir einfach, mich zu beruhigen."

Nicht dass sich Vince *bewusst bemüht* hätte, ein netterer Mensch zu sein oder alle anderen bei der Arbeit zu beeindrucken. Das schien ein Nebeneffekt seiner Übung zu sein, sich in der Mittagspause einfach still hinzusetzen und auf seinen Atem zu achten. In diesen Zeiten der formellen Achtsamkeitspraxis hatte er etwas sehr Wichtiges erfahren, nämlich die dem Geist innewohnende Tendenz, zur Ruhe zu kommen, sobald wir nicht mehr versuchen, uns anders zu fühlen, als wir es tun. Er war dabei herauszufinden, dass ihn diese einfache Praxis dann auch befähigte, zu anderen Zeiten anders mit bestimmten Situationen umzugehen und bewusst *auf sie einzugehen,* anstatt automatisch *zu reagieren.* Er hatte gelernt, welchen Unterschied es macht, ob man es dem Geist erlaubt, sich zu beruhigen, oder ob man versucht, ihn zu zwingen, sich zu beruhigen.

Die Fähigkeit des menschlichen Geistes, sich von selbst zu beruhigen, so wie Vince sie erfahren hat, ist zahllose Male über die Jahrhunderte hinweg immer wieder von Menschen entdeckt worden. Sie hat zwei sehr wichtige Auswirkungen: Zum einen haben wir dadurch eine wirkungsvolle Möglichkeit, wie wir den Geist geschickt in diesen natürlichen, wenn auch ungewohnten Zustand kommen lassen können. Zum anderen zeigt es uns, dass die Veranlagung zu innerer Ruhe und innerem Frieden bereits bei jedem von uns vorhanden und jederzeit verfügbar ist. Wir brauchen nichts Besonderes zu tun, um diesen Geisteszustand zu erlangen oder ihn uns zu verdienen – wir brauchen lediglich damit aufzuhören, uns selbst im Weg zu stehen, indem wir unseren Geist aufrühren und ihn trübe und undurchsichtig machen. Erstaunlicherweise ist diese innere Ruhe und Zufriedenheit in jedem von uns nicht von den Wechselfällen abhängig, die das Leben uns beschert. Vielmehr können wir immer darauf zurückgreifen, sobald wir eine verlässliche Methode dazu besitzen. Das kann zu mehr Ausgeglichenheit und Gleichmut angesichts der Höhen und Tiefen, der Freude und des Leids führen, welche unvermeidliche Bestandteile des Lebens sind. Wir erleben so eine angeborene, echte Fähigkeit zu Freude und Glück – unserem eigenen und demjenigen anderer – eine Fähigkeit, die ganz und gar nicht davon abhängig ist, dass die Dinge einen bestimmten Gang gehen oder dass wir das erreichen, was wir zu bedürfen meinen. Nicht dass es leicht wäre, sich dieser angeborenen Fähigkeit zu erinnern und sich mit ihr zu verbinden. Das erfordert ein Training von ganz besonderer Art.

> Die Achtsamkeitsmeditation ermöglicht es uns, kreativ auf den gegenwärtigen Augenblick einzugehen, und befreit uns von den unwillkürlichen Reaktionen, die den Kreislauf des Grübelns in Gang setzen.

Wie man mit dem abschweifenden Geist umgeht

Katrina verlor allmählich den Mut. Sie hatte gehofft, dass die Atemmeditation ihr Ruhe, Frieden und ein Entrinnen von ihrem geschäftigen Geist bringen würde, doch leider war das nicht der Fall. „Ich habe an tausenderlei Dinge gedacht", so berichtete sie. „Es fällt mir sehr schwer, nicht in die Zukunft zu blicken und über alles nachzudenken. Ich versuche, es unter Kontrolle zu bringen, aber das klappt vielleicht zwei Minuten lang, dann falle ich wieder zurück."

Katrina war in einen Kampf um die Kontrolle über ihren Geist geraten, eine der häufigsten anfänglichen Reaktionen auf die Meditationspraxis. Wenn wir unsere Verhaftung an den von Gewohnheiten gelenkten Tun-Modus unseres Geistes aufgeben, kann sich das ungewohnt, ja gekünstelt anfühlen. Wir sind so sehr an das hohe Tempo und die Geschäftigkeit unseres Lebens gewöhnt, dass irgendetwas in uns rebelliert, wenn wir bewusst die Geschwindigkeit drosseln und uns ein einziges Objekt geben, auf das wir uns konzentrieren sollen. Wenn wir eine Phase der formalen Praxis beginnen, sei es im Liegen oder im Sitzen, entdecken wir früher oder später – gewöhnlich eher früher –, dass unser Geist ein Eigenleben hat und er, ungeachtet unserer Entschlossenheit, auf den Atem oder einen anderen Gegenstand konzentriert zu bleiben, in die verschiedensten Gedankengänge, die häufig mit der Zukunft oder der Vergangenheit zu tun haben, abschweift.

Diese Tendenz des Geistes, immer wieder abzuschweifen, ist völlig normal. Die Tatsache, dass sich unsere Gedanken ohne Ende fortzupflanzen scheinen, ist keinesfalls ein Beleg für unsere Unfähigkeit, zu meditieren, obwohl es anfangs durchaus entmutigend sein kann, diese Eigenschaft unseres eigenen Geistes kennen zu lernen. Doch in Wirklichkeit kennzeichnet diese Anerkennung der sich ständig verändernden Natur unseres eigenen Gedankenstroms und der Brüchigkeit unserer Aufmerksamkeit den Anfang der meditativen Bewusstheit. Trotzdem kann man angesichts der erbarmungslosen Flut von Gedanken leicht in Unruhe verfallen und glauben, man mache etwas falsch. Vielleicht sagen wir uns mit der Zeit, es scheine ja nichts Sinnvolles oder Interessantes zu geschehen; der Geist schweift einfach unkontrollierbar umher, selbst wenn wir ihn beharrlich immer wieder zum Gefühl des Atemstroms im Körper oder zu einem anderen Gegenstand unserer Aufmerksamkeit zurückbringen. „Ist doch langweilig", sagt sich der Geist.

Es ist nur natürlich zu meinen, die Arbeit der Meditation werde unterbrochen, wenn der Geist hierhin, dorthin und anderswohin wandert. Doch in Wirklichkeit ist das der Punkt, wo die Meditation wirklich interessant und lebendig wird. Jeder Moment, in dem der Geist abschweift, beschert uns eine weitere Gelegenheit zu bemerken, wann wir aus dem Seins-Modus heraus- und in den Tun-Modus zurückrutschen (oder bereits zurückgerutscht sind). Er ermöglicht es uns, uns der Gedanken, Gefühle und Körperwahrnehmungen, die uns in diesem Moment ablenken, bewusster zu werden. Glücklicherweise treten solche Gelegenheiten so häufig auf, dass wir unzählige Möglichkeiten haben, den brodelnden Druck des Tun-Geistes zu erkennen, ihn vielleicht klarer als je zuvor wahrnehmend, so unangenehm das auch manchmal sein mag. Diese Gelegenheiten bieten uns auch, und das ist ganz entscheidend, wertvolle Möglichkeiten, diejenigen Fertigkeiten zu üben, die wir brauchen, um uns aus dem Modus des Tuns zu befreien und in den bewussteren Seins-Modus zurückzukehren.

Aus diesem Grund werden wir bei der Praxis der Atembewusstheit dazu ermutigt, uns zunächst einmal selbst auf die Schulter zu klopfen, wenn wir merken, dass unsere Aufmerksamkeit nicht mehr auf dem Atem ist. In diesem Augenblick kann es hilfreich sein, wenn wir kurz zur Kenntnis nehmen, was uns durch den Kopf geht, und zu benennen, was sich gerade abspielt (z. B. „Denken, Denken" oder „Planen, Planen" oder „Sorgen, Sorgen"). *Was auch immer der Inhalt des Gedankens oder Impulses sein mag, die Aufgabe ist immer die gleiche*: zur Kenntnis zu nehmen, was in diesem Augenblick in unserem Geist geschieht, unsere Aufmerksamkeit dann wieder sanft auf unsere Atmung zurückzuführen und unsere Verbindung zum Einatmen oder zum Ausatmen erneut aufzunehmen, je nachdem, welches von beiden gerade abläuft, wenn wir zurückkehren.

Zu diesem Zeitpunkt ertappen wir uns vielleicht dabei, dass wir mit unserer Erfahrung recht hart ins Gericht gehen, weil wir uns eventuell so frustriert oder in unseren Bemühungen gehemmt fühlen. Warum schaffe ich das nicht?, so mögen wir uns fragen. In solchen Momenten hilft es uns, wenn wir uns darauf besinnen können, sogar in dieses Gewahrsein eine Qualität von Freundlichkeit einzubringen und zu sehen, dass diese selbstkritischen und wertenden Gedanken und Gefühle auch nur Gedanken und Gefühle sind wie alle anderen – nichts als alte, angestammte „Wettergeschehen“ im Gehirn, die keine besondere Bedeutung oder Relevanz haben. Und zutreffend sind sie auch nicht. Aber ihre Gegenwart kann uns als eine fortwährende Erinnerung dienen, unserer eigenen Erfahrung Geduld, sanfte Annahme und Offenheit entgegenzubringen. Und warum sollten wir das nicht tun, wenn unsere Erfahrung nun einmal schon so ist, wie sie ist? Hart zu uns selbst zu sein, weil wir nicht mögen, wie es ist, bedeutet, noch etwas Zusätzliches, Unnötiges dazuzutun. Unsere Wertungen könnten, wenn wir uns ihrer nicht auf diese Art und Weise bewusst sind, genau das sein, was uns daran hindert, in diesem Augenblick klar zu sehen und einverstanden zu sein mit den Dingen, so wie sie sind.

Wenn man neu Entdecktes zu einer Erwartung werden lässt

Wie alles andere kann auch die Meditation in einem geistigen Tun-Modus unternommen werden. Nachdem wir vielleicht einige Male erlebt haben, wie sich die Turbulenzen in unserem Geist von selbst ein wenig gelegt haben, könnten wir die Erwartung entwickeln, dass dies jedes Mal so sein müsse, wenn wir uns zum Meditieren setzen. Wenn wir uns dann aber einmal nicht so ausgeglichen fühlen, sind wir vielleicht enttäuscht und frustriert. Auf einer gewissen Ebene mögen wir zwar wissen, dass es sinnvoller wäre, wenn wir unsere Erwartungen beiseite legen würden, doch wir können einfach nicht anders, als uns zu fragen: „Wenn ich beim letzten Mal Ruhe und Stille erfahren habe, warum klappt es dann diesmal nicht?“. Unwissentlich sind wir bei unserer Meditationspraxis in eine Zielorientiertheit hineingerutscht. Dann haben wir am Ende vielleicht noch viel stärker das Gefühl, dass wir mit all dieser Meditationspraxis überhaupt nicht vorankommen, dass wir wieder ganz am Anfang stehen.

„Manchmal regt es mich richtig auf“, sagte Paula. „Ich mache meine Meditation, wenn ich von der Arbeit nach Hause komme. Normalerweise gehe ich ja sehr positiv an die ganze Sache heran, aber manchmal werde ich auch sehr unruhig, wissen Sie. Dann bin ich richtig gereizt.“

Was passiert da eigentlich bei Paula? Zunächst ist da die Unruhe an sich. Das ist eine Ansammlung von Körperempfindungen, die mit einem inneren „Gefühl“ einhergeht. Aber dann kommt noch etwas anderes, etwas Zusätzliches, hinzu, nämlich die Gereiztheit. Wie war sie damit umgegangen, als diese aufgekommen ist? „Ich habe versucht, sie einfach sein zu lassen und zu tun, was wir immer tun – einfach wieder zum Atem zurückzukehren. Zum Teil ging es ganz gut. Aber dann fing ich wieder an, unruhig und gereizt zu werden.“

Gereiztheit ist eng mit Frustration verbunden und Frustration kommt auf, wenn eine Erwartung oder ein Ziel durchkreuzt wird. Wo war Paulas Ziel hergekommen?

„Zum Teil hatte ich ein ganz wunderbares Gefühl“, sagte sie über ihre Praxis. „Ich konnte es stückchenweise erhaschen – das Gefühl, richtig da zu sein –, aber dann habe ich doch wieder die Gereiztheit gespürt.“

Ohne es zu merken, hatte sich Paula beim Meditieren das Ziel gesetzt, „ein gutes Gefühl“ zu haben. Es ist ganz normal, in bestimmten Momenten das Gefühl zu haben, dass wir es „erhascht“ hätten, dass es „genau das“ sein müsse, was „ich eigentlich spüren soll“, nur um kurz darauf das Gefühl zu haben, dass wir es „wieder verloren“ hätten – vielleicht schon im nächsten Moment. Auch dies ist eine weit verbreitete Erfahrung, die am Anfang einer persönlichen Meditationspraxis steht, und überhaupt kein Problem, besonders wenn wir uns dessen bewusst sind und über die endlosen Possenspielchen unseres aufs Tun fixierten Geistes lächeln können. Denn sobald wir einmal ein Gefühl von Frieden erlebt haben, und sei es auch nur für den kürzesten Moment während einer Meditationssitzung, springt sofort die Angewohnheit des Geistes an, sich Ziele zu setzen, und erzeugt die Erwartung oder die Hoffnung, dass wir im nächsten Moment oder nächstes Mal beim Meditieren die gleiche Erfahrung machen werden. Und wenn sich diese Erfahrung nicht unseren Erwartungen gemäß wiederholt, wie schnell sind wir dann enttäuscht und frustriert! Selbst wenn wir die Erwartungshaltung und die Enttäuschung als solche durchschauen, mögen wir uns vielleicht noch für unsere Verärgerung kritisieren. Die Zirkelschlüsse des urteilenden Denkens sind wahrhaft endlos und weit davon entfernt, die Dinge so anzunehmen, wie sie sind. Wir meinen schließlich vielleicht sogar, erfahrene

Meditierende würden sich nie gereizt fühlen, weil wir endlose Fantasievorstellungen und Idealisierungen über das Meditieren hervorbringen.

Wenn also in irgendeinem Moment Gereiztheit bei uns aufkommt, könnte es hilfreich sein, nicht in Verurteilung oder in Fantasievorstellungen zu verfallen, sondern die Gereiztheit einfach als „Gereiztheit" zur Kenntnis zu nehmen, sie also durch das Benennen als das anzunehmen, was sie ist. Dann können wir unsere Aufmerksamkeit wieder sanft auf den Atem zurücklenken.

> Wenn wir bewusst anerkennen, dass der Geist immer wieder abschweift, erinnern wir uns daran, dass wir unsere Aufmerksamkeit schon wieder auf den gegenwärtigen Moment gelenkt haben. Auf diese Weise können wir die Tendenz, uns dafür zu verurteilen, dass wir es „nicht richtig gemacht haben", eher loslassen.

Unsere Erwartungen dessen, was wir fühlen *„sollten"*, werden gewohnheitsmäßig und automatisch immer wieder zum Vorschein kommen und gelegentlich, wenn wir unbewusst sind, dazu führen, dass wir uns frustriert fühlen. Die Herausforderung besteht in solchen Momenten darin, die Gedanken des „könnte, sollte, würde, müsste" einfach wie alte Bekannte zur Kenntnis zu nehmen; freundlich und interessiert. Wir können sie schlicht als „Denken", „Urteilen" oder „Tadeln" anerkennen und unsere Aufmerksamkeit zurück auf den Atem lenken.

Mit der Zeit werden diese zielorientierten Geisteshaltungen eher zu alten Bekannten denn zu Feinden oder Hindernissen. Obwohl das Gefühl, kämpfen zu müssen, mit entnervender Regelmäßigkeit zurückkehren kann, verwandeln sich diese geistigen Possenspiele durch unser Annehmen allmählich eher in eine freundliche Erinnerungshilfe, die uns zeigt, wie viel Macht der Tun-Modus über unser Leben – und selbst über unsere Gedanken, Gefühle und Motivationen – hat. Statt als ein Grund zur Verzweiflung können solche zielorientierten, urteilenden Geisteszustände als Signale dafür genommen werden, wie leicht man sich von belastenden Emotionen des „Irgendwohin-gelangen-Müssens" oder „Fortschritte-machen-Müssens" gefangen nehmen lässt. Auf diese Weise lernen wir mit der Zeit, unsere Gedanken und Gefühle lediglich als Gedanken und Gefühle zu sehen, so wie es im 2. Kapitel beschrieben wurde –, und erkennen schließlich, dass diese weder sonderlich zutreffend noch sonderlich hilfreich sind.

Das Abschweifen des Geistes akzeptieren und immer wieder neu beginnen

Wenn wir während der Praxis von Achtsamkeit in den Geisteszustand des „Machens“ zurückrutschen und glauben, das Meditieren „funktioniere nicht“ oder „wir machten es nicht richtig“, dann kann es sehr hilfreich sein, uns selbst daran zu erinnern, dass die Entwicklung von Achtsamkeit auf den Atem – oder auf jeden anderen Gegenstand der Aufmerksamkeit – im Grunde eine Praxis ist, bei der wir immer wieder neu beginnen, und zwar jedes Mal, wenn wir von den Ablenkungen des Geistes eingefangen und mitgerissen worden sind.

„Ich merke, dass meine Gedanken abschweifen“, sagte Vince. „Es kann einige Zeit dauern, bis ich erkenne, was da geschieht. Früher habe ich mich dann immer geärgert; war frustriert. Jetzt merke ich aber immer öfter, dass der Geist einfach unstetig ist. Jetzt lasse ich die Gedanken eher vorbeiziehen, und wenn ich mich selbst auch nur ein bisschen zurückbringen kann, dann stören mich die Gedanken nicht mehr so. Vorher waren sie sehr stark, jetzt treiben sie nur noch so vorbei.“

Vince hat gelernt, das Abschweifen zur Kenntnis zu nehmen und seine Aufmerksamkeit zum Atem zurückzubringen, ohne sich dafür zu tadeln. Er lässt sich nicht mehr so von der Tatsache entmutigen, dass seine Aufmerksamkeit immer wieder von seinen diversen Gedanken entführt wird. Nicht dass das aufgehört hätte! Doch weil er gelernt hat, diesen ganzen Vorgang zu beobachten und nicht mehr so automatisch darauf zu reagieren, kann er weitaus verlässlicher wieder mit der Konzentration zum Atem zurückkehren, als wenn er sich in Selbstvorwürfe verstrickte.

> Von vorne zu beginnen bedeutet nicht, dass wir einen Fehler gemacht hätten. Es ist das Herz der Praxis und keine Abweichung davon.

Ein großer Teil des Ringens mit der Praxis entsteht genau dann, wenn wir schon wieder in der Gegenwart sind und bemerken, dass der Geist abgeschweift ist. Aber dieser Moment ist auch eine gute Gelegenheit, dazuzulernen. Durch wiederholtes Üben erfahren wir immer wieder, dass jede Einatmung ein neuer Anfang und jede Ausatmung ein neues Loslassen ist. Wir beginnen zu erkennen, dass der Übergang von einem Geistesmodus in den anderen buchstäblich ein augenblicklicher sein kann. Auf diese Art

Wenn du das Gefühl hast,
vom Abschweifen des Geistes frustriert zu sein...
besinne dich darauf,
dass das Abschweifen nichts ist
als der Tun-Modus am Werk;
dass der Moment dieser Erkenntnis
selbst ein Moment der Achtsamkeit ist.
Wenn du das Gefühl hast,
„das sollte ich inzwischen besser können", ...
besinne dich darauf,
Gedanken von „sollte, könnte, würde, müsste"
– den wertenden Geist –
zur Kenntnis zu nehmen,
und kehre wieder zum Atem zurück.
Wenn du das Gefühl hast,
du versuchst, deine Atmung zu kontrollieren...
besinne dich darauf,
sie von selbst atmen zu lassen.

gibt uns die Praxis immer wieder die Chance, neu zu beginnen – in diesem Augenblick, mit diesem Atemzug. Wenn unser Geist im Laufe einer Phase der formalen Praxis hundertmal abschweift, dann holen wir ihn einfach gutmütig hundertmal zurück. Und das meinte Vince in seinem Bericht über seine Meditationserfahrung.

Im Laufe der Zeit gelingt es uns vielleicht zu erkennen, was diese Praxis tatsächlich von uns verlangt: zu erkennen und zu akzeptieren, dass unser Geist wirklich ein Eigenleben hat und dass er unweigerlich vom Objekt der Aufmerksamkeit, das wir uns gesetzt haben, abschweifen wird – in diesem Falle vom Atem. Und es gelingt uns vielleicht zu erkennen, dass wir jedes Mal, wenn das geschieht, unsere Aufmerksamkeit sanft zurück auf den Atem lenken können. Schließlich gelingt es uns zu erkennen, dass wir all das leicht und sanft in unserem Gewahrsam halten können wie in einer Wiege, auch das Abschweifen des Geistes mit all seinem zwanghaften Denken und Grübeln. Nicht mehr und nicht weniger – und das ist viel, vielleicht sogar alles! Wir erkennen vielleicht, dass unsere Augenblicke größten Kämpfens zu Augenblicken größten Lernens werden können. Im Augenblick des Neubeginns, auch wenn wir am Kämpfen gewesen sind, erleben wir vielleicht ein leises, zartes Gefühl von Freude, ein Gefühl vielleicht wie ein Heimkommen oder wie ein Wiedersehen mit einem alten Freund. Durch solche Erfahrungen können unsere Neugier und unsere Abenteuerlust geweckt werden, die uns dann weiterüben lassen, wenn ein Teil von uns am liebsten aufgeben würde.

Sein-Lassen, Zulassen: Die Kontrolle aufgeben

Suzanne fiel es schwer, sich auf den Atem zu konzentrieren, ohne ihn dabei kontrollieren zu wollen: „Ich stelle fest, dass ich meine Atmung unter Kontrolle bringen will, um sie langsamer zu machen. Dauernd überlege ich, ob es so auch richtig ist. Es fühlt sich irgendwie nicht wie natürliches Atmen an."

Der Versuch, die Atmung unter Kontrolle bringen zu wollen, ist keine ungewöhnliche Erfahrung in den frühen Phasen der Meditationspraxis. Doch wiederum gilt, dass der Körper sehr gut alleine zu atmen weiß. Ja, die Atmung weiß ganz genau, was sie zu tun hat – *solange, bis* sich der denkende, zweifelnde, ehrgeizige Verstand einschaltet. Dann fällt es uns furchtbar schwer, es uns leichter zu machen und unsere Erwartungen, wie die Dinge „sein sollten", wieder loszulassen. Wir tun uns schwer, darauf zu vertrauen, dass die Atmung, sich selbst überlassen, schon alles richtig machen wird.

Allmählich erkannte Suzanne, dass sie nicht zu versuchen brauchte, ihre Atmung zu verlangsamen, dass sie nichts anders zu machen brauchte – ja dass sie überhaupt nichts zu *machen* brauchte. Sie begann, sich auf die Wahrnehmungen zu konzentrieren, die mit der Atmung einhergehen, anstatt zu versuchen, den Atem unter Kontrolle zu halten, um etwas zu bewirken.

„Jetzt kann ich es direkt genießen", meinte sie. „Früher wollte ich immer die Kontrolle über alles behalten – über dieses, über jenes, über die Atmung. Dann habe ich gemerkt, dass es am Ende leichter ist, die Atmung einfach geschehen zu lassen und meine Aufmerksamkeit zurückzuholen, wenn sie abgeschweift ist. Wenn man nicht in irgendein Denkmuster verfällt, ist es viel leichter."

Es gilt keinen besonderen Zustand zu erreichen, wenn wir die Achtsamkeit auf den Atem üben – es geht einfach nur darum, die Erfahrung eines jeden einzelnen Augenblicks zuzulassen, so wie sie ist, ohne zu verlangen, dass sie irgendwie anders sein möge. Mit anderen Worten, achtsam zu sein und in dieser Achtsamkeit zu ruhen und zu verweilen.

Atemzug für Atemzug – nur diesen Moment nehmen

Uns auf die Empfindungen des Atems zu konzentrieren, während ein Atemzug dem anderen folgt, lehrt uns, eine Sache nach der anderen zu nehmen und in einem Augenblick nach dem anderen zu sein. Im täglichen Leben begegnen wir vielen Situationen, in denen wir dazu neigen, die Zukunft vorwegzunehmen. Es ist, als stünden wir vor einem Berg von Brennholz, der von der Vorderseite des Hauses, wo er abgeladen worden ist, hinters Haus geschafft werden muss. Wenn wir den ganzen Stapel betrachten, sinkt unser Mut, die Energie verlässt uns und der Platz vorm Fernseher erscheint uns auf einmal verlockender denn je zuvor. Aber wir wissen auch, wenn wir uns nur auf das eine Scheit, das wir in diesem Augenblick befördern müssen, konzentrieren und unsere volle Aufmerksamkeit darauf richten können und dann das nächste anpacken, wird die ganze Aufgabe plötzlich machbar. Der Sinn ist nicht etwa der, uns vorzumachen, der Stapel sei nicht groß, sondern der, dass wir die Möglichkeit erforschen, in einen anderen geistigen Modus einzutreten, einen Modus, in dem wir die Qualität des gegenwärtigen Augenblicks erkunden, anstatt vorwegzunehmen, wie erschöpft wir am Ende vielleicht sein werden.

Der Holzhaufen-Effekt trifft auf vieles in unserem Leben zu. Wir zehren uns oft selbst aus, indem wir uns auf all die Dinge fixieren, die wir zu tun haben, und zwar nicht nur heute, sondern auch in den kommenden Wochen und Monaten. Wir tragen eine Bürde, die wir nicht tragen müssten. Wenn wir uns bewusst nur auf den jetzigen Moment einstellen, lassen wir die Energie durchkommen, mit der wir die Aufgabe dieses einen Augenblicks erledigen können.

Achtsames Gehen

Nahezu alle in diesem Buch beschriebenen Praktiken beinhalten eine bewusste Fokussierung der Aufmerksamkeit im gegenwärtigen Augenblick auf den einen oder anderen Aspekt unseres Erlebens. Auf diese Weise tragen die Praktiken dazu bei, unseren Geist zu stabilisieren, während wir bewusste Achtsamkeit pflegen. Eine gewisse Stabilität ist in der Tat notwendig, wenn wir eine klarere, bewusstere Beziehung zu unseren eigenen Erfahrungen haben möchten. Es kann jedoch Zeiten geben, da unser Geist zu erregt oder zu aufgewühlt ist, um sich richtig auf den Atem zu konzentrieren, während der Körper still sitzt oder daliegt. In solchen Zeiten kann es von großem Wert sein, sich einem anderen, ebenso vertrauten Aspekt der alltäglichen Erfahrung zuzuwenden: den Empfindungen des Körpers beim Gehen. Seit uralten Zeiten praktiziert man das achtsame Gehen im Verbund mit dem achtsamen Atmen. Es ist auch eine wunderbare eigenständige Meditationsform.

Es ist Ihnen vielleicht schon bekannt, wie uns eine Meditation, die körperliche Bewegung beinhaltet – wie etwa das achtsame Gehen –, von dem einen geistigen Modus in den anderen versetzen kann. Tai Chi, Chi Gong und Hatha Yoga sind allesamt Formen von Bewegungsmeditation. Mit dem Hund Gassi zu gehen oder eine Runde zu joggen ist vielleicht eine gute Möglichkeit für Sie gewesen, „einen klaren Kopf zu bekommen“, wenn Sie auf der Suche nach einer guten Idee gedanklich nicht mehr weiterkommen. Oder vielleicht erinnern Sie sich, wie Sie sich beim Tanzen auf einer Party am Wochenende in jenem Moment ganz lebendig gefühlt haben; von der gesammelten Bürde Ihrer Probleme von letzter Woche auf einmal befreit. Oder vielleicht wissen Sie einfach, dass körperliche Arbeit Ihnen dabei hilft, „Dampf abzulassen“, wenn Sie erregt sind, und verhindert, dass Sie sich in besessenem Grübeln verstricken. All diese körperlichen Aktivitäten sind selbst potentielle Achtsamkeitspraktiken, sofern sie mit Gewahrsein und einem bewussten Wandel in der Aufmerksamkeit durchgeführt werden. Die Gehmeditation ist ein kraftvoller Weg, Achtsamkeit in der Bewegung zu kultivieren, wie wir in der nächsten Übung sehen werden.

Es gibt viele verschiedene Möglichkeiten, achtsames Gehen auszuüben, und viele verschiedene Stellen, auf die wir unsere Aufmerksamkeit lenken und wieder zurück lenken können, wenn sie abschweift. Wir können die Aufmerksamkeit zum Beispiel auf diejenigen Wahrnehmungen richten, die mit der Bewegung der Füße verbunden sind, insbesondere mit den Momenten, wo die Füße Kontakt zum Boden/zur Erde haben. Vielleicht möchten Sie sich etwas Zeit nehmen, um das jetzt auszuprobieren, wenn Sie die folgenden Anweisungen gelesen haben. Sie können die Übung auch zu einem späteren Zeitpunkt durchführen.

Achtsames Gehen

1. Suchen Sie sich drinnen oder draußen einen Platz, wo Sie in einer Geraden ein Stück hin- und hergehen können. Der Ort sollte etwas geschützt sein, so dass Sie nicht von dem Gefühl abgelenkt werden, dass andere Leute Sie bei etwas beobachten, das ihnen (und anfangs sogar Ihnen selbst) merkwürdig vorkommen könnte.
2. Stellen Sie sich an das eine Ende Ihrer Wegstrecke, die Füße parallel zueinander in hüftbreitem Abstand aufgestellt, die Knie nicht ganz durchgestreckt, so dass sie sich leicht beugen lassen. Lassen Sie die Arme locker an den Seiten herabhängen oder nehmen Sie die Hände locker vor oder hinter dem Körper zusammen. Richten Sie Ihren Blick sanft geradeaus.
3. Richten Sie den Fokus Ihrer Aufmerksamkeit auf Ihre Fußsohlen: Spüren Sie unmittelbar, wie sich der Kontakt Ihrer Füße mit dem Boden anfühlt und wie das Gewicht Ihres Körpers durch die Beine und die Knie auf den Boden übertragen wird. Vielleicht finden Sie es hilfreich, die Knie einige Male leicht zu beugen, um ein besseres Gefühl für die Empfindungen in Ihren Füßen und Beinen zu bekommen.
4. Erlauben Sie es der linken Ferse, sich leicht vom Boden abzuheben, nehmen Sie dabei das Gefühl in den Wadenmuskeln wahr. Lassen Sie den ganzen linken Fuß sich sanft vom Boden heben, während das

Gewicht Ihres Körpers ganz auf den rechten Fuß übergeht. Achten Sie genau auf die Empfindungen im linken Bein und Fuß, während Sie das Bein langsam nach vorne strecken und die linke Ferse vorsichtig wieder auf den Boden aufsetzen. Ein kleiner, natürlicher Schritt ist am besten. Lassen Sie den ganzen linken Fuß wieder in Berührung mit dem Boden kommen und spüren Sie, wie sich das Gewicht Ihres Körpers nach vorne auf den linken Fuß verlagert, während sich die rechte Ferse vom Boden hebt.

5. Wenn das ganze Gewicht auf dem linken Bein ruht, lassen Sie den ganzen rechten Fuß sich vom Boden abheben und bewegen Sie ihn langsam nach vorne. Achten Sie dabei auf die Veränderungen in den Wahrnehmungen in Ihrem Bein und Fuß. Richten Sie Ihre Aufmerksamkeit auf die rechte Ferse, wenn Sie den Boden berührt. Spüren Sie, wie sich das Körpergewicht jetzt auf den ganzen rechten Fuß verlagert, während Sie ihn sanft auf den Boden setzen, und wie sich die linke Ferse wieder hebt.
6. Bewegen Sie sich auf diese Weise langsam vom einen Ende der Wegstrecke zum anderen und seien Sie sich insbesondere der Empfindungen in den Fußsohlen und der Ferse bewusst, wenn sie den Boden berühren, und der Empfindungen in der Muskulatur, wenn das Bein nach vorne gestreckt wird. Wenn Sie wollen und es möglich ist, können Sie gleichzeitig auch darauf achten, was der Atem in den unterschiedlichen Phasen des Gehens macht, wann er ein- und wann er ausströmt, und welche Empfindungen Sie bei der Atmung haben. Ihre Achtsamkeit kann sich auch darauf richten, wie sich Ihr Körper als Ganzes anfühlt, während Sie gehen und atmen und gleichzeitig bei jedem Schritt auf die unterschiedlichen Wahrnehmungen in den Füßen und Beinen achten.
7. Wenn Sie das Ende der Strecke erreicht haben, halten Sie einen Moment lang inne und seien Sie sich einfach dessen bewusst, dass Sie stehen; drehen Sie sich dann langsam um, wobei Sie das komplexe

Muster der Bewegungen wahrnehmen und schätzen, durch das der Körper seine Richtung ändert, und gehen Sie dann wieder achtsam geradeaus. Sie können von Zeit zu Zeit auch wahrnehmen, was Ihre Augen sehen, wenn sich Ihre Position verändert und Sie in den Blick nehmen, was vor Ihnen liegt.

8. Gehen Sie auf diese Weise hin und her, erhalten Sie so gut wie möglich die Aufmerksamkeit der ganzen Breite Ihrer Erfahrung beim Gehen bei, einschließlich der Empfindungen in Ihren Beinen und Füßen und des Kontakts der Füße mit dem Boden. Halten Sie Ihren Blick sanft nach vorne gerichtet.
9. Wenn Sie bemerken, dass Ihre Aufmerksamkeit vom Gewahrsein der Erfahrung des Gehens abgeschweift ist, geleiten Sie Ihr Augenmerk sanft wieder auf denjenigen Aspekt des Gehens, den Sie als den Gegenstand Ihrer Aufmerksamkeit ausgewählt haben, und nutzen Sie ihn als einen Anker, mit dem Sie Ihren Geist zu Ihrem Körper und zum Gehen zurückbringen. Wenn der Geist sehr aufgewühlt ist, kann es helfen, einen Moment lang einfach stehen zu bleiben, Füße hüftbreit auseinander, bis sich Körper und Geist wieder stabilisiert haben. Gehen Sie dann achtsam weiter.
10. Gehen Sie zehn bis fünfzehn Minuten lang oder länger, wenn Sie möchten.
11. Gehen Sie am Anfang langsamer als gewöhnlich, damit Sie die Empfindungen beim Gehen besser wahrnehmen können. Wenn Sie sich mit dem langsamen bewussten Gehen wohl fühlen, können Sie schnellere Schrittgeschwindigkeiten, bis hin zu Ihrer normalen Geschwindigkeit und darüber hinaus ausprobieren. Falls Sie sich besonders erregt fühlen, kann es helfen, anfangs schnell und bewusst zu gehen und dann ganz von selbst langsamer zu werden, während Sie zur Ruhe kommen.
12. Denken Sie daran, kleine Schritte beim Gehen zu tun. Und Sie brauchen nicht auf Ihre Füße hinabzuschauen. Die wissen schon selbst, wo sie sind. Sie können sie *erspüren*.

13. Bringen Sie, so oft Sie können, die gleiche Art von Achtsamkeit, die Sie bei der Gehmeditation kultivieren, in Ihre normale alltägliche Erfahrung des Gehens ein. Wenn Sie gerne joggen, können Sie natürlich auch eine ähnliche Qualität des Gewahrseins, wie Sie sie beim achtsamen Gehen entwickelt haben, in die Erfahrung des Laufens von Schritt zu Schritt, von Moment zu Moment und von Atemzug zu Atemzug hineinbringen.

Aus dem Gehen lernen

Die Gehpraxis erweist sich als besonders nützlich, wenn wir aufgeregt sind und nicht zur Ruhe kommen oder wenn wir einfach nicht mehr stillsitzen können. Die körperlichen Empfindungen beim Gehen können uns auch dabei helfen, uns in schwierigen Zeiten emotional geerdeter zu fühlen als bei der Sitzmeditation. Das achtsame Gehen wird auch als „Meditation in Bewegung" beschrieben. Es ist eine Einladung, mit jedem Schritt präsent und bewusst zu sein; zu gehen um des Gehens willen und nicht, um ein bestimmtes Ziel zu erreichen. Dem Fehlen eines Endpunktes oder Ziels liegt dasselbe Motiv zugrunde, das wir verfolgen, wenn wir mit jedem Einatmen und mit jedem Ausatmen immer wieder neu beginnen: Es erinnert uns an die Tatsache, dass es Alternativen gibt zu denjenigen Geisteszuständen, bei denen das „Machen" im Mittelpunkt steht und bei denen wir immer irgendwohin gelangen müssen. Das einfache Hin- und Hergehen auf dem gleichen Pfad verkörpert das Thema des „Nirgendwo-hingehen-Müssens, Nichts-tun-Müssens, Nichts-erreichen-Müssens". Es bedeutet einfach, ganz da zu sein, in diesem Augenblick, mit diesem Schritt.

„Ich mag die Meditation beim Gehen", erklärte Suzanne, „weil ich sie machen kann, wenn ich von der Arbeit komme. Ich muss die Kinder von der Schule abholen und manchmal marschiere oder renne ich den Weg zur Schule hoch, weil ich so in Eile und gestresst bin. Jetzt gehe ich aber manchmal bewusst etwas langsamer und, na ja, atme bei jedem Schritt.

Wenn ich dann bei den Kindern angelangt bin, die oben warten, bin ich schon gefasster.“

Natürlich hätte Suzanne, sobald sie einmal dazu übergegangen war, mit Gewahrsein zu gehen, auch mit vollem Gewahrsein marschieren oder rennen können. Doch die körperliche Bewegung zu entschleunigen half ihr in der Tat, zur Ruhe zu kommen. Manchmal fand sie, dass es half, einen Moment lang im Auto sitzen zu bleiben und bewusst auf ihren Atem zu achten, bevor sie ausstieg, um die Kinder abzuholen:

„Irgendwann wirbeln die Gedanken im Kopf herum, dann wird man immer hektischer und auch der Körper wird immer hektischer. Wenn ich mein Tempo verlangsame, dann verlangsamt sich auch alles andere und mir wird klarer, was gerade los ist. Und wenn ich sonst zehn Sekunden brauche, um zur Schule zu gelangen, dann sind es jetzt dreißig oder vierzig, aber das lohnt sich. Es spielt ja keine Rolle, ob ich ein paar Sekunden später da bin oder nicht. Ich glaube, wenn man sich der Zeit bewusst wird, kann eine einzige Minute sehr, sehr lang sein, wenn man es möchte.“

Suzannes Erfahrung zeigt, wie wir jeden kleinsten Augenblick zur Achtsamkeit nutzen können. Ihr hat das achtsame Gehen geholfen, das in den ruhigeren, regelmäßigeren Achtsamkeitssitzungen zu Hause Gelernte in den Tumult des täglichen Lebens zu übertragen.

Von der Unbewusstheit zur Bewusstheit

Der Novize, den wir an früherer Stelle in diesem Kapitel kennen gelernt haben, hatte versucht, seinen Geist unter Kontrolle zu bringen – zuerst, indem er ihn von Gedanken entledigte, dann, indem er ihn mit Gedanken füllte. Dass er sich auf das jeweilige Zielvorhaben konzentrierte und beurteilte, wie nahe er ihm schon gekommen war, bedeutete, dass er keinen Frieden hatte. Wir üben das Sitzen mit dem Atem oder das achtsame Gehen, um achtsamer zu werden, und nicht als Strategie, um den Geist von Gedanken oder sonst etwas zu klären. Geistige Ruhe und Klarheit mögen als Nebenprodukte solcher Achtsamkeit und durch das Seinlassen der Dinge, wie sie sind, aufkommen, aber wenn wir eine momentane innere Ruhe als Zeichen dafür nehmen, wie viele Fortschritte wir gemacht haben, und eine momentane innere Unruhe als Zeichen für mangelnden Fortschritt, säen wir nur die Saat für weitere Enttäuschung und Verzweiflung, denn dann lassen wir das Tun-Denken unsere „Leistung“ mit einem erwünschten „Ergebnis“ vergleichen. Solange wir versuchen, unangenehme Gedanken oder Gefühle loszuwerden, oder versuchen, Seelenfrieden zu erreichen, werden wir weiterhin frustriert sein.

Die Absicht bei der Achtsamkeitspraxis liegt nicht darin, den Geist gewaltsam unter Kontrolle zu halten, sondern darin, seine gesunden sowie seine schädlichen Muster klarer zu sehen. Sie liegt darin, unserem Geist und unserem Körper mit Neugier, Offenheit und Akzeptanz zu begegnen, damit wir sehen können, was es hier zu entdecken gibt, und damit sein können, ohne so viel kämpfen zu müssen. Auf diese Weise beginnen wir uns Stück für Stück aus den Klauen unserer angestammten geistigen Gewohnheiten zu befreien. Wir beginnen, unmittelbar zu wissen, was wir tun, während wir es tun. Wir beginnen einen anmutigen Übergang von der Unbewusstheit zur Bewusstheit.

5

Eine andere Art des Wissens:

Das grübelnde Denken umgehen

„Ich schwebte wie auf Wolken."
„Das Herz ging mir auf."
„Mir wird ganz schlecht, wenn ich an gestern denke."
„Das Herz sank mir in die Hose."
„Ich habe Schmetterlinge im Bauch."
„Mein Herz blieb stehen."

Wir verwenden Metaphern wie diese, mit denen wir unseren emotionalen Zustand beschreiben, aus gutem Grunde. Der Körper und seine endlosen Empfindungsmöglichkeiten sind das Behältnis vom und die Botschafter für das Gefühl. Freude, Lust oder Vergnügen können sich wirklich wie ein Schweben anfühlen. Natürlich bewegt sich das Herz nicht tatsächlich im Körper, wenn wir uns „erhoben" oder „niedergeschlagen" fühlen, aber es treten gewisse reale Empfindungen im Körper auf, die in solchen Beschreibungen eingefangen sind. Auch hört unser Herz nicht auf zu schlagen, wenn wir erschrocken oder verängstigt sind, aber das emotionale Signal ist so stark, dass wir momentan wirklich das Gefühl haben, es sei stehen geblieben.

Die Sache ist die, dass der Körper uns viel darüber sagen kann, wie wir uns fühlen, und zwar nicht nur in bestimmten Gipfelmomenten, sondern die ganze Zeit über. Und dennoch lauschen wir seinen Botschaften meist nicht mit gebührender Klugheit, denn wir sind zu sehr damit beschäftigt, so darauf zu reagieren, dass ein wahrer Sturzbach an Gedanken und Urteilen ausgelöst wird. Die Herausforderung besteht nun darin, ob wir uns im Modus des Seins wirklich genau jenen Empfindungen und Gefühlen, die wir im Körper erleben, wie auch immer sie sein mögen, öffnen, sie anerkennen, zu Freunden machen und sie mit einer neuen Art von Empfänglichkeit annehmen können, weil sie ein tatsächlicher Bestandteil der Sinneslandschaft unseres eigenen Körpers in diesem Augenblick sind. Wenn wir mit dieser Art von Offenheit lauschen können, werden wir kraftvolle neue Möglichkeiten entdecken, *mit dem*, was wir in jedem Augenblick erfahren, anwesend zu sein, ob es nun etwas Angenehmes, Unangenehmes oder Neutrales ist.

„Ich spüre das Gewicht der Welt auf meinen Schultern", sagen wir manchmal. Dieses Gefühl mag uns vertrauter sein als vielen anderen Menschen – und sicherlich auch häufiger auftreten, als uns recht ist. So fühlen sich viele von uns, wenn sie deprimiert oder niedergeschlagen sind – als ob eine gewaltige Bürde auf dem Körper laste und jede ganz normale Handlung zu einer riesigen Anstrengung werden ließe. Im 1. Kapitel haben wir von der Bedeutung des Körpers in der Anatomie der Depression gesprochen. Durch die Rosinenübung und das achtsame Gehen haben Sie vielleicht die Gelegenheit gehabt, zu merken, wie wenig in Kontakt mit unserer unmittelbaren sinnlichen Erfahrung und den verschiedenen Botschaften unseres Körpers wir eigentlich sind. Eine reiche und vielfältige Landschaft liegt vor uns, wenn wir uns für diese Aspekte des gegenwärtigen Augenblicks öffnen, die im Körper selbst gegründet sind, und uns nicht einfach gedanklich und emotional von den Reaktionen unseres Geistes mitreißen lassen.

Wie wir an früherer Stelle erörtert haben, wirken bei der Entstehung eines depressiven Zustands physische Eindrücke, Gedanken, Gefühle und Verhaltensweisen zusammen. Lassen Sie uns einen Moment lang betrachten, auf welche Weise körperliche Empfindungen negatives Denken auslösen können. Denken Sie einmal daran, wie Ihnen manchmal beim Aufwachen zumute ist, wenn Sie bereits seit längerer Zeit deprimiert gewesen sind. Vielleicht ist das Erste, was Sie bemerken, wie schwer und zerschlagen sich Ihr Körper anfühlt. Sie fühlen sich möglicherweise nicht einmal ausgeruht, obwohl Sie die ganze Nacht geschlafen haben. Sie haben so wenig Energie, dass Sie eigentlich erschöpfter sind als am Abend zuvor, als Sie zu Bett gingen. Vielleicht war das in letzter Zeit bei Ihnen sehr häufig der Fall.

Zusätzlich zu diesen körperlichen Aspekten Ihrer Erfahrung gehen Ihnen vielleicht Gedanken durch den Kopf wie „ich glaube nicht, dass ich heute viel schaffen werde" oder „schon wieder ein verschwendeter Tag". Vielleicht führen solche Gedanken dazu, dass Sie frustriert und traurig sind, enttäuscht über sich selbst. Schließlich versuchen Sie, aus dem Bett zu kommen, fühlen sich aber so müde und schwer, dass Sie schon durch die bloße Anstrengung wieder zurücksinken. Sie versuchen vielleicht, den Gedanken, wie lustlos Sie sich fühlen, zu vertreiben. Sie wollen sich gewiss nicht so fühlen. Sie haben es satt, Tag für Tag gegen diesen Energiemangel anzukämpfen. *Ich muss aufstehen und in Schwung kommen, das hier tut mir gar nicht gut*, mögen Sie sich sagen hören. Wenn Sie schließlich tatsächlich aufstehen, geht das lustlose Gefühl vorüber, während Sie sich mit Ihren täglichen Pflichten befassen. Doch diese morgendlichen Kämpfe scheinen zu einer immer größeren Belastung zu werden.

Im 1. Kapitel haben wir darüber gesprochen, wie physische Empfindungen, Gedanken, Gefühle und Verhaltensweisen so zusammenwirken können, dass sie in eine Abwärtsspirale der Depression münden. Wenn wir uns näher ansehen, was im vorhergehenden Szenario geschieht, können wir erkennen, dass, wenn der Morgen mit Empfindungen körperlicher Schwere beginnt, auch Gedanken *über* diese Schwere aufkommen können, die wiederum von emotionalen Reaktionen begleitet werden. Die Wirkung dieser Emotionen auf den Körper verstärkt das Gefühl der Schwere noch. Dieses Szenario veranschaulicht, wie schnell wir in einen Teufelskreis geraten, in dem uns unsere Gedanken über unsere körperlichen Empfindungen in die Depression hineinziehen können.

Aber was wäre, wenn wir uns der ganzen Palette der direkten sinnlichen Erfahrung öffnen könnten, statt uns im Denken und in den Gefühlen von den Reaktionen des Geistes mitreißen zu lassen? Wir haben erfahren, wie die Botschaften, die uns unsere Sinne vermitteln, ganz neue Dimensionen anzunehmen scheinen, wenn wir ihnen im gegenwärtigen Augenblick Achtsamkeit schenken: wie der Verzehr einer Rosine eine neue sensorische, ja sogar sinnliche Erfahrung werden kann, oder wie sich Gehen als ein mechanisches, taktiles und kinästhetisches Wunder entpuppt. Wenn es uns gelingt, Empfindungen und Gefühle unmittelbar zu erfahren und mit der Sinneslandschaft unseres Körpers vertraut zu werden, haben wir eine kraftvolle neue Möglichkeit, *jeden* Augenblick ganz zu erfahren und in einer weiseren Beziehung dazu zu stehen, auch zu demjenigen Moment, wenn wir morgens aufwachen, ob unsere Erfahrung von diesem Augenblick nun angenehm, unangenehm oder neutral ist. In diesem Kapitel tauchen wir tiefer ein in die Achtsamkeit auf körperliche Empfindungen und konzentrieren uns dabei besonders auf die neuen Möglichkeiten, die die Achtsamkeit uns bietet, um den Körper kennen zu lernen und diejenigen Fallen zu umgehen, in die das Denken *über* den Körper uns hineinlocken will.

Wahrnehmung durch unmittelbares Erfahren... anstatt durch Denken

Die Maschinerie, die den Kreislauf der Unzufriedenheit in Bewegung setzt, kann wie geschmiert laufen, so dass wir ihren Betrieb gar nicht bemerken. Das heißt aber nicht, dass sie ein wild gewordenes, nicht zu stoppendes Monster wäre. Jede Verbindung, die die Maschine am Laufen hält – vom Körper zu den Gedanken, von den Gedanken zu den Gefühlen, von den Gefühlen wieder zum Körper usw. – ist eine Möglichkeit, in die Reihenfolge einzugreifen. Der Kreislauf kann dadurch unterbrochen werden, dass man einfach bewusste Achtsamkeit in dessen Verbindungsglieder und insbesondere in den eigenen Körper schickt. Das mag schwer zu glauben sein. In Wahrheit ist der einzige Weg, der das bestätigen könnte, der Weg der eigenen Erfahrung. Wenn Sie nun denken, dass Sie sich Ihrer Erschöpfung *ja bereits bewusst seien* – um nicht zu sagen, viel zu bewusst –, dann mag es hilfreich sein, sich an das Leitmotiv aus dem 2. und dem 3. Kapitel zu erinnern, nämlich dass es bei der Achtsamkeit weniger darum geht, einer Sache *noch mehr* Beachtung zu schenken, als vielmehr darum, eine *andere*, weisere Form der Beachtung zu entwickeln.

Wie wir erfahren haben, sehen wir die Welt beim Tun-Modus nur indirekt, durch den Schleier unseres Denkens und Benennens. Wenn wir in der üblichen Weise über unseren Körper denken (aus der Perspektive unseres Kopfes), dann füllt sich, sobald wir beim Aufwachen Lustlosigkeit verspüren, unser Geist mit Vorstellungen über den Körper, über die Vorgänge in unserem Leben und vieles andere mehr an. Diese Form von Beachtung macht alles nur noch schlimmer. Wenn wir stattdessen beginnen, aus der Perspektive des Seins-Modus auf den Körper zu achten, öffnen wir uns dadurch für die direkte Erfahrung des Körperlichen selbst. Augenblick für Augenblick können wir uns der Körpergefühle bewusst werden, doch nun auf eine neue Art, *eine Art, die uns nicht mehr so in unseren zwanghaften Gedanken über unsere körperlichen Empfindungen gefangen hält.* Und das kann bewirken, dass sich unser Gefühl von Schwere und Trägheit auflöst oder lichtet wie Nebel, der aufsteigt. Wir brauchen nicht dafür zu sorgen, dass es weggeht. Früher oder später wird es unweigerlich von selbst verblassen, weil wir es nicht länger mit unablässig negativem Denken füttern, ohne uns dessen überhaupt bewusst zu sein. Haben wir uns vorher gegenüber solchen Gefühlen ohnmächtig gefühlt, so erlangen wir durch diesen Prozess praktische Möglichkeiten, um mit ihnen und allen anderen Empfindungen, die vorhanden sind, in eine Beziehung zu treten.

Achtsamkeit bedeutet, sich im Gewahrsein selbst niederzulassen, was sich von Gedanken und Gefühlen etwa so unterscheidet wie der Himmel von den Wolken, den Vögeln und den Wetterlagen, die ihn durchziehen. Das Bewusstsein ist ein größerer Raum, in dem sich alle anderen Vorgänge des Geistes und des Körpers entfalten. Es ist eine andere Form des Wissens, eine andere Form des Seins. Es ist eine Fähigkeit, die wir alle bereits besitzen, eine, die dem Menschen angeboren ist. Und wir können lernen, ihr zu vertrauen. Wir können es üben, öfter in Achtsamkeit, in dieser Form des Wissens und des

> Wenn der Geist auf physische Empfindungen instinktiv mit seinen Vorstellungen über den Körper reagiert, ist die Bühne bereitet für das Drama des Grübelns. Achtsamkeit dagegen bietet uns einen anderen Weg, um unseren eigenen Körper zu wissen – einen Weg, der keine Sackgasse ist.

Seins, zu verweilen. Wir könnten sogar feststellen, dass diese Achtsamkeit selbst uns einen gewissen Schutz oder eine Zuflucht vor dem Stress und den Strapazen des Lebens bietet und uns von den gewohnten Teufelskreisen des Tun-Modus und den dunklen Wolken der Depression befreit, die über uns hängen.

Wie bereits gesagt wurde, tendiert der Tun-Modus mit seinen Denkmustern dazu, die erfahrende Qualität des Seins-Modus zu überdecken. Aus diesem Grunde erfordert das Erlernen von Achtsamkeit eine intensive Übung des In-Kontakt-Kommens mit der unmittelbaren Erfahrung des geschehenden Lebens, und zwar in jedem einzelnen Augenblick. Der Körper ist ein guter Ort, um mit der Entwicklung dieser neuen Seinsweise anzufangen. Die Greifbarkeit von rein körperlichen Empfindungen bietet eine ideale Basis, auf der wir eine neue, direktere, erfahrungs- und sinnesgestützte Art des Wissens entwickeln können.

Es ist etwas höchst Erstaunliches, dass wir in jedem Moment und unter allen Umständen Achtsamkeit in das Erfahren unseres Körpers hineinbringen können. Ja, wir können direkt hier und jetzt, da wir hier sitzen, damit anfangen, und zwar mit Hilfe des folgenden kleinen Experiments.

Suchen Sie sich einen Körperteil aus und denken Sie ein Weilchen darüber nach. Sagen wir einmal, wir konzentrieren uns auf die Hände. Zuerst denken wir nur an sie, ohne sie dabei anzusehen. Wenn wir normalerweise an unsere Hände denken, sehen wir sie im Geiste so, wie wir sie immer sehen – aus der Perspektive der Augen in unserem Kopf. Es ist so, als säßen wir als Beobachter oben im Kopf. Wir wissen, wo die Hände sind und wie sie aussehen, sind aber irgendwie von ihnen getrennt. Wir stellen vielleicht fest, dass uns allerlei Gedanken über unsere Hände in den Sinn kommen. Vielleicht finden wir die Form unserer Hände schön oder auch nicht; vielleicht stellen wir Überlegungen darüber an, wie unsere Hände oder Fingernägel im Vergleich zu denen unserer Freunde aussehen oder wie sie altern. Was aber wäre, wenn wir uns auf eine ganz andere Weise an unsere Hände annäherten?

Achtsames Gewahrsein der Hände

Lenken Sie zunächst, so gut Sie es können, Ihre Aufmerksamkeit direkt *in* Ihre Hände *hinein,* in welcher Haltung sich diese auch gerade befinden mögen; schauen Sie sie dabei nicht an. Lassen Sie Ihr Gewahrsein die Hände von innen nach außen füllen, von den Knochen bis ganz nach außen zur Haut und zu den Fingernägeln. Öffnen Sie Ihr Gewahrsein für sämtliche Empfindungen in den Fingerspitzen und in den Fingern. Spüren Sie die Luft zwischen den Fingern und um die Finger herum, spüren Sie, wie sich die Handrücken und die Handinnenflächen anfühlen, die Daumen, die Handgelenke. Nehmen Sie auch die Kontaktpunkte wahr, wo Ihre Hände mit etwas anderem in Berührung sind, etwa den Knien, wenn sie darauf liegen, oder dem Sessel oder den Kissen. Spüren Sie die Art der Berührung, ob sie hart oder weich ist, kühl oder warm – spüren Sie alles, was ist.

Führen Sie Ihre Hände jetzt an die Seiten des Stuhls oder Sessels, auf dem Sie sitzen, berühren Sie die Seiten des Stuhls sanft mit den Fingerspitzen, ganz leicht, und achten Sie weiterhin auf die Empfindungen in den Fingern. Umgreifen Sie die Seiten des Stuhls fester und achten Sie dabei auf die körperlichen Wahrnehmungen dort, wo Sie greifen. Führen Sie die Aufmerksamkeit direkt in die Finger und die Hände hinein, spüren Sie den unmittelbaren Kontakt mit dem Stuhl, den Druck in den Fingern, wo Sie ihn greifen, erforschen Sie bewusst den tatsächlichen Kontakt zwischen den Fingern und dem Stuhl. Spüren Sie die Anspannung in den Muskeln, vielleicht ein Gefühl von Kühle oder ein Kribbeln und einen Fluss weiterer Wahrnehmungen. Und dann lassen Sie wieder ganz sanft los, bleiben mit der Bewusstheit in den Händen und spüren, ob sich die Empfindungen verändern, und halten noch einen Moment lang inne, um wahrzunehmen, was jetzt in Ihren Händen vor sich geht.

Haben Sie anhand dieser kleinen Übung einen Unterschied zwischen dem *Denken über* Ihre Hände und dem *direkten Spüren* Ihrer Hände bemerkt? Ein Aspekt des direkten Spürens ist der, dass die aus Ihren Händen kommenden Gefühle nicht „die Form einer Hand" haben müssen – vielleicht erleben wir unsere Hände einfach als Muster verschiedener Wahrnehmungen: aus Druck, Wärme oder Kälte, Kribbeln oder Taubheit. Diese Unterscheidung zwischen dem *Denken über* den Körper und dem *direkten Erfahren* der körperlichen Empfindungen ist von entscheidender Bedeutung. Häufig sehen wir den Körper wie von einem Elfenbeinturm im Kopf aus. Wir blicken auf den Körper hinab (im wörtlichen und im übertragenen Sinne) und denken: „Ah so, da ist ein wenig Schmerz hier, ein kleines Jucken dort – dagegen muss ich etwas tun." Doch es gibt noch eine andere Möglichkeit. Wir können lernen, *den Geist unmittelbar in den Körper zu bringen* und ihm als ganzem mit unserem Gewahrsein innezuwohnen.

Was können wir aus der direkten körperlichen Erfahrung lernen?

Sehen wir uns einmal an, welche Erfahrungen Nancy bei dem gerade beschriebenen Experiment gemacht hat. Im ersten Teil der Übung konnte sich Nancy relativ leicht ein Bild davon machen, wie ihre Hände aussahen – sie hatte in letzter Zeit öfters daran gedacht, wie abgearbeitet sie aussah, und sie hatte bemerkt, dass ihre Hände langsam anfingen, alt und müde auszusehen. Die Gedanken über ihre Hände brachten Erinnerungen zurück: Sie erinnerte sich an die Hände ihrer Mutter, so stark und kraftvoll, als Nancy ein Kind war, und so alt und schwach, als Nancy ihre Mutter viele Jahre später pflegte. Das war zwanzig Jahre her. Jetzt war Nancy an der Reihe, alte Hände zu haben; zu fühlen, wie das Leben an ihr vorüberzog. Das Denken und das Erinnern – so sehr Anteile der Art des Wissens im Tun-Modus – hatten Nancy bereits eine beträchtliche Wegstrecke von der Unmittelbarkeit ihres gegenwärtigen Erfahrens weggeführt.

Im zweiten Teil des Experiments, so hatte Nancy gemerkt, stellte sie sich unmittelbar auf die Empfindungen in ihren Händen ein. Sie nahm ein gewisses Kribbeln in den Fingern wahr, und obwohl sie sich zunächst gefragt hatte, ob das ein Hinweis auf Durchblutungsstörungen sein könnte, war es ihr möglich, wieder zur reinen Wahrnehmung der Empfindungen zurückzukehren. Sie bemerkte, dass das Kribbeln aufgehört hatte und sich ihre Hände jetzt ganz warm anfühlten – doch diese Wärme kam und ging, während sie sich auf die Empfindungen konzentrierte. Als sie den Stuhl berührte, spürte sie die Kühle des Metalls und eine leichte Taubheit, wo sie ihn umfasste. Sie versenkte sich in das Erlebnis, wie die Empfindungen in ihrer Hand sich nicht „handförmig" anfühlten – das war eine ganz neue Erfahrung für sie. Am Ende der Übung stellte sie fest, dass ihr Geist recht konzentriert gewesen und gar nicht so sehr abgeschweift war. Ihre Fokussierung auf das direkte Spüren ihres Körpers hatte das Geschwätz ihres Geistes anscheinend zeitweise abgeschwächt; das direkte, erfahrungsgestützte Wissen des Seins-Modus bedeutete, dass sie näher bei ihrer unmittelbaren reinen Erfahrung bleiben konnte und weniger durch Gedanken abgelenkt wurde.

Worin bestand Nancys Lernprozess? Sie war im Begriff zu entdecken, dass es andere Möglichkeiten gibt, wie man achtsam sein und um sich selbst wissen kann. Wenn sie auf die übliche Art und Weise an ihren Körper dachte, war ihr Geist sofort voll von Vorstellungen und Konzepten und all ihren Assoziationen. Jetzt erkannte sie, dass sie sich auf ihren Körper oder einen Körperteil in Form von unmittelbar erlebten Empfindungsmustern fokussieren konnte. Obwohl es ihr nicht bewusst war, hatte sie ihren Geistesmodus während dieses Experiments vom Tun zum Sein hin verlagert.

> Das unmittelbare Spüren unseres Körpers lässt die Botschaften des Körpers für uns lauter werden und das Geplapper unseres Geistes leiser.

Diese Verlagerung ist besonders wichtig für jene, die mit chronischer Niedergeschlagenheit zu kämpfen haben, denn bei ihnen sind die Gedanken, die so rasch einsetzen und die Oberhand gewinnen, oftmals negativ und voller Selbstkritik und ziehen sie in die Depression hinab. Zu erfahren, wie man den Körper mit vollem Bewusstsein bewohnen kann, ohne dem Sog unserer Gedanken über den Körper zum Opfer zu fallen, kann zu einer zutiefst befreienden Veränderung in unserem Verhältnis zu unserem Körper – und zum Leben im Allgemeinen – führen.

Mit der Zeit und fortlaufender Übung können wir dieses kleine Experiment, bei dem wir Achtsamkeit in unsere Hände gebracht haben, auf unseren ganzen Körper ausweiten. Dabei erleben wir möglicherweise eine deutliche Veränderung in der Art unserer Aufmerksamkeit. Statt unser Leben immer so sehr vom Kopf aus zu leben, lassen wir Gewahrsein in unseren Körper einziehen. Bei unseren Programmen zum Erlernen von Achtsamkeit fördern wir diese Veränderung durch eine Meditationspraxis, die als „Body Scan" bekannt geworden ist.

Der Body Scan

Der Body Scan ist eine im Liegen ausgeübte Meditationspraxis, die wir bereits in der ersten Stunde unserer Achtsamkeitsprogramme einführen. Die Teilnehmer*innen werden dann gebeten, mit Hilfe der Anleitung selbstständig mindestens zwei Wochen lang täglich zu Hause zu üben. Hören Sie beim ersten Mal auf jeden Fall erst die Einführung in den Bodyscan, Titel Nr. 2, an, bevor Sie den Body Scan selbst hören – Titel Nr. 3. Sie finden beides und alle weiteren Anleitungen auf https://www.arbor-online-center.de/begleitmaterial/ mit dem Code *dawdd19*. An den folgenden Tagen können Sie dann direkt den Body Scan, Titel Nr. 3, anhören. Der Body Scan leitet uns an, nacheinander jedem Teil des Körpers ganz unmittelbar und systematisch Aufmerksamkeit zu schenken. Wir werden ermutigt, im gegenwärtigen Moment in einer aufgeschlosseneren, engeren und freundschaftlicheren Beziehung mit unserem Körper zu stehen. Manchmal ist es eine Herausforderung, all den unterschiedlichen Partien des Körpers auf diese Weise Beachtung zu schenken. Aus diesem Grunde nutzen wir den Atem, der unser Gewahrsein in jeden Teil des Körpers „hineinträgt", und stellen uns vor oder erspüren, dass der Atem tatsächlich durch den ganzen Körper fließen kann und ein unmittelbar erfahrendes Spüren und Wissen aus derjenigen Körperregion mit sich bringt, auf die wir im Moment gerade achten.

Sie können diese Übung jetzt gleich durchführen (Titel Nr. 2 und 3). Sie können sie aber auch etwas später durchführen, wenn Sie im Moment keine Zeit haben.

Die Body-Scan-Meditation

1. Legen Sie sich an einem Ort, wo Sie sich warm und ungestört fühlen, bequem auf den Rücken. Sie können auf einer Übungsmatte, auf einem Teppich auf dem Boden oder auf Ihrem Bett üben. Lassen Sie zu, dass sich Ihre Augen sanft schließen.
2. Nehmen Sie sich etwas Zeit, um mit der Bewegung Ihres Atems und den Empfindungen in Ihrem Körper in Kontakt zu kommen. Wenn Sie bereit sind, lenken Sie Ihre Aufmerksamkeit auf die physischen Empfindungen in Ihrem Körper, insbesondere auf die Empfindungen von Berührung oder Druck an den Stellen, wo Ihr Körper Kontakt mit dem Boden oder dem Bett hat. Lassen Sie sich mit jeder Ausatmung tiefer in die Matte oder das Bett einsinken.
3. Besinnen Sie sich, um die richtige Absichtshaltung herzustellen, darauf, dass diese Zeit dazu dienen soll, „wacher zu werden", anstatt einzuschlafen. Besinnen Sie sich auch darauf, dass es hier darum geht, sich Ihres Erlebens gewahr zu sein, während es vor sich geht, wie auch immer es beschaffen sein mag. Es geht nicht darum, Ihre Stimmung zu verändern oder entspannter und ruhiger zu werden. Die Intention bei dieser Praxis besteht vielmehr darin, ein Gewahrsein in jede und alle Empfindungen zu bringen, derer Sie sich bewusst werden (oder in die Abwesenheit von Empfindungen), während Sie Ihre Aufmerksamkeit nacheinander systematisch auf jeden einzelnen Teil Ihres Körpers richten.
4. Bringen Sie Ihr Gewahrsein nun zu den Empfindungen im Bauchraum und spüren Sie das Muster der abwechselnden Wahrnehmungen an der Bauchdecke, wenn der Atem in den Körper hinein- und wieder aus ihm ausströmt. Nehmen Sie sich etwas Zeit, um zu spüren, was Sie empfinden, wenn Sie einatmen, und was Sie empfinden, wenn Sie ausatmen; wenn sich die Bauchdecke beim Einatmen hebt und wenn sie sich beim Ausatmen senkt.

5. Wenn Sie sich mit den Empfindungen im Bauchraum verbunden haben, gehen Sie mit dem Fokus oder dem „Scheinwerfer" Ihrer Aufmerksamkeit durchs linke Bein hinab bis in den linken Fuß und in die Zehen. Konzentrieren Sie sich nacheinander auf jede einzelne Zehe, bringen Sie eine sanfte, interessierte, liebevolle Aufmerksamkeit mit hinein; seien Sie mit der Qualität der Empfindungen, die Sie vorfinden, präsent, und erforschen Sie diese: Vielleicht spüren Sie die Empfindung von Kontakt zwischen den Zehen, vielleicht ein Kribbeln, ein Wärmegefühl, vielleicht auch Taubheit – einfach alles, was da ist, vielleicht sogar überhaupt keine Empfindungen, falls das der Fall ist. Alles ist in Ordnung. Ja, alles, was Sie empfinden, ist vollkommen in Ordnung – es ist einfach das, was hier und jetzt da ist.
6. Wenn Sie dazu bereit sind, spüren Sie oder stellen Sie sich vor, wie der Atem in die Lunge einströmt und dann durch den ganzen Körper fließt, durch das linke Bein bis hinab zu den Zehen am linken Fuß. Beim Ausatmen spüren Sie oder stellen sich vor, wie der Atem wieder den ganzen Weg aus den Zehen und dem linken Fuß empor-, durch das Bein und den Rumpf hinauf- und durch die Nase hinausfließt. Atmen Sie einige Atemzüge lang auf diese Weise weiter, so gut Sie es können: bei jeder Einatmung in die Zehen hineinatmen und bei jeder Ausatmung wieder aus den Zehen hinausatmen. Vielleicht ist es ein wenig schwierig, bis Sie herausfinden, wie das geht. Üben Sie dieses „Hineinatmen" einfach, so gut Sie können, und gehen Sie spielerisch damit um.
7. Lassen Sie nun, wenn Sie dazu bereit sind, mit dem Ausatmen die Zehen los und bringen Sie Ihre Achtsamkeit zu den Empfindungen der Unterseite Ihres linken Fußes – führen Sie eine sanfte, erkundende Achtsamkeit in die Fußsohle, in den Spann, in die Ferse (spüren Sie beispielsweise, wie Ihre Ferse auf der Matte oder auf dem Bett aufliegt). Versuchen Sie, mit jeglicher Empfindung „mitzuatmen" – sich des Atmens im Hintergrund bewusst, erkunden Sie „im Vordergrund" gleichzeitig die Empfindungen in Ihrer linken Fußsohle.

8. Lassen Sie Ihre Achtsamkeit sich jetzt auf den Rest des Fußes ausweiten – auf das Fußgelenk, die Oberseite des Fußes bis hinein in die Knochen und Gelenke. Nehmen Sie nun einen tieferen, bewussteren Atemzug und lenken Sie ihn in den gesamten linken Fuß hinab. Wenn der Atem mit dem Ausatmen alles loslässt, lassen Sie auch den linken Fuß ganz los und erlauben Sie dem Fokus Ihrer Achtsamkeit, zu Ihrem linken Unterschenkel überzugehen – nacheinander in die Wade hinein, ins Schienbein, ins Knie usw.
9. Gehen Sie weiter Ihren Körper durch, wobei Sie nacheinander eine Weile bei jedem Körperteil verweilen: dem linken Schienbein, dem linken Knie, dem linken Oberschenkel; den rechten Zehen, dann dem Fuß und dem Fußknöchel, dem rechten Unterschenkel, dem rechten Knie, dem rechten Oberschenkel; dem Beckenraum – den Lenden, den Genitalien, dem Gesäß und den Hüften; schließlich auch beim unteren Rücken und dem Bauchbereich, dem oberen Rücken, dem Brustraum und den Schultern. Gehen Sie dann zu den Händen über, wobei wir in der Regel beide gleichzeitig durchgehen. Zuerst verweilen wir bei den Empfindungen in den Fingern und den Daumen, den Handflächen und den Handrücken, den Handgelenken, den Unterarmen und den Ellbogen, den Oberarmen; wiederum den Schultern und den Achseln, im Nacken, im Gesicht (Kiefer, Mund, Lippen, Nase, Wangen, Ohren, Augen, Stirn) und schließlich im Kopf als Ganzem.
10. Wenn Sie in einem bestimmten Teil des Körpers Anspannung oder andere stärkere Empfindungen bemerken, können Sie in diese Empfindungen ebenso „hineinatmen" wie in alle anderen auch – nutzen Sie die Einatmung, um ein sanftes Gewahrsein in diese Empfindungen hineinzubringen, und spüren Sie, so gut Sie vermögen, was in diesem Bereich nun geschieht, falls etwas geschieht, während jeder Atemzug beim Ausatmen alles loslässt und entspannt.
11. Der Geist wird sich unweigerlich von Zeit zu Zeit vom Atem und vom Körper entfernen. Das ist ganz normal. Der Geist tut das nun einmal.

Wenn Sie es bemerken, erkennen Sie es sanft an, nehmen Sie zur Kenntnis, wohin der Geist abgewandert ist, und bringen Sie dann behutsam Ihre Aufmerksamkeit wieder zu demjenigen Körperteil zurück, auf den Sie sich konzentrieren wollten.

12. Wenn Sie auf diese Weise Ihren ganzen Körper mit Ihrem Gewahrsam „abgetastet" haben, nehmen Sie sich noch einige Minuten Zeit, um sich des Gespürs für den Körper als Ganzen bewusst zu werden wie auch für den Atem, der ungehindert in den Körper ein- und wieder aus ihm ausströmt.
13. Es ist auch sehr wichtig, daran zu denken, dass Sie beim Body Scan leicht einschlafen könnten, wenn Sie, wie die meisten Menschen heutzutage, unter einem leichten chronischen Schlafmangel leiden, da diese Übung im Liegen durchgeführt wird. Wenn Sie feststellen, dass Sie kurz davor sind, einzuschlafen, könnte es sich als hilfreich erweisen, Ihren Kopf mit einem Kissen zu unterstützen, die Augen offen zu lassen oder die Praxis im Sitzen statt im Liegen auszuführen.

Eine Meditation zur Entspannung?

Wie wir aus den Anleitungen zum Body Scan ersehen, besteht der Sinn dieser Praxis darin, sich des eigenen Körpers gewahr zu werden, so wie er ist. Der Sinn besteht nicht darin, einen Zustand der Entspannung zu erreichen. Und dennoch ergeben sich dabei oft so tiefe Entspannungszustände, dass die Übenden manchmal sogar einschlafen. Natürlich macht man sich, wenn das geschieht, häufig Vorwürfe, dass man nicht wach geblieben sei, und verfestigt dadurch die eigene Verstimmung durch Selbstkritik. Als Alternative könnte man ausprobieren, ob es anders ist, wenn man mit geöffneten Augen und im Sitzen übt, anstatt im Liegen oder wenn man zu einer anderen Tageszeit übt. Man kann auch eine wohlwollende Einstellung gegenüber dem Gefühl von Schläfrigkeit einnehmen, wenn ein solches auftritt. Und man kann erforschen, wie sich Schläfrigkeit von innen her anfühlt. Durch all diese Möglichkeiten lernen wir mit der Zeit, wie wir wach werden und wach bleiben, während wir die Meditation im Liegen praktizieren, ganz gleich, wie entspannt wir sein mögen oder auch nicht.

Jan stellte fest, dass sie sich beim Body Scan derart entspannte, dass ihr ihr Körpergefühl fast ein Gefühl des Schwebens vermittelte:

„Gegen Ende der Praxis war ich so entspannt, dass mir meine Glieder und mein Rumpf gar nicht real erschienen. Es mag merkwürdig klingen, aber es war wirklich herrlich, so als ob ich dahinschweben würde. Es ist schwer zu beschreiben. Ich glaube, mein Atem ging viel langsamer, ich würde auch meinen, dass mein Herz viel langsamer schlug. Ich hatte einfach das Gefühl, dass mein ganzer Körper irgendwie sehr langsam geworden war."

Jan berichtete auch, dass es eine große Erleichterung für sie gewesen sei, in eine geistige Ebene einzutreten, die nicht vom Denken beherrscht ist. Sie habe während des Body Scans allen gedanklichen Ballast loslassen können und empfand dies als zutiefst beruhigend.

Warum mögen wir es wohl entspannend finden, obwohl wir gar nicht bewusst versuchen, uns zu entspannen? Beim Body Scan sind wir ebenso wie bei der im 4. Kapitel beschriebenen Atemmeditation eingeladen, uns im jeweiligen Moment auf einen relativ eng begrenzten Aspekt unserer Gesamterfahrung zu konzentrieren. Außerdem gehen wir dabei über einen recht langen Zeitraum hinweg von einem Ort unserer Aufmerksamkeit in unserem Körper zum nächsten über. Wir können also erwarten, dass sich der Geist durch eine solche Disziplin mit der Zeit sammelt und dass wir uns infolgedessen entspannter fühlen. Solange Jan „im Kopf" lebte und ihr ihre Erfahrung nur indirekt, d. h. durchs Denken bewusst war, fiel es ihr sehr schwer, ihre Aufmerksamkeit richtig zu bündeln. Die Gedanken selbst sind flüchtig und unstet. Kaum sind sie einen Augenblick lang da, lösen sie auch schon Assoziationen und Erinnerungen aus, die uns weit von dem Ort wegbringen, an dem wir uns gerade eben noch befunden haben. Sie bieten dem Geist nicht den stabilen Fokus, den er braucht, wenn er sich sammeln und beruhigen soll. Wenn wir hingegen Achtsamkeit kultivieren, indem wir im jeweiligen Moment auf das detaillierte Muster an Empfindungen in einem bestimmten Körperteil Acht geben, verfügen wir über ein lebendiges, greifbares Objekt, an dem sich unsere

Aufmerksamkeit in jedem Augenblick festmachen kann, auch wenn sich die Lage des Objekts im Laufe der Zeit verändert, während wir durch den Körper wandern. Allein dadurch, dass sich Jans Geist auf diese Weise auf einen Gegenstand nach dem anderen fokussieren konnte, konnte er von selbst zur Ruhe kommen, und dadurch erlebte sie ein Gefühl von Sammlung, obwohl sie nicht danach gestrebt hatte.

Auf diese Weise fördert die nicht strebende Qualität der Achtsamkeit, die im 4. Kapitel vorgestellt worden ist, auch die Entwicklung von innerem Frieden und innerer Ruhe. Es gibt nichts weiter zu tun als wach zu sein, kein Ziel, das man erreichen müsste, keinen besonderen Zustand, nach dem man Ausschau halten oder den man anstreben müsste. Ganz gleich, welchen Empfindungen wir begegnen, wenn wir den Body Scan ausüben – und das können auch Taubheit oder gar keine Empfindungen sein, oder aber unangenehme oder sogar schmerzhafte Wahrnehmungen in bestimmten Regionen –, wir lassen alle Empfindungen so sein, wie sie sind, und versuchen nicht, sie irgendwie zu ändern. Wir versuchen nicht, die Kluft zu schließen zwischen der Art, wie die Dinge sind, und der Art, wie der tuende Geist sie gerne hätte. Stattdessen ruhen wir von Moment zu Moment in unserem Erfahren dessen, was bereits da ist und wahrgenommen werden will, unmittelbar erfasst werden will, ohne dass sich der denkende Geist dazwischenschaltet. Man könnte sagen, wir ruhen im Reich des Seins, im Gewahrsein selbst. Man kann sich unschwer vorstellen, dass eine solche Ausrichtung hinsichtlich unserer Erfahrung eine beruhigende Wirkung haben kann.

Vor diesem Hintergrund gesehen, ist es wohl wenig hilfreich, den Body Scan als eine Form von Entspannungstraining zu sehen, und zwar aus dem einfachen Grunde, dass dadurch wieder alte Denkgewohnheiten gefördert werden. Ebenso wie bei der Atemmeditation aus Kapitel 4 könnte man das Gefundene unabsichtlich in eine Erwartung verwandeln und die Entspannung schließlich zum Sinn und Zweck des Body Scans machen: „Diese innere Ruhe ist es, worum sich alles dreht; das bedeutet, dass ich am Vorankommen bin!" Genau dies hatte Jan erfahren. Sie hatte sich sehr entspannt, schwebend, wunderbar gefühlt. „Aber dann, zwei Tage später, glaube ich, fühlte ich mich wieder so ‚wegdriften'. Ich weiß noch, wie ich gedacht habe: ‚*Ah, jetzt kommt es wieder. Wie wunderbar.*' Aber sobald ich diesen Gedanken hatte, spürte ich, wie mir das Gefühl entglitt, und ich dachte: ‚*Oje, ich möchte doch so gerne wieder dieses schöne Gefühl haben!*' Ich war dann richtig enttäuscht. Die letzten zwei oder drei Male, als ich die Anleitungen gehört habe, habe ich mich vorher bei dem Gedanken ertappt: ‚*Oh, toll, hoffentlich fühle ich mich wieder so gut!*'. Aber das war nicht der Fall."

Jan hatte so dringlich Entspannung erfahren wollen, dass sie ihr entglitt wie Sand, der einem durch die Finger rieselt. Was kann Jan oder was können wir an dieser Stelle tun?

Wenn wir den Body Scan beruhigend und ausgleichend finden, können wir uns dieser Empfindungen einfach erfahrend bewusst sein. Gefühle zu erfahren bedeutet zu wissen, dass sie kommen und gehen; sie kommen auf und verschwinden. Es geht darum, für sie da zu sein, sich ihrer unmittelbar gewahr zu sein, so wie sie sind, ob es sich nun um angenehme, unangenehme oder neutrale und kaum wahrnehmbare Gefühle handelt.

Mit der Zeit entdeckt man ganz von selbst, welch eine Kraft darin liegt, auf diese Weise mit allem zu arbeiten, was sich beim Body Scan zeigt. Es ist die Basis für eine tiefe Einsicht: Wenn wir nicht länger versuchen, angenehme Gefühle zu erlangen, ist die Wahrscheinlichkeit größer, dass diese Gefühle von selbst aufkommen werden. Mit dieser Einsicht kann eine weitere tief gehende Lektion gekoppelt sein: Wir *haben bereits* die Fähigkeit, tief in uns selbst Frieden und Glück zu erfahren. Wie bereits gesagt wurde, brauchen wir nicht erst genügend Punkte zu erzielen, um sie uns zu verdienen, und wir brauchen ihnen auch nicht woanders nachzujagen. Wir brauchen einfach nur zu lernen, wie wir uns geschickt selbst aus dem Weg gehen. Wenn wir uns nicht mehr selbst im Weg stehen, können sich die tiefen Quellen von Frieden und Glück in uns von selbst offenbaren, so dass wir sie leichter annehmen können. Für diejenigen, die über weite Strecken ihres Lebens gegen das Unglücklich-Sein „angekämpft" haben, kann dies eine große Befreiung bedeuten.

> Wenn wir aufhören, angenehme Gefühle erzwingen zu wollen,
> haben diese mehr Freiheit, von selbst aufzukommen.
> Wenn wir aufhören, uns unangenehmen Gefühlen
> widersetzen zu wollen,
> stellen wir vielleicht fest, dass diese von selbst weggehen.
> Wenn wir aufhören, irgendetwas geschehen machen zu wollen,
> eröffnet sich uns vielleicht eine ganze Welt
> voller frischer, unerwarteter Erfahrungen.

Die Einladung des Body Scan und aller Achtsamkeitspraktiken an uns lautet, dass wir unsere Erwartungen so gut wie möglich aufgeben. Erwartungen können zu Zielvorstellungen werden, die sich derjenigen Erfahrung, die wir im Moment haben, dann in den Weg stellen. Wenn wir jedoch erkennen, dass wir Erwartungen aufbauen, so wie es bei Jan war, dann können wir sehen, wie anfällig wir dafür sind, bestimmte Aspekte unserer Erfahrung in Zielvorstellungen zu verwandeln – an sich schon eine sehr wichtige Lektion. Diese hilft uns zu erkennen, wann wir in den Modus des Tuns übergehen. Durch das regelmäßige Üben von Achtsamkeit im Body Scan konnte Jan dieses Muster durchschauen und schließlich über seine Spielereien lachen.

Geistiges Abschweifen: Eine weitere Gelegenheit, den Tun-Modus zu erkennen

Eine der nützlichsten Funktionen des Geistes besteht darin, immer wieder unerledigte Angelegenheiten auf den Tisch zu bringen, so dass die Ziele, die wichtig für uns sind, nicht verloren gehen. Dieses kleine Wecksystem kann uns davor bewahren, einen wichtigen Termin zu versäumen, oder dafür sorgen, dass wir eine beschädigte Freundschaft, die uns am Herzen liegt, wieder in Ordnung bringen. Doch diese Funktion hat auch die

Neigung, sich zum Dienst zu melden, wenn wir sie nicht brauchen können, wie Lauren bei ihrer Praxis des Body Scans feststellen musste.

In letzter Zeit war in Laurens Familie einiges geschehen. Ihr betagter Schwiegervater Phil war kürzlich gestürzt und hatte sich die Hüfte gebrochen, und es hatte allen viel Mühe bereitet, eine Möglichkeit zu finden, wie er gut gepflegt werden könne. All seine Kinder und deren Ehepartner arbeiteten nämlich ganztägig. Lauren konzentrierte sich gerade auf die Empfindungen in ihrer Hüftgegend, als sie merkte, dass ihre Gedanken abschweiften.

„Zuerst spürte ich nur in meine Hüfte hinein", meinte sie, „dann nahm ich wahr, wie ich über ihre Form nachdachte und mich an ein Bild der Hüfte in meinem Biologiebuch erinnerte. Dann kam mir Phils gebrochene Hüfte in den Sinn – und ich fing an, mir Gedanken zu machen, wie er da im Krankenhaus liegt."

Wir können sehen, dass der erste Schritt des Abschweifens bei Lauren noch ein relativ subtiler war: Sie hatte einen Übergang vollzogen von ihrer Konzentration auf die unmittelbare Empfindung der Hüfte zum *Denken über* die Hüfte – vom Wissen durch Erfahren zum Wissen durch Ideen oder Vorstellungen.

Und sobald die Büchse der Pandora einmal geöffnet war, kamen all die Assoziationen, Erinnerungen und anderer Ballast des Tun-Geistes emporgeströmt, um Lauren immer weiter von ihrem Fokus abzubringen: zuerst zu einer Assoziation aus ihrer Vergangenheit, dann zu ihrem Schwiegervater und von dort zu einem Bild von ihm, wie er in seinem Krankenhausbett liegt. Die Schlangenlinien ihrer geistigen Streifzüge endeten dort aber noch nicht:

„Das ließ mich dann an Bills [ihres Mannes] Schwester denken. Sie hat gesagt, sie würde sich frei nehmen, um nach ihm zu sehen, hat es aber nicht gemacht. Dann dachte ich an ein schwieriges Telefongespräch, bei dem ein anderes Mitglied der Familie mir gesagt hat, dass es sich einfach nicht mehr um die Eltern kümmern kann."

Sobald Laurens Aufmerksamkeit einmal von ihrem beabsichtigten Fokus auf die Empfindungen in ihrem Körper abgekommen war, verlagerte sie sich auf die unerledigte Frage der Familienfürsorge. Ab einem gewissen Punkt (sie wusste nicht mehr genau, ab welchem) nickte Lauren schließlich einige Minuten lang ein.

Zuerst ärgerte sich Lauren, dass ihr Geist immer wieder abschweifte. Doch nachdem sie den Body Scan zwei Wochen lang geübt hatte, bemerkte sie, dass sich etwas in ihr veränderte. „Früher", so sagte sie, „habe ich mich innerlich fürchterlich aufgeregt und um mich geschlagen – nur gedanklich natürlich. Ich habe gegrübelt und gegrübelt: *‚Es kümmert sich doch keiner; ich bin die Einzige, die weiß, wie Phil gepflegt werden muss, und wenn Gail es nicht tun will, kann sie meinetwegen sonst wo bleiben!'* Tja, die Schläge, die ich im Geiste ausgeteilt habe, haben nur mir selbst weh getan, weil es ja sonst gar keiner mitbekommen hat. Jetzt kann ich den Stress in meinem Körper fühlen, aber ich renne nicht mehr weg und rege mich auch nicht mehr darüber auf, dass ich mich aufrege."

Lauren hatte entdeckt, dass es, wenn ihre Aufmerksamkeit abschweifte, wirksamer und angemessener war, innerlich lächelnd diese Tatsache einfach anzuerkennen und ihren Geist wieder sanft dahin zurückzubringen, wo sie ihn haben wollte, anstatt sich selbst Vorwürfe zu machen. Außerdem, so sagte sie, erlaube ihr die Rückkehr zur Ebene der Empfindung, mit dem Stress in ihrem Leben zwar in Kontakt zu sein und ihn zu „spüren", jedoch ohne in eine Überreaktion zu verfallen.

So etwas wie eine schlechte Meditation gibt es nicht

Ob wir nun erwarten, dass der Body Scan uns Entspannung und Ruhe bringen möge, oder ob wir uns selbst dafür schelten, dass wir unseren Geist haben abschweifen lassen; immer sind wir schnell dabei, der Meditation Ziele anzuheften und eine bestimmte Sitzung als „gut" oder „schlecht", als „erfolgreich" oder „nicht erfolgreich" einzuschätzen. Aufgrund unserer Aversion gegenüber unangenehmen Emotionen sind wir möglicherweise auch versucht zu sagen, wir hätten eine „schlechte" Sitzung gehabt, wenn wir währenddessen ungeduldig, rastlos, bedrückt, zappelig oder gereizt waren, wenn uns kalt oder heiß war oder wir Schmerzen hatten. Vielleicht wollen wir den Body Scan nie wieder machen, denn die Meditation hat ja ganz offensichtlich „nicht funktioniert". Irgendetwas hat nicht gestimmt: Vielleicht geben wir der Sprecher*in die Schuld oder der Lehrer*in oder der Methode, oder wir halten uns selbst für eine(n) Versager*in. Und wenn wir uns auch noch ausmalen, dass andere zur selben Zeit wunderbare Erfahrungen mit dem Body Scan machen, haben wir noch einen weiteren Grund zu glauben, wir hätten versagt.

So etwas wie Versagen gibt es bei der Meditation nicht, solange wir achtsam auf unsere eigene Erfahrung sind, wie auch immer sich diese darstellt. Dies ist ja gerade der Grund, warum der Body Scan so wirkungsvoll ist. Er gibt uns eine Gelegenheit nach der anderen, im Seins-Modus mit seinem unmittelbar erfahrenden Wissen zu bleiben oder zu ihm zurückzukehren, selbst in der Gegenwart von starken Emotionen, Gedanken oder Körperempfindungen. Wie all die anderen Meditationspraktiken wird auch der Body Scan zu einem Versuchslabor für unser eigenes Lernen und Wachsen – des *Lernens*, nicht mehr in endlosen Kreisläufen des Grübelns und Unzufriedenseins stecken zu bleiben, und des *Hineinwachsens* in eine größere Vertrautheit und Zufriedenheit mit uns selbst. Alles, was von Augenblick zu Augenblick beim Body Scan aufsteigt, wird zu unserem Lehrmeister, der dieses Lernen und dieses Wachsen unterstützt, ob es nun als etwas Angenehmes, etwas Unangenehmes oder etwas Neutrales erscheint.Der Body Scan zielt darauf ab, uns von dem Leiden und den geistigen Qualen zu befreien, die entstehen, wenn man etwas anders haben will, als es in diesem Augenblick ist. Beim Body Scan sind wir, wie im Leben selbst, in einer sehr viel stärkeren und freieren Position, wenn wir den Wunsch aufgeben können, uns ruhig – oder erleuchtet oder friedvoll oder von Freude erfüllt – fühlen zu wollen, und stattdessen lernen, mit dem präsent zu sein, was wir eben gerade fühlen.

> So etwas wie eine „gute" oder eine „schlechte" Meditation gibt es nicht, solange wir bewusst achtsam sind und klar sehen, was sich im gegenwärtigen Augenblick zeigt.

Das kann bedeuten, dass wir in bestimmten Regionen unseres Körpers eine Anspannung oder eine Unruhe bemerken und dies so sein lassen, wie es ist, anstatt eine geistige Tirade zu beginnen, warum wir solchen Stress verspüren.

Es kann bedeuten, dass wir ein allgemeines Gefühl von Müdigkeit bei uns feststellen, uns aber nicht durch Ermahnungen zermürben, dass wir munter werden und in Schwung kommen sollten.

Es kann bedeuten, dass wir einen Schimmer von Frieden oder Freude unter all den Schichten von Bedrückung, Anspannung oder Gereiztheit verspüren und einfach wissen, dass dieser da ist, ohne hektisch zu graben, um ihn an die Oberfläche zu zerren und zu verlangen, dass er genau jetzt unser vorherrschendes Gefühl sein müsse.

Achtsames Erwachen am Morgen

Kehren wir dorthin zurück, wo wir angefangen haben: bei dem unangenehmen Gefühl von Schwere und Erschöpfung nach dem Aufwachen. Vielen von uns mag es äußerst schwer fallen, damit umzugehen. Natürlich möchten wir diese Gefühle am liebsten nicht haben. Doch genau hier kann sich der Body Scan als wahrhaft nützlich erweisen. Selbst wenn wir ihn erst seit ein paar Tagen praktizieren, haben wir bereits damit begonnen, uns auf den Körper so zu beziehen, wie er ist, und nicht, wie wir ihn haben möchten. Beim Body Scan entdecken wir die Möglichkeit, die Dinge von einer neuen Perspektive aus anzugehen, und diese lässt sich dann jederzeit anwenden, auch wenn wir nicht die Zeit zu einem ausgedehnten Body Scan haben.

Wie können wir also beim Aufwachen anders an die Situation herangehen? Wir werden in der Lage sein, die ersten Anzeichen eines beginnenden Teufelskreises zu erkennen, und werden anfangen, das Verweilen im Seins-Modus zu praktizieren: Wir werden unsere Aufmerksamkeit unmittelbar auf die Empfindungen in unserem Körper lenken und im Gewahrsein dessen verweilen, wie diese sind. Dadurch können wir mit den unangenehmen Empfindungen präsent sein, ohne sie verdrängen zu wollen und ohne sie noch schlimmer zu machen, indem wir über sie nachdenken. Selbst in den frühesten Stadien der Praxis des Body Scan kann diese Alternative zum Modus des Tuns bereits eine positive Auswirkung auf etwas so Verbreitetes und Profanes wie die Morgenmüdigkeit zeigen. Jenes Schweregefühl wird ja durch negative Gedanken noch erheblich verstärkt. Doch in der gleichen Situation angewandte Achtsamkeit – indem wir ein sanftes, mitfühlendes Gewahrsein in die Empfindungen unseres Körpers lenken, ohne sie verändern zu wollen, und indem wir alle Gedanken über die Empfindungen, über uns selbst oder über irgendetwas anderes loslassen – kann uns ein großes Maß an neuer Energie verleihen.

Warum sollte man beim Body Scan bleiben?

In unseren Achtsamkeits-Schulungsprogrammen wird dem Body Scan eine sehr große Bedeutung zugemessen. Von Anfang an verwenden unsere Teilnehmer 45 Minuten pro Tag auf diese Praxis, und zwar mindestens die ersten beiden Wochen lang, sechs Tage die Woche, selbst wenn sie, was häufig der Fall ist, noch keinen unmittelbaren Nutzen spüren können. Wenn Sie feststellen, dass Sie damit ringen, mit der Praxis weiterzumachen, können Sie sich nach den folgenden Ratschlägen richten, die wir auch den Teilnehmern unserer Trainingsprogramme ans Herz legen: Machen Sie es einfach, so gut Sie es können, und bleiben Sie dabei, ob Sie nun der Meinung sind, es „funktioniere" oder es „funktioniere nicht". Die Praxis selbst wird Ihnen letztendlich neue Möglichkeiten offenbaren, wenn Sie nur dabeibleiben. Warum?

- Weil der Body Scan eine wundervolle Arena bietet, in der Sie einen neuen, erfahrungsbezogenen Weg des Wissens kultivieren können.
- Weil der Body Scan uns die Möglichkeit bietet, wieder in Verbindung mit unserem Körper zu gelangen, der eine Schlüsselrolle beim Erfahren und beim Ausdrücken von Emotionen spielt.
- Weil achtsames Gewahrsein der Empfindungen in unserem Körper die Verbindungen zwischen dem Körperempfinden und dem Denken durchtrennen kann, die den Kreislauf des Grübelns und Unfriedens in Gang halten.
- Weil der Body Scan uns beibringt, wie wir eine weise und offene Achtsamkeit in bestimmte Körperteile einbringen können, selbst wenn diese der Schauplatz von überaus unangenehmen Empfindungen sind – eine Fähigkeit, die wir dann auch auf andere Aspekte unseres Lebens übertragen können.

Am Horizont erscheint dann die Möglichkeit, dass wir uns selbst von einigen unserer einengendsten selbstauferlegten Beschränkungen befreien können, die unserem Glück und unserem Wohlbefinden im Wege stehen.

Sobald wir einmal eine gewisse Erfahrung mit dem Body Scan haben, können wir diese Art der Achtsamkeit innerhalb kürzester Zeit zum Einsatz bringen. Wir können den Körper sogar während eines einzigen Ein- und eines Ausatmens „durchscannen", oder wir können einfach fünf Minuten lang – oder auch nur eine oder zwei Minuten lang – „mit dem ganzen Körper" atmen, bevor wir aus dem Bett steigen.

Das könnte den Verlauf des ganzen vor uns liegenden Tages ändern.

3

Niedergeschlagenheit und Unzufriedenheit transformieren

6

Wieder in Kontakt mit unseren Gefühlen kommen –

mit denen, die wir mögen, mit denen, die wir nicht mögen, und mit denen, von denen wir nicht wissen, dass wir sie haben

John war gerade auf der Fahrt von der Arbeit nach Hause, als vor ihm ein Lastwagen zurücksetzte und auf seinen Wagen auffuhr. Der Schaden war zwar nicht groß, aber doch so, dass John bei der Versicherung würde anrufen müssen. Was die Sache noch schlimmer machte: Der Lastwagenfahrer bestritt, dass er rückwärts gefahren sei. Er behauptete, John habe ihn von hinten gerammt. John fuhr in stiller Wut heimwärts. Er war angespannt, sein Gesicht rot, sein Blutdruck auf 180, die Stirn gerunzelt. Als er zu Hause ankam, ließ er sich in einen Sessel fallen und beschloss, sich erst morgen um die Sache zu kümmern. Das hob seine Laune wieder. Er sah die Post durch – der erste Brief kam von seiner Bank, die ihn um einen Anruf bat, um etwas in Zusammenhang mit seinen Rentenzahlungen zu klären. John schoss hoch, klatschte den Brief auf den Tisch und stürmte aus dem Haus.

Erst später, als er und seine Frau darüber geredet hatten, wurde John klar, dass seine Anspannung wegen des Unfalls auf seine Reaktion auf den (an sich neutralen) Brief übergegriffen hatte. Seine Frau und seine Kinder sagten, sie hätten allein durch sein Auftreten gemerkt, dass er unter Strom stand. Sein angespannter Körper und seine Haltung hätten ausgedrückt, dass er den Kragen gestrichen voll hatte. John selbst war es überhaupt nicht bewusst gewesen, dass er sich immer noch so erregte. Er blickte überrascht drein, als seine Frau ihn fragte, ob er sich denn nun besser fühle, und stritt ab, noch irgendwelche Gefühle wegen des Unfalls oder des Briefes zu hegen. Er wischte beides als bloße ärgerliche Zwischenfälle weg und sagte mit einem gezwungenen Lächeln, das für seine Frau eher wie eine Grimasse aussah, es ginge ihm bestens.

John stand absolut nicht in Kontakt mit den Signalen, die ihm sein Körper sandte – nicht nur bei dieser einen Gelegenheit, sondern überhaupt. Folglich war er sich auch seiner emotionalen Reaktionen nicht vollständig bewusst – zumindest nicht, ehe sie seine Stimmung bereits gedrückt hatten. Doch dann war es zu spät, um noch rechtzeitig zu handeln und auf sie einzugehen. Und nicht nur das – Johns Überreaktion auf den Brief von der Bank war auch eine direkte Folge der noch bestehenden Anspannung wegen seiner Begegnung mit dem Lastwagenfahrer. Seine mangelnde Achtsamkeit bedeutete, dass sein Gemütszustand in einem Ausmaß von seinem Körper und seinen Emotionen beherrscht wurde, das ihn erschreckt hätte. Wie wir im 2. und im 5. Kapitel erfahren haben, liefert unser körperlicher Zustand wichtige Informationen an den Geist, und wenn wir diese nicht beachten, können unser Urteilsvermögen, unsere Gedanken und Gefühle stark beeinträchtigt sein. Eine gerunzelte Stirn beispielsweise lässt uns unsere Erfahrungen negativer bewerten. Auf die gleiche Weise hatten Johns körperliche Anspannung und sein verzerrter Gesichtsausdruck eine Frustration geschürt, die auf seine Reaktion auf den Brief von der Bank übergriff.

Die Tatsache, dass er sich der ganzen Bandbreite seiner emotionalen und körperlichen Reaktionen nicht bewusst war, war eine direkte Folge seines Versuchs, Gefühle zu vermeiden, die er nicht haben wollte.

Warum wir „abschalten"

Wie wir im 2. Kapitel erläutert haben, ist es verständlich, dass wir unsere Emotionen zu Feinden machen, wenn wir in der Vergangenheit schmerzhafte Stimmungslagen und Gefühle erfahren haben. Wir reagieren auf unser eigenes Unglücklichsein, als wäre es eine Bedrohung, und demzufolge wird das Vermeidungssystem im Gehirn eingeschaltet. Nicht nur, dass annäherungsbezogene Verhaltensweisen wie etwa Neugier, Interesse und Wohlwollen eingeschränkt werden, nein, der Geist wird auch dazu gebracht, seine eigenen Hervorbringungen abzuwenden, indem diese verdrängt, unterdrückt, übertönt werden oder indem irgendwie vorgeschützt wird, sie seien gar nicht da, auch wenn sie da sind. Der Effekt ist nicht nur der, dass wir uns von negativen oder unangenehmen Gefühlen und Körperempfindungen abspalten, sondern möglicherweise sogar der, dass unsere Fähigkeit, überhaupt etwas zu fühlen – sei es positiv oder negativ –, erstickt wird. Wir hindern uns daran, sinnvoll mit der Niedergeschlagenheit umzugehen, und verstärken noch das Gefühl, irgendwie nicht mehr mit der vollen Erfahrung des Lebendigseins verbunden zu sein, ohne jedoch genau zu wissen, warum.

Dieser Versuch, unsere eigenen Emotionen, unsere Gedanken, Gefühle und körperlichen Wahrnehmungen zu unterdrücken, wird als *experiential avoidance* (Vermeiden von Erfahrungen) bezeichnet. Es überrascht nicht weiter, dass dies zu einer Gewohnheit werden kann. Wer würde Gefühle und körperliche Empfindungen nicht ausblenden wollen, wenn die Nachrichten, die auf dieser Wellenlänge hereinkommen, allzu oft unangenehmer Natur gewesen sind? Doch vorzuschützen, dass ein Gefühl eigentlich gar nicht da sei, ist so, als höre man bei einer Fahrt auf der Autobahn ein seltsames Geräusch aus dem Motorraum und stelle einfach nur das Radio etwas lauter. Das mag ja das Geräusch ganz gut übertönen, schützt aber nicht davor, dass der Motor einige Kilometer weiter den Geist aufgibt. Der Psychologe Steve Hayes und seine Kollegen haben aus über einhundert Forschungsstudien geschlossen, dass viele Formen von emotionalen Störungen die Folge ungesunder Bemühungen sind, vor Emotionen zu fliehen und sie zu vermeiden – mit anderen Worten, die Folge von Erfahrungsvermeidung. Wenn wir versuchen, körperliche Empfindungen, Gedanken und Gefühle abzublocken, die ein wesentlicher Bestandteil unseres emotionalen Erlebens sind, dann droht im psychologischen Sinne auch unser seelischer „Motor" den Geist aufzugeben!

Auf die Dauer funktioniert Erfahrungsvermeidung schlichtweg nicht als Methode, unerwünschte und unangenehme Gefühle loszuwerden. Ob wir uns ihrer bewusst sind oder nicht, die unangenehmen Gefühle sind ja immer noch da und lösen immer noch Gewohnheitsreaktionen aus, die ein vorübergehendes Gefühl von Unbehagen in lang anhaltendes Leiden verwandeln können. Solange wir uns ihrer nicht bewusst sind, werden unangenehme Gefühle unsere Haltungen und unsere Urteile direkt und indirekt so beeinflussen, dass unsere Unzufriedenheit nur noch geschürt wird. Solange wir uns ihrer nicht bewusst sind! Genau da liegt das Problem. Wenn das „Abschalten" von Gefühlsempfindungen zur Gewohnheit geworden ist, wie können wir dann lernen, sie „wieder anzuschalten", ohne uns von ihnen überwältigen zu lassen? Es mag hilfreich sein zu wissen, dass ein bestimmter Teil unseres inneren Erlebens uns dabei unterstützen kann. Man nennt ihn das „innere Barometer".

Das innere Barometer

Wenn wir auf der Suche nach einer neuen Bleibe sind, wenden wir oft viele Stunden für die Besichtigung in Frage kommender Häuser auf. Sind Sie dabei je auf ein Objekt gestoßen, das einfach perfekt klang – genau die richtige Anzahl von Zimmern, mehr als genug Wohnfläche, ausgezeichnete Ausstattung und wunderbare Lage –, bis Sie es tatsächlich besichtigt haben? Sobald Sie durch die Tür kamen, wussten Sie, dass es nicht das Richtige ist, vielleicht ohne genau sagen zu können, warum. Es war einfach Intuition, es war Ihnen bewusst – Sie spürten es genau –, konnten es aber dennoch nicht in Worte fassen. Es war einfach irgendwie ein Indikator für Ihre unmittelbare Bewertung der Situation, aus dem Bauch heraus. Das Gefühl war vielleicht sogar so stark, dass Sie diesen Ort am liebsten sofort wieder verlassen hätten.

Unsere Gefühle mögen zwar viele Dimensionen haben, doch ihnen allen liegt eine einzige Messlatte im Gehirn zugrunde, die eine Erfahrung schlicht als „positiv", „neutral" oder „negativ" registriert. Diese Fähigkeit funktioniert fast wie ein inneres Barometer. So wie ein echtes Barometer eine kontinuierlich gemessene Angabe des atmosphärischen Drucks liefert, liefert auch dieses innere Barometer eine Angabe der „inneren Atmosphäre" unseres Befindens in jedem einzelnen Augenblick. Doch so wie wir das echte Barometer *lesen* müssen, um Informationen über das Wetter zu erhalten, werden wir auch dieses innere Barometer lesen (und, wenn nötig, zu lesen lernen) müssen, und zwar indem wir uns bewusster werden, was wir in jedem einzelnen Moment tatsächlich empfinden. So bekommen wir die Möglichkeit, angemessener und mit mehr Ausgeglichenheit zu handeln – besonders in sehr schwierigen Situationen.

Das können wir lernen, indem wir ganz genau auf die Abfolge unserer Reaktionen auf jeden Gegenstand, jede Person, jeden Ort und jedes Ereignis achten, denen wir begegnen. Dabei werden wir merken, dass wir die jeweilige Erfahrung instinktiv als angenehm, unangenehm oder neutral empfinden. Wird eine Erfahrung als angenehm empfunden, nimmt die Reaktionskette tendenziell einen Verlauf, bei dem wir uns gewahr werden, dass wir die Erfahrung gerne noch ausdehnen würden. Wird eine Erfahrung als unangenehm empfunden, gehen die Reaktionen in eine Richtung, die uns das Gefühl gibt, dass die Erfahrung weggehen soll oder wir vor ihr entfliehen möchten. Häufig geschieht all das größtenteils völlig automatisch und spielt sich unter der Oberfläche unseres Bewusstseins ab.

> Jeder von uns besitzt einen inneren Erfahrungsmonitor, der registriert, ob etwas angenehm, unangenehm oder neutral ist. Dieser Monitor kann als eine Art Frühwarnsystem dienen. Wenn wir lernen, dieses System zu lesen, können wir uns von unwillkürlichen Aversionsreaktionen und dadurch vom Grübeln befreien.

Wenn wir tatsächlich *üben*, Achtsamkeit in die Abfolge unserer Reaktionen auf bestimmte Momente und Umstände zu bringen, bekommen wir dadurch jedes Mal die Gelegenheit, das Band zu zerreißen, das diese elementaren „Bauchgefühle" und die vollkommen automatischen, größtenteils unbewusst ablaufenden, unmittelbar folgenden Reaktionen aneinander kettet – insbesondere diejenige Reaktion, die wir als Aversion beschrieben haben. Da das „Unbehagen" allen negativen Emotionen – Traurigkeit, Wut, Ekel und Angst – gemeinsam ist und ihnen zugrunde liegt, haben wir so die Chance, ein einheitliches „Frühwarnsystem" für alle belastenden Emotionen zu entwickeln, in welcher Form auch immer sie in unser Bewusstsein treten. Wenn wir uns mit großer Feinfühligkeit auf die Botschaften unseres inneren Barometers einstimmen, können wir jegliches unangenehme Gefühl, das wir vorher vielleicht ausgeblendet hatten, bereits *während seiner Entstehung* als solches erkennen. Indem wir es uns bewusst machen, schwächen wir seinen Einfluss auf unser Gemüt ab und versetzen uns in die Lage, derart zu reagieren, dass keine Aversion ausgelöst oder vertieft und ein Abgleiten in die Depression weniger wahrscheinlich wird.

Was ist der zuverlässigste Weg, sich auf dieses Frühwarnsystem einzustimmen? Wir haben es bereits im 5. Kapitel angedeutet: Wenn wir in bestimmter Weise auf unseren Körper achtsam sind, können wir unser inneres Barometer finden und weisen Gebrauch davon machen.

Wie sich neue Möglichkeiten eröffnen

Wir brauchen einen effektiven Weg, uns auf Körperwahrnehmungen und Gefühle einzustimmen, damit wir unsere intuitive Einschätzung einer jeden Situation unmittelbar und direkt erfassen können. Dadurch ergibt sich die Chance, auf die jeweilige Situation sinnvoller zu reagieren als durch unsere gewohnten, automatisch ablaufenden emotionalen Reaktionen.

Wenn uns beispielsweise eine flüchtige Erinnerung ganz plötzlich traurig oder unglücklich macht, brauchen wir vielleicht nicht unbedingt zu wissen, welcher Aspekt an dieser Erinnerung unser Gefühl ausgelöst hat. Die Erinnerung an sich bzw. die Emotion, die dadurch hervorgerufen wurde, wird als „unangenehm“ eingestuft, und es ist dieses „Bauchgefühl“ des Unbehagens, welches die nachfolgende Kettenreaktion auslöst. Früher war genau das vielleicht der Beginn der Abwärtsspirale – muss es jedoch nicht mehr sein. Denn *wir können den Sturzbach der unbewussten Reaktionen in eine Abfolge von bewussten Entscheidungsmöglichkeiten umwandeln.*

Der Augenblick, in dem wir bemerken, dass Aversion aufkommt als Reaktion darauf, dass wir ein Vorkommnis (etwa ein trauriges Gefühl) als unangenehm eingestuft haben, wird zu einem bestimmenden Moment – einem Entscheidungspunkt, an dem Achtsamkeit neue Möglichkeiten eröffnen kann. Wenn wir nun ein friedliches, nicht urteilendes Gewahrsein direkt in die körperlichen Empfindungen lenken, die mit der Traurigkeit einhergehen, können wir unmittelbar einen weiseren Gebrauch von den Informationen machen, die in den Empfindungen und Gefühlen selbst stecken. Mit der Zeit werden wir Möglichkeiten entdecken, wie wir uns der Traurigkeit selbst achtsam zuwenden können, so wie sie im Körper gefühlt wird. Dadurch erhöht sich die Wahrscheinlichkeit immens, dass sich die Traurigkeit entweder auf der Stelle auflöst oder aber im Laufe der Zeit allmählich von selbst verklingt.

Jetzt beginnen wir vielleicht langsam zu erkennen, wie uns die Achtsamkeit auf das unmittelbar gefühlte körperliche Erleben wieder mit Emotionen in Verbindung setzt, denen wir vielleicht aus dem Weg gegangen sind. Vielen mag es anfangs noch schwer fallen, zwischen jener ersten Wahrnehmung der „unangenehmen" Eigenschaft an einer Erfahrung und der nachfolgenden Aversionsreaktion zu unterscheiden, denn beide werden wahrscheinlich wie ein miteinander verschmolzenes Ganzes erlebt. Das ist aber nicht unbedingt ein Problem, denn wir können stets einen Schritt nach dem anderen machen. Zunächst sind wir vielleicht in der Lage, das „miteinander verschmolzene Ganze" als ein bestimmtes Gefühl von Anspannung irgendwo im Körper wahrzunehmen, das sich irgendwie unangenehm anfühlt. Als Nächstes können wir, wenn wir die Anspannung auf der körperlichen Ebene wahrgenommen und uns etwas mehr mit ihr vertraut gemacht haben, damit beginnen, den Komplex „unangenehmes Gefühl / Aversion" mehr und mehr zu durchschauen. Das ist bereits ein großer Fortschritt! Durch das Ausüben von Meditationen, die speziell darauf ausgerichtet sind, unser Körperbewusstsein zu verfeinern (so wie der Body Scan und andere in diesem Kapitel beschriebene Praktiken), wird es uns dann leichter fallen, die unangenehme Qualität des Gefühls zu entdecken, *bevor* sie Aversion auslöst. Schließlich und ganz allmählich erkennen wir dann vielleicht, dass es sich um etwas Verschiedenes handelt: das zuerst registrierte Unbehagen, dann die Reaktion des „Holt mich hier raus!" der Aversion, welche wiederum als unangenehm registriert wird, und der Kreislauf, der sich so fortsetzt.

Es mag hilfreich sein zu wissen, dass die am leichtesten zu erkennenden Zeichen von Aversion im Körper folgende sind: Verspannungen in den Schultern oder im unteren Rücken, gerunzelte Stirn, zusammengebissene Kiefer und Verhärtung des Bauchs. Wir zeigen diese Kampf- oder Flucht-

Reaktionen, ob wir nun vor einem Tiger davonlaufen oder vor unseren eigenen Gefühlen. Wie John nehmen wir allerdings diese körperlichen Abwehrreaktionen nicht mehr wahr, wenn der Tiger in uns selbst sitzt, bereits seit geraumer Zeit da ist und nicht die Absicht hat, das Gelände wieder zu räumen.

Wie können wir uns also Schritt für Schritt des beschriebenen „Ensembles" bewusster werden – derjenigen Körperempfindungen, die die Verschmelzung des anfänglich am Barometer abgelesenen „unangenehmen Gefühls" mit dem Sturzbach der darauf folgenden angewöhnten Reaktionen offenbaren? Wir haben bereits damit begonnen, denn es gibt jedes Mal, wenn wir den Body Scan praktizieren (siehe Kap. 5), eine unbegrenzte Anzahl von Gelegenheiten dazu. Können wir Augenblick für Augenblick Gefühle von Behagen oder Unbehagen und deren unmittelbare Manifestation als Empfindungen im Körper wahrnehmen? Wenn wir mit dieser Praxis fortfahren, werden wir auf natürlichem Wege immer vertrauter mit den Gefühlen, die sich nicht nur in bestimmten Bereichen des Körpers ausdrücken, sondern auch im Körpergefühl als Ganzem, das im Gewahrsein gehalten wird, so wie wir es am Ende jeden Body Scans tun.

Mit Hilfe der Übungen in diesem Kapitel können wir unsere Fähigkeit erweitern und vertiefen, den ganzen Bereich unserer intuitiven Einschätzung einer Erfahrung als angenehm, unangenehm oder neutral besser zu durchschauen und zu erkennen, wie dies im Körper zum Ausdruck kommt. Dazu gehört u. a. auch, dass wir unsere Vertrautheit und unser Wohlbehagen mit unserer Körperbewusstheit als einheitlichem Ganzen vertiefen und sehen, wie sie uns helfen kann, jenes entscheidende innere Barometer zu lesen, damit wir wissen, woher der Wind in unserem Inneren weht. Doch zuerst müssen wir noch einige Fragen untersuchen, die die *Qualität* unserer Achtsamkeit und unserer grundlegenden Motivation betreffen, und wir werden schauen, welche Bedeutung diese für die in diesem Kapitel beschriebenen Praktiken hat – und so gesehen, für sämtliche Achtsamkeitspraktiken, die wir entwickeln.

Die Maus im Labyrinth

Erinnern Sie sich noch an die Rätselhefte, die Sie als Kind bekommen haben? Da gab es Bilder, wo man Punkte miteinander verbinden musste, und Bilder, bei denen man die Unterschiede suchen sollte. Zweifellos hoffte die Person, die uns damals betreute, dass wir viele ruhige Stunden damit zubringen würden, die Punkte zu verbinden oder die Unterschiede zwischen den beiden fast identischen Bildern zu finden. Manchmal gab es auch einen Irrgarten bzw. ein Labyrinth und unsere Aufgabe war es, mit dem Bleistift eine Linie bis zum Ausgang zu ziehen, ohne den Stift abzusetzen.

Vor einigen Jahren verwendeten einige Psychologen ein ähnliches Irrgartenspiel bei einem interessanten Experiment mit Collegestudenten. Es zeigte eine Comic-Maus, die in einem Labyrinth gefangen sitzt, und die Aufgabe der Studenten war es, der Maus den Weg hinaus zu zeigen. Es gab zwei unterschiedliche Versionen dieser Aufgabe: Die eine Version war positiv und annäherungsorientiert; die andere negativ und vermeidungsorientiert. Bei der positiven Variante lag ein Stück Schweizer Käse außerhalb des Labyrinths vor dem Mauseloch. Bei der negativen Variante war das Labyrinth zwar das gleiche, doch statt der Belohnung durch den Schweizer Käse am Ende lauerte eine Eule über dem Labyrinth, bereit, jeden Moment herabzustoßen und die Maus in ihren Fängen zu ergreifen.

Es dauert nur zwei Minuten, bis man den Ausgang des Labyrinths gefunden hat, und alle teilnehmenden Studenten konnten die Aufgabe lösen. Doch der Unterschied in den *Nachwirkungen*, die auf die Arbeit mit den unterschiedlichen Versionen folgten, war verblüffend: Als die Teilnehmer später einen Kreativitätstest machten, erzielten diejenigen, die ihrer Maus bei der Flucht vor der Eule geholfen hatten, um 50 % weniger Punkte als die, welche ihre Maus zum Käse geführt hatten. Derjenige Bewusstseinszustand, der durch das In-Acht-Nehmen vor der Eule hervorgerufen worden war, hatte sich in einer noch längere Zeit fortdauernden Einstellung von Vorsicht, Vermeidungshaltung und Wachsamkeit vor Dingen, die schief gehen könnten, ausgewirkt. Dieser Geisteszustand wiederum dämpfte die Kreativität, beschränkte die Entscheidungsmöglichkeiten und verringerte die Flexibilität der Studenten beim Lösen der nächsten Aufgabe.

Dieses Experiment vermittelt uns eine sehr wichtige Erkenntnis: Ein und dieselbe Handlung (selbst wenn es etwas so Einfaches wie das Lösen eines Irrgartenrätsels ist) hat unterschiedliche Auswirkungen, je nachdem ob sie vorgenommen wird, um auf etwas zuzugehen, das uns willkommen ist (und damit das Zugangssystem des Gehirns aktiviert), oder um etwas Negatives zu vermeiden (und damit das Vermeidungssystem im Gehirn aktiviert). Bei dem Experiment mit dem Labyrinth wurde durch etwas so Geringfügiges wie den Anblick einer Comic-Eule Aversion ausgelöst. Diese führte zu einer Einschränkung von kreativen und erforschenden Verhaltensweisen. Das ist ein dramatischer Beweis dafür, dass das Vermeidungssystem das Blickfeld unseres Lebens einengen kann, selbst wenn es bloß durch eine rein symbolische Bedrohung ausgelöst wird. Außerdem verweist dieses Experiment auf die alles entscheidende Bedeutung unserer eigenen Motivation, die wir zur Entwicklung von Achtsamkeit in unserer Praxis mitbringen. Wenn wir das Achten auf unsere körperliche Erfahrung mit einer annehmenden Einstellung von Interesse, Neugierde, Wärme und Wohlwollen erfüllen können, werden wir nicht nur in jedem Augenblick mehr in Kontakt sein mit Empfindungen und Gefühlen, sondern wir werden dadurch auch allen Folgen von Aversion und Vermeidung entgegenwirken, die vielleicht präsent sind. Wie bei so vielem, was wir gerade erlernen, ist die Entwicklung einer gesunden, liebevollen Absichtshaltung und Motivation ebenso sehr ein Teil der Meditationspraxis wie zu lernen, unsere Aufmerksamkeit auf bestimmte Art und Weise zu fokussieren.

> Wohlwollen und eine herzliche Neugier unseren Gefühlen gegenüber bringen uns mit der vollen Erfahrung eines jeden Augenblicks unseres Lebens mehr in Verbindung.

Achtsames Yoga[1]

Bei der folgenden Praxis, aufbauend auf der Arbeit mit der Verfeinerung der Körperwahrnehmung, die wir beim Body Scan begonnen haben, lenken

1 Seien Sie bei der Ausübung von achtsamer Bewegung besonders vorsichtig, wenn Sie durch körperliche Beschwerden eingeschränkt sind. Ziehen Sie Ihren Arzt oder Physiotherapeuten zu Rate, wenn Sie sich nicht sicher sind (s. auch S. 324).

wir unsere Aufmerksamkeit auf die ganze Bandbreite der Empfindungen und Gefühle, die in unserem Körper auftreten, während wir eine zehnminütige Sequenz von leichten Yoga-Dehnübungen im Stehen durchführen. Sie können diese Praxis jetzt gleich durchführen – oder sobald wie möglich – und dazu den online-Anweisungen (Titel 4 und 5; siehe auch die beiden nächsten Seiten).

Beim vollen, auf Achtsamkeit aufbauenden kognitiven Therapieprogramm folgt auf diese einführende Bewegungssequenz eine Sitzmedation. Sie wird von Tag zu Tag durch eine erweiterte Sequenz von achtsamen Bewegungen, Dehnungen und Haltungen variiert, die auf das Hatha Yoga als eine eigenständige Form der Meditationspraxis gegründet ist. Da es anfangs nicht leicht ist, diese Sequenz auswendig zu kennen, führen wir uns selbst mit Hilfe der detaillierten Anweisungen im Arbor Online-Center durch eine Position nach der anderen. Das Experiment mit der Maus im Labyrinth erinnert uns daran, wie entscheidend und wichtig es ist, in welchem Geist wir an diese Praxis herangehen. Wir laden uns selbst dazu ein, auf die gleiche Weise zu erforschen, was in unserem Körper vor sich geht, wie wir das Essen einer Rosine erforscht haben. Wir bringen aufgeschlossene Achtsamkeit in alles, was sich von Augenblick zu Augenblick erfahren lässt. Dazu müssen wir uns bewusst werden, welche Angewohnheiten wir vielleicht haben, bestimmte Erfahrungen ganz zu vermeiden, besonders wenn diese etwas Unangenehmes an sich haben. Beim Ausführen von achtsamem Yoga werden mit Sicherheit manchmal auch unangenehme Empfindungen an unterschiedlichen Stellen in unserem Körper auftreten. Diese werden nun zur optimalen Chance, zu erforschen, wie sich Unbehagen zu Aversion verhält. Die Herausforderung eines jeden Augenblicks besteht also beim Yoga im Stehen darin, den Körper bewusst so zu erfahren, wie er in jedem Moment ist, mit Offenheit und Interesse, so als sei es das aller erste Mal, und das beinhaltet auch, die eigenen Grenzen bei jeder Dehnung oder Position zu spüren und sanft zu erkunden.

Wir können beispielsweise beginnen, indem wir die diversen Empfindungen im Körper als das anerkennen, was sie sind – nämlich als Empfindungen, die aufkommen und wieder vergehen. Dazu werden wir die Scheuklappen aller angsterfüllten Gedanken oder Erwartungen ablegen müssen, die vielleicht vorhanden sind. Nehmen wir einmal an, wir hielten

Achtsames Yoga im Stehen

1. Wir stellen uns barfuß oder in Socken hin, die Knie nicht ganz durchgedrückt, so dass sie sich leicht beugen lassen, die Füße hüftbreit auseinander und parallel zueinander gestellt (allein diese eigentlich ungewohnte Haltung kann schon für einige neue Körperempfindungen sorgen).
2. Als Nächstes besinnen wir uns auf die Intention dieser Praxis, nämlich uns der physischen Empfindungen und Gefühle im gesamten Körper so gut wie möglich bewusst zu werden, während wir eine Folge von sanften Dehnungen durchführen; dabei die Grenzen unseres Körpers in jedem Augenblick zu respektieren und zu erkunden und nach Möglichkeit jede Tendenz aufzugeben, über unsere Grenzen hinauszugehen oder mit uns selbst oder anderen zu wetteifern.
3. Mit dem nächsten Einatmen heben wir dann die Arme langsam und bewusst seitlich hoch, bis sie parallel zum Boden sind. Wir atmen aus und führen die Arme mit dem nächsten Einatmen weiter langsam und bewusst nach oben, bis sich die Hände über dem Kopf begegnen. Dabei spüren wir, wie sich die Muskeln anspannen und wie sie arbeiten, um die Arme zu heben und sie dann in dieser Streckung zu halten.
4. Wir lassen nun den Atem im eigenen Rhythmus ganz frei kommen und gehen und dehnen uns noch weiter nach oben. Die Fingerspitzen schieben sich sanft in Richtung Himmel und die Füße sind fest auf dem Boden verankert, während wir die Dehnung in den Muskeln und Gelenken unseres Körpers spüren, von den Füßen und den Beinen durch den Rücken hindurch, den Schultern, bis zu den Armen, den Händen und den Fingern.
5. Wir behalten diese Dehnung eine Zeit lang bei, atmen dabei ganz natürlich ein und aus und nehmen mit dem Atem jegliche Veränderungen in den Gefühlen und Empfindungen im Körper wahr, während

wir die Dehnung weiterhin halten. Natürlich kann das auch ein Gefühl von zunehmender Anspannung oder von Unbehagen bedeuten. Sollte das so sein, öffnen wir uns auch diesem Gefühl.

6. Nach einer gewissen Zeit, wenn wir dazu bereit sind, lassen wir die Arme mit der nächsten Ausatmung langsam, ganz langsam wieder sinken. Wir senken sie ganz langsam mit nach oben gebeugten Handgelenken, so dass die Finger nach oben zeigen und die Handflächen nach außen drücken (wiederum eine ungewohnte Position), bis die Arme schließlich wieder, von den Schultern locker herabhängend, seitlich vom Körper ruhen.
7. Nun schließen wir sanft die Augen und konzentrieren uns ganz auf den Fluss des Atems und auf die Empfindungen und Wahrnehmungen in unserem Körper, während wir dastehen. Vielleicht nehmen wir ein neues physisches Empfinden des Loslassens (und oftmals der Erleichterung) wahr, das mit der Rückkehr in eine neutrale Körperhaltung einhergeht.
8. Wir machen weiter, indem wir die Arme und Hände abwechselnd bewusst nach oben strecken, so als wollten wir Obst von einem Baum pflücken, das gerade eben außer Reichweite ist, und achten dabei gut auf die Empfindungen in unserem Körper und auf den Atem. Probieren Sie aus, ob die jeweilige Hand sich weiter streckt und der Atem tiefer wird, wenn Sie beim Emporstrecken die entgegengesetzte Ferse vom Boden abheben.
9. Strecken Sie nach dieser Abfolge jetzt langsam und achtsam beide Arme weit nach oben, halten Sie sie parallel gestreckt und erlauben Sie dem Körper, sich nach links zu beugen, während die Hüften nach rechts gehen. Bilden Sie einen großen Halbmond, der sich über eine Kurve von den Füßen über den Rumpf bis zu den Armen, den Händen und den Fingern erstreckt. Kommen Sie mit dem Einatmen zur Mitte zurück, beugen Sie sich beim Ausatmen langsam in die andere Richtung und bilden Sie wieder einen Halbmond.

10. Wenn Sie wieder zum Stehen in der Mitte zurückgekehrt sind und die Arme seitlich herabhängen, können Sie spielerisch ausprobieren, die Schultern zu rollen, während Sie die Arme passiv baumeln lassen. Heben Sie zunächst die Schultern soweit in Richtung Ohren, wie es geht, drücken Sie sie dann nach hinten zusammen, so als wollten Sie die Schulterblätter zueinander ziehen, lassen Sie die Schultern dann vollständig fallen, drücken Sie sie dann vor dem Körper so weit wie möglich zueinander, als wollten Sie sie vorne zusammenbringen, und lassen Sie bei all dem die Arme entspannt herunterbaumeln. Führen Sie diese unterschiedlichen Stellungen weiter in einer „rollenden", möglichst fließenden und bewussten „Ruderbewegung" aus, zuerst in die eine Richtung, dann in die entgegengesetzte, vorwärts und rückwärts, lassen Sie die Arme dabei herabhängen.
11. Nachdem Sie sich wiederum in einer neutralen stehenden Position etwas ausgeruht haben, probieren Sie spielerisch aus, langsam und bewusst den Kopf zu rollen, in dem Maße, wie es Ihnen angenehm ist, und sehr behutsam, so als wollten Sie mit der Nase in der Luft einen Kreis ziehen. Lassen Sie den Kreis sanft in die eine, dann in die andere Richtung gehen.
12. Und schließlich verweilen wir am Ende dieser Abfolge von Bewegungen noch eine Weile still im Stehen oder im Sitzen und spüren den Empfindungen in unserem Körper nach.

eine Dehnung oder Position etwas länger ein, als es angenehm ist, und verspürten ein leichtes Ziehen in den Schultern oder im Rücken. Die Herausforderung besteht nun darin, diese Empfindungen freundlich willkommen zu heißen, während wir sie in Achtsamkeit halten und ihre unangenehmen Eigenschaften anerkennen. Können wir den Impuls erkennen, die Empfindung sofort als „Schmerz" oder die gesamte Erfahrung als „reine Quälerei" einzustufen?

Indem wir uns dem Unbehagen und Missempfinden *zuwenden* und sie bewusst annehmen, wenn sie da sind, erweitern wir die Herzensqualitäten der Offenheit und des Wohlwollens in uns selbst. Indem wir unsere Achtsamkeit auf diese Weise kultivieren, verringern wir die Tendenz, innere Erfahrungen zu meiden, die wir nicht mögen. Gleichzeitig verringern wir auch unsere unbewusste Abhängigkeit vom Modus des Tuns, der uns, wenn er auf Angst basiert, nur in fortwährendem Unglücklichsein verstrickt. Manche Menschen finden es hilfreich, ihre Achtsamkeit zu schärfen und zu vertiefen, indem sie sich im Stillen fragen: „Was *ist* das?“, während sie auf ihre Erfahrung achten.

> Sanft zu fragen: „Was ist das?“, wenn wir einer unangenehmen Erfahrung begegnen, hält den Verstand davon ab, aufzubegehren mit dem Schrei: „Ich hasse es – holt mich hier raus!“

Körperliche Bewegungen und Dehnungen bieten uns viele gute Gelegenheiten, uns selbst einen Geist der Sanftmut, Güte und des Mitgefühls entgegenzubringen, anstatt uns über unsere Grenzen hinauszutreiben oder unsere „Leistungen“ kritisch zu beurteilen.

Wie die Yoga-Übungen wirken

Die Reaktionen auf die Praktiken, die wir hier beschreiben, sind unterschiedlich, doch viele Menschen finden diese Dehnübungen äußerst hilfreich. Besonders bei denen, die Schwierigkeiten haben, sich längere Zeit körperlich ruhig zu halten, wie etwa beim Body Scan, kann achtsames Yoga sehr wirkungsvoll sein. Diese Stellungen, Bewegungen und Dehnungen verankern uns jederzeit im Hier und Jetzt, lassen uns im Körper präsenter fühlen und wacher sein für ein vollständiges Erfahren des jeweiligen Augenblicks.

Bewegungen und Dehnungen liefern uns wie das Gehen oft „besser hörbare“ Körperwahrnehmungen als die Atemmeditation oder die Body-Scan-Meditation. Als solche können sie manchmal einen leichteren Konzentrationspunkt bieten, auf dem wir unsere Aufmerksamkeit sammeln und uns für unsere Erfahrung öffnen können. Außerdem kann uns das Dehnen von Muskeln, die vielleicht gewohnheitsmäßig in einem chronischen Zustand von Aversion angespannt sind, von Emotionen befreien, von denen wir nicht einmal wissen, dass wir sie hegen, und in denen wir trotzdem stecken geblieben sind.

Die Achtsamkeit, die wir im achtsamen Yoga kultivieren, ist uns, wie bei allen anderen Praktiken auch, in all unseren Momenten zugänglich. Uns mit Hilfe des Körpers im Verlaufe des Tages in Achtsamkeit zu gründen kann etwas so Einfaches sein, wie uns unserer Haltung oder jeder beliebigen Bewegung, ob groß oder klein, bewusst zu werden. Dies nimmt in der Tat auch nicht mehr Zeit in Anspruch, als wenn wir mit unserem Körper *nicht* in Kontakt sind und uns automatisch und unbewusst bewegen. Sagen wir einmal, wir strecken die Hand nach etwas aus, um es zu nehmen. Das tun wir so oder so. Wir brauchen nichts Zusätzliches zu machen. Wir lenken einfach nur Aufmerksamkeit in die Wahrnehmung jener Körperteile, die sich bewegen, und jener Körperteile, die sich nicht bewegen. Wir können uns dazu erziehen, hier und jetzt da zu sein; den Körper mit voller Gegenwart zu bewohnen. Was auch immer in unserem Geist oder in unserem Körper vor sich geht – unser inneres Barometer ist immer für uns da, sofern wir uns entschließen, es zu befragen. Wenn ja, haben wir einen weitaus größeren Entscheidungsspielraum hinsichtlich dessen, was als Nächstes geschieht. Dies an sich schenkt unserer Beziehung zu unserer inneren Erfahrung einen ganz neuen Grad an Freiheit.

Die Achtsamkeit um den Atem herum ausdehnen

Neben dem achtsamen Yoga, das uns in unserem Körper erdet, gibt es noch weitere Möglichkeiten, unsere Achtsamkeit zu vertiefen und die Signale unseres inneren Barometers dadurch besser erfassen zu können. Eine sehr wirkungsvolle Methode besteht darin, die Praxis der Achtsamkeit auf den Atem, die wir im 4. Kapitel erkundet haben, auf unseren Körper als Ganzen auszuweiten. Sie möchten vielleicht, ehe Sie weiterlesen, ein wenig mit dieser Praxis experimentieren, indem Sie der online-Anleitung Titel Nr. 8 folgen. Achten Sie wie bei allen Praktiken, die wir erlernen, darauf, jedem einzelnen Augenblick die gleiche Qualität der Offenheit entgegenzubringen, so gut es Ihnen möglich ist. Nehmen Sie Körperempfindungen und Gefühle unmittelbar als solche wahr.

Sitzmeditation
Achtsamkeit auf den Atem und den Körper

1. Üben Sie zehn Minuten lang, in einer aufrechten, würdevollen Haltung auf einem Stuhl oder auf dem Boden sitzend, Achtsamkeit auf den Atem, wie wir es auf S. 102 beschrieben haben.
2. Wenn Sie sich genügend darauf eingestimmt haben, den Atem im Bauchraum oder an den Nasenlöchern in den Körper ein- und wieder aus ihm ausströmen zu spüren, lassen Sie das Feld Ihres Gewahrseins um den Atem herum bewusst noch weiter werden, so dass es nun auch die Wahrnehmung der unterschiedlichen Empfindungen in Ihrem ganzen Körper umfasst, wie auch immer diese sein mögen, sowie die Wahrnehmung des Körpers als Ganzem, wie er dasitzt und atmet. Möglicherweise können Sie sogar wahrnehmen, wie den Atem durch den ganzen Körper fließt.
3. Wenn Sie es möchten, so achten Sie neben dieser Wahrnehmung Ihres Körpers als Ganzem und des Atems, wie er ein- und ausströmt, auch auf die konkreten Empfindungsmuster, die dort entstehen, wo Ihr Körper in Kontakt mit dem Boden, dem Stuhl, dem Kissen oder dem Meditationsschemel ist – d.h. auf die Empfindung von Berührung, Druck oder Kontakt der Füße oder der Knie mit dem Boden, des Gesäßes mit der Unterlage, der Hände, wo sie auf den Oberschenkeln oder zusammen im Schoß ruhen. Halten Sie alle diese Wahrnehmungen, so gut Sie es vermögen, zusammen mit dem Gewahrsein des Atems und Ihres Körpers als Ganzem in einem weiten, geräumigen Bewusstsein.
4. Natürlich werden Sie aller Wahrscheinlichkeit nach feststellen, dass Ihr Geist immer wieder vom Atem und von den Körperempfindungen wegwandert. Vergessen Sie nicht, dass dies eine ganz natürliche Eigenschaft des Geistes und mitnichten ein Fehler oder ein Zeichen dafür ist, dass Sie „etwas falsch gemacht" oder versagt hätten. Wie wir bereits angemerkt haben, können Sie sich immer dann, wenn

Sie bemerken, dass Ihre Aufmerksamkeit von den Empfindungen im Körper abgeschweift ist, vor Augen halten, dass dies bedeutet, dass Sie bereits wieder zurückgekehrt und wach sind für das, was sich in Ihrem Geist abspielt. In diesem Augenblick kann es hilfreich sein, sanft zu vermerken, womit Ihr Geist beschäftigt war („Denken", „Planen", „Erinnern"), und Ihre Aufmerksamkeit dann wieder bewusst auf die Atemempfindungen und das Gefühl vom Körper als Ganzem zu richten.

5. Achten Sie, so gut Sie es können, in ruhiger Aufmerksamkeit, von Augenblick zu Augenblick, auf die Gegenwärtigkeit der Empfindungen in Ihrem Körper. Seien Sie sich angenehmer, unangenehmer oder neutraler Gefühle gewahr, sobald solche aufkommen.
6. Je länger die Sitzung andauert, desto mehr erleben Sie vielleicht Empfindungen, die an der einen oder anderen Stelle Ihres Körpers besonders intensiv sind – vielleicht im Rücken, in den Knien oder den Schultern. Wenn diese Empfindungen stärker werden – insbesondere dann, wenn sie sich unangenehm oder störend anfühlen –, werden Sie feststellen, dass Ihre Aufmerksamkeit immer wieder von diesen Empfindungen beansprucht und vom beabsichtigten Fokus auf den Atem oder den Körper als Ganzem abgezogen wird. Anstatt in solchen Momenten Ihre Sitzhaltung zu verändern (obwohl Sie natürlich jederzeit die Freiheit haben, das zu tun), können Sie ausprobieren, und sei es nur kurz, den Fokus Ihrer Aufmerksamkeit unmittelbar in den Bereich mit der stärksten Intensität hineinzubringen und die Einzelheiten der Wahrnehmung hier mit sanfter, kluger Aufmerksamkeit zu erkunden: Wie genau sind die Empfindungen beschaffen? Wo genau befinden sie sich? Werden sie mit der Zeit anders oder verlagern sie sich von einer Stelle im Körper an eine andere? Diese Erkundung wird eher im Bereich des Spürens und Fühlens vorgenommen als mit Hilfe des Denkens. Wiederum öffnen Sie sich, so gut Sie es können, dem Wahrnehmen dessen, was bereits da ist und wahrgenommen werden kann, und

erlauben es sich, gewahr zu werden, was Sie spüren und empfinden, indem Sie es unmittelbar erfahren. Wie beim Body Scan können Sie auch hier den Atem als ein Fahrzeug verwenden, um spielerisch Achtsamkeit in solche Bereiche mit stärkerer Intensität zu bringen, indem Sie „in sie hinein- und aus ihnen ausatmen".

7. Immer dann, wenn Sie feststellen, dass Sie von der Intensität körperlicher Empfindungen oder von etwas anderem „abgebracht" werden, verbinden Sie sich, so gut Sie es vermögen, wieder mit dem Hier und Jetzt, indem Sie Ihre Aufmerksamkeit erneut auf den Atemfluss und auf die Wahrnehmung Ihres Körpers als Ganzem richten, wie er in einer ausgeglichenen, würdevollen Haltung dasitzt, inmitten der Intensität der Empfindung, im gegenwärtigen Augenblick fest verankert. Nehmen Sie zur Kenntnis, in welchem Maße wir selbst aus einem Gefühl des Unbehagens durch die Gedanken, die wir darüber haben, „Schmerz" werden lassen; insbesondere durch unsere Gedanken darüber, wie lange es wohl noch andauern wird.

Neue Dimensionen sowohl der Erfahrung von Schmerz (körperlich und emotional) als auch von Leiden sowie das Potential, diese anzunehmen und neu zu verstehen, eröffnen sich uns, wenn wir uns ganz an den gegenwärtigen Augenblick hingeben und gerade in jenen Momenten, wo es am schlimmsten ist, alle Gedanken an die Zukunft und die Vergangenheit fallen lassen. Sie können mit diesem Wechsel in der Motivation und Bewusstheit experimentieren, wenn sich bei der Meditation körperlich oder emotional intensive Gefühle äußern, sei es auch nur für kurze Augenblicke. Auch nur den großen Zeh für den allerkürzesten Moment ins Wasser zu halten, statt ganz ins Wasser zu springen, kann, wenn Sie momentan nicht mehr schaffen, zutiefst erhellend und möglicherweise heilend wirken.

Das Hineinatmen

Die Praxis, unsere Aufmerksamkeit bei der Sitzmeditation um den Atem herum auszuweiten, so dass sie ein größeres Gewahrsein des Körpers als Ganzen umfasst, wird uns viele Gelegenheiten bieten, die Fertigkeiten des „Hineinatmens" zu verfeinern, die wir im letzten Kapitel bei der Besprechung des Body Scans beschrieben haben (s. S 133). Wenn wir von der Konzentration auf den ganzen Körper und den Atem im Hintergrund dazu übergehen, unsere Aufmerksamkeit *unmittelbar in den Bereich* der intensivsten physischen Empfindungen selbst zu richten, gibt es vieles zu entdecken. Obwohl unsere Aufmerksamkeit zum allgemeinen Bereich starker Intensität hingezogen werden mag (so als ob der Geist riefe: „Hallo, sieh' dir das einmal an!"), könnte unsere Angewohnheit, jede negative Erfahrung vermeiden zu wollen, einigen Widerstand dagegen leisten, dass wir unsere Aufmerksamkeit *direkt in die* stärksten physischen Empfindungen und Gefühle – sozusagen in das Epizentrum unseres Unbehagens – hinein richten. Das „Hineinatmen" kann hier ein effektives Mittel gegen die Erfahrungsvermeidung bieten. Der Atem kann ein Gefährt sein, das eine sanfte und doch beharrliche Achtsamkeit in den Bereich der heftigsten Empfindungen hineinträgt: Wir spüren oder stellen uns vor, wie der Atem in den Körper hinein- und weiterfließt, bis er in den Kern dieses Bereichs der stärksten Empfindungen hineingelangt und Gewahrsein mit sich bringt.

Wenn wir das Gefühl haben, dass die Erfahrung dieser Empfindungen zu überwältigend wird, können wir unsere Achtsamkeit durch eine ergänzende Praxis stabilisieren, durch das *Atmen mi…..* Dabei halten wir Achtsamkeit auf die intensiven Empfindungen aufrecht und gleichzeitig, sozusagen im Hintergrund, auf den Atem in seiner Gesamtheit, wie er in den Körper ein- und wieder hinausströmt.

Das Atmen mit...

Es ist manchmal recht schwierig, unsere Achtsamkeit auf unseren Körper oder auf andere Aspekte unserer Erfahrung auszuweiten, weil sich so vieles in unserem Leben, in unserem Geist und in unserem Körper abspielt. Wir werden zu allen Zeiten, außer vielleicht im Tiefschlaf, durch innere und äußere Reize geradezu bombardiert. Wie können wir in dieser Situation eine geistige Stabilität mit größerem Gewahrsein vereinbaren? Eine Möglichkeit ist es, uns die offensichtliche und doch bemerkenswerte Tatsache zu Nutze zu machen, dass alles, was wir in unserem Leben erfahren, immer mit dem Vorgang des Atmens im Hintergrund erfahren wird (und schon immer erfahren wurde). Das bedeutet, dass wir, wenn wir so wollen, das Gewahrsein des Atems mit dem Gewahrsein jeden anderen Aspekts unseres Erlebens nahtlos miteinander verweben können. Wenn wir das tun, verbinden wir uns in jenem Moment wieder mit unserer Fähigkeit, den Geist zur Ruhe zu bringen, mit jener Fähigkeit, die wir entwickelt haben, als wir die Grundlagen unserer Achtsamkeitspraxis legten und uns auf die Bewegungen des Atems allein konzentriert haben. Wir nennen diese Praxis das „Atmen mit etwas". Indem wir das Gewahrsein des „im Hintergrund ablaufenden" Atems einbeziehen, wenn wir uns auf eine bestimmte Erfahrung konzentrieren, können wir den Geist zur Ruhe kommen lassen und so besser auf die eigentliche Erfahrung im jeweiligen Moment achten.

Wenn Sie beispielsweise jetzt ein Musikstück auflegen würden, würden Sie vermutlich feststellen, dass Ihr Geist, wenn Sie ein Weilchen der Musik gelauscht hätten, umherzuschweifen beginnt. Vielleicht wollen Sie jetzt oder zu einem späteren Zeitpunkt einmal damit experimentieren, ob Sie auf die Musik achten und sich gleichzeitig auf Ihren Atem im Hintergrund fokussieren können, wie er in Ihren Körper ein- und wieder ausströmt. Probieren Sie dies einige Minuten lang aus und wechseln Sie den Fokus eventuell ab, indem Sie sich zuerst nur auf die Musik konzentrieren und sich danach gleichzeitig auch Ihres Atems im Hintergrund bewusst sind. Vermutlich müssen Sie das mehrmals ausprobieren, ehe Sie die angenehmste Form gefunden haben. Vor allem kann es etwas dauern, bis Sie das richtige Gleichgewicht zwischen dem Hauptaugenmerk, der Musik, im Vordergrund und dem ausgleichenden Einfluss des Atmens im Hintergrund gefunden haben. Doch viele Menschen finden diese Bemühung lohnend, da sie uns eine sehr flexible Möglichkeit bietet, wie wir den Geist in komplexen und schwierigen Situation beruhigen können. Insbesondere kann sie ein wertvoller Verbündeter und Helfer bei unserer Absicht sein, den Fokus unserer Achtsamkeit auf den gesamten Bereich der gefühlten körperlichen Erfahrung zu lenken, wenn dies, wie es oftmals der Fall ist, von uns verlangt, dass wir uns heftigen physischen Empfindungen und unangenehmen Gefühlen zuwenden und uns ihnen stellen.

Marias Geschichte

Maria war dabei, nach einem Besuch ihrer beiden Kinder aufzuräumen. Die Kinder, beide Mitte 20, waren vor einigen Jahren ausgezogen, um aufs College zu gehen und zu arbeiten. Viele ihrer Sachen befanden sich noch im Haus als Zeichen dafür, dass sie hier immer willkommen sein würden. Nach einem Wochenende, an dem sie Marias 50. Geburtstag gefeiert hatten, hatten sie sich an diesem Morgen verabschiedet, um ihren Zug zu erreichen; ihre Stimmen und ihr Gelächter verklangen, während sie um die Straßenecke bogen. Maria musste bald zur Arbeit, doch vorher wollte sie noch eine Wäsche machen und eines der Zimmer aufräumen. Als sie das Zimmer ihres Sohnes betrat, überfiel sie ein Gefühl von Traurigkeit und Einsamkeit. „Nein", sagte sie sich, „ich darf nicht sentimental werden, ich muss stark sein. Es ist doch albern, sich traurig zu fühlen." Der Augenblick ging vorüber; sie zog das Bett ab, nahm den Papierkorb und ging nach unten.

Maria hatte sich angewöhnt, mit jeder schwierigen Emotion so umzugehen; auf diese Art und Weise war sie in ihrem Leben mit einer Menge Stress fertig geworden. Die Strategie schien gut funktioniert zu haben, aber jetzt bedeutete sie, dass Maria von ihren Gefühlen abgeschnitten war. Sie hatte Angst, jegliche Emotion zu empfinden, da diese sie ja überwältigen könnte. Es hatte sie ein Gefühl beschlichen, dass sie nur noch neben sich selbst und ihren Nächsten dahinlebte. Stets fühlte sie sich etwas abgeschnitten, war nie mit anderen in Kontakt, ohne sich unsicher zu fühlen und das Gefühl zu haben, nur eine Rolle zu spielen. Am meisten fiel ihr auf, dass sie ständig müde und aus keinem ersichtlichen Grund erschöpft war.

Auf einer gewissen Ebene befürchtete sie, dass sie, wenn sie je zu weinen anfinge, nie mehr würde aufhören können – dass sie um die ganze Welt weinen würde, um Dinge und Menschen, die sie verloren hatte, um ihre falschen Entscheidungen, um ihre verlorenen Kinder, um ihre unerfüllten Sehnsüchte und Träume. Sie würde sich selbst beschämen und enttäuschen; es wäre eine Schande, der totale Kontrollverlust. Das gefährliche, ungewisse Terrain der Gefühle zu betreten war etwas, was sie schon vor langer Zeit zu vermeiden gelernt hatte.

Einige Wochen zuvor hatte sich Maria zu unserem Achtsamkeitsprogramm angemeldet. Der Body Scan und das Yoga hatten ihr gefallen, aber die Atemmeditation fiel ihr sehr schwer. Ihre Gedanken wanderten immer wieder ab, deshalb fühlte sie sich mit dieser Praxis nicht wohl und glaubte nicht, dass sie ihr etwas bringen würde.

Dann kam die vierte Sitzung. Der Kursleiter leitete eine Meditationspraxis an, die mit der Konzentration auf den Atem begann und das Aufmerksamkeitsfeld dann um den Atem herum auf den ganzen Körper ausweitete. Zuerst war sich Maria keiner Körperempfindungen bewusst. Doch dann bemerkte sie eine leicht unangenehme Empfindung, ein ganz kleines Gefühl oberhalb des Magens, direkt unter dem Rippenbogen in der Mitte ihres Körpers. Es war nicht stark und auch nicht schmerzhaft, aber doch da: eine Art Leere, eine leichte Dehnung zum Rande hin, unangenehm zu spüren, aber insofern interessant, als sie es noch nie zuvor bewusst wahrgenommen hatte. Während sie sich dieses Bündel an Empfindungen bewusst hielt, tauchte das Bild ihres Sohnes und ihrer Tochter vor ihrem geistigen Auge auf, dann ein Bild ihrer leeren Zimmer zu Hause. Die

Empfindungen gingen vorbei und beim Verlassen der Sitzung verspürte Maria zum ersten Mal in ihrem Leben eher ein gewisses Interesse gegenüber einem unangenehmen Gefühl als Angst davor.

Nun, ein paar Tage später, in ihrem leeren Haus, das die Kinder verlassen hatten, leerte sie den Papierkorb aus und ging nach oben, um ihn zurückzustellen. Erneut verspürte sie eine Woge der Traurigkeit. Doch dieses Mal scheuchte sie sie nicht weg, sondern ließ sich auf der Bettkante nieder, um nachzuspüren, wo sich diese Gefühle in ihrem Körper bemerkbar machten. Sie spürte wieder das Leeregefühl unterhalb der Rippen und eine schwere Müdigkeit in Armen und Beinen. Sie hielt sich all diese Wahrnehmungen bewusst und war zum ersten Mal in der Lage, ein Gefühl von Raum um diese Wahrnehmungen herum zu erzeugen, so als striche ein Luftzug über, unter und um die Empfindungen herum. Sie fing zu weinen an, versuchte aber nicht, die Tränen zu stoppen. Sie fühlte sich einsam, versuchte aber nicht, dies vor sich selbst zu verleugnen. Sie war wütend auf sich selbst und auf ihren Mann, hatte aber nicht das Gefühl, dass es falsch sei, so zu empfinden. Sie bemerkte, dass sie am Schluchzen war, fühlte sich aber nicht außer Kontrolle – die Frage der Kontrolle war irgendwie unwichtig geworden. Etwa ein bis zwei Minuten später veränderte sich das Weinen; es gab Augenblicke der Ruhe und eine innere Stille, dann noch einige Tränen und erneut innere Stille. Irgendwie verspürte sie inneren Frieden, obwohl sich nichts verändert hatte. Und sie hatte keine Angst mehr. Sie stand auf, stellte den Papierkorb in die Ecke und machte sich fertig zur Arbeit.

Für Maria hatte sich durch die Praxis, die Aufmerksamkeit um den Atem herum auf den ganzen Körper auszuweiten, eine Möglichkeit ergeben, von ihrem gewohnten Vermeidungsverhalten weg- und zu einer Bereitschaft überzugehen, bewusst zu erfahren, was sie innerlich beschäftigte und was sie in ihrem Körper trug. Es gibt viele verschiedene Wege, wie wir uns mit vernachlässigten oder verdrängten Aspekten unserer selbst wieder in Verbindung setzen können. Wenn wir im Laufe der Zeit eine Reihe von Achtsamkeitspraktiken ausprobieren, können wir alle schließlich unseren ureigensten Weg finden, mit dem ganzen Spektrum unserer Gefühle Freundschaft zu schließen und von ihnen zu lernen. Sehen wir uns in diesem Bewusstsein zwei weitere Praktiken an, die uns helfen können, unseren manchmal schwer greifbaren Gefühlen gegenüber bewusster und offener zu werden.

Wie wir uns der angenehmen und unangenehmen Qualität einer Erfahrung bewusst werden

Wie können wir uns der Gefühle (angenehmer, unangenehmer oder neutraler) sowie der physischen Empfindungen in unserem Körper im Alltag bewusster werden?

Sie können Folgendes ausprobieren:

Achten Sie in den kommenden Stunden auch noch auf die allerkleinsten Momente, wo Sie eine Erfahrung als „angenehm" oder als „unangenehm" registrieren. Sie können die „Kalender für angenehme und für unangenehme Ereignisse" auf den Seiten 300 – 303 verwenden, um festzuhalten, was in den betreffenden Momenten tatsächlich abgelaufen ist, unter besonderer Beachtung des Zusammenspiels von Gefühlen, Gedanken und körperlichen Empfindungen bei jedem Ereignis. Es kann sich als sehr wertvoll erweisen, wenn Sie aufzeichnen, was Sie in jedem Fall wirklich erfahren haben.

Wenn wir uns darauf einlassen, in jedem Augenblick auf angenehme oder unangenehme Gefühle zu achten, erfordert das von uns, dass wir sensibel darauf lauschen, was in unserem Inneren tatsächlich vor sich geht. Natürlich muss man sich dazu *einfühlen* – was das genaue Gegenteil der Erfahrungsvermeidung ist. Wenn wir ausdrücklich unsere Absicht formulieren, uns des Angenehmen oder des Unangenehmen an einer beliebigen Erfahrung bewusst zu werden, und wie es sich im Körper, im Herzen und im Geist bei uns anfühlt, können wir uns dadurch nicht nur der Tatsächlichkeit unserer Erfahrung bewusster werden, sondern im Laufe der Zeit auch die automatische Angewohnheit der Erfahrungsvermeidung umkehren.

Genau dies war auch Sams Erfahrung, nachdem er als Teil des Achtsamkeitskurses, an dem er teilnahm, eine Woche lang bewusst auf angenehme Momente in seinem Alltag geachtet hatte. Seine Erfahrungsvermeidung war so extrem gewesen, dass er oftmals tatsächlich einschlief, wenn er sich nicht mit dieser oder jener Aufgabe beschäftigte, obwohl er körperlich gar nicht müde war. Anscheinend war der Schlaf eine Möglichkeit für ihn, vor der Welt der Gefühle wegzudämmern. In den ersten Sitzungen des Kurses wirkte Sam leicht zurückgezogen und unbeteiligt. In der dritten Sitzung schien bei ihm dann eine Veränderung vorzugehen: Er wirkte lebendig und präsent; er lächelte. Als die Teilnehmer von ihren Erfahrungen mit dem „Kalender für angenehme Ereignisse" berichten sollten, erklärte Sam, er habe entdeckt, dass sein Leben sehr viel reicher an angenehmen Geschehnissen sei, als er gedacht habe: das Lächeln einer Bekannten, die Spiegelung der Bäume im Wasser. Ohne irgendetwas am üblichen Tagesablauf zu verändern, hatte Sam Quellen der Freude in seinem Leben entdeckt, die bereits da waren und darauf warteten, gefunden zu werden.

Alles, was er dazu tun musste, war nur, seine Aufmerksamkeit bewusst auf das einzustimmen, was schon immer für ihn da gewesen war. Diese Verfügbarkeit offenbarte sich allerdings erst, als er bewusst auf seine Umwelt Acht gab und eher dazu bereit war, Gefühle zu empfinden. Natürlich freute er sich darüber, doch das war nicht der Hauptzweck der Übung. Eigentlich war Sam dabei zu erkunden, wie man das Risiko eingeht, sich auf das Leben von Augenblick zu Augenblick einzulassen, so wie es wirklich ist, anstatt sich daraus auszuklinken vor Angst, wie es sein könnte.

> Wir können Bewusstheit für unsere Gefühle von verschiedenen Blickwinkeln aus entwickeln: Wir können auf den Moment achten und schauen, welche Gefühle emporkommen, oder wir können ein bestimmtes angenehmes oder unangenehmes Gefühl bewusst wahrnehmen und auf die Gedanken, die anderen Gefühle und die Empfindungen achten, die mit ihm einhergehen.

Das leuchtende Feld

Ich habe gesehen, wie die Sonne durchbrach,
ein kleines Feld beleuchtete
für kurze Zeit, und bin meines Weges gegangen
und habe es vergessen. Doch das war die Perle
von großem Wert, das eine Feld, welches den Schatz
in sich barg. Jetzt weiß ich,
dass ich alles geben muss, was ich habe,
um sie zu besitzen. Leben heißt nicht,
in eine Zukunft zu eilen, die immer wieder zurückweicht,
und auch nicht, der Phantasie der Vergangenheit nachzuhängen.
Es heißt, sich wie Moses zum Wunder des brennenden Dorn-
buschs hinzuwenden, zu einem hellen Leuchten,
das einmal so vergänglich wie die eigene Jugend erschien,
das jedoch die Ewigkeit ist, die auf dich wartet.

R. S. Thomas, *Collected Poems*

Wie man das eigene Barometer liest

Unsere Kollegin Trish Bartley hat eine Methode entwickelt, wie man die Bewusstheit von Gefühlen in den Alltag hineinbringen kann. Sie nennt diese Praxis „Das Körperbarometer“; die Anleitungen dazu folgen mit ihrer Genehmigung. Wir entdecken hier – ganz unvermutet – ein neues Hilfsmittel, indem wir unsere Aufmerksamkeit zuerst auf einen allgemeinen Bereich unseres Körpers lenken (etwa den Rumpf) und dann ein bestimmtes Muster an subtilen körperlichen Wahrnehmungen in diesem Bereich herauslesen (eine Kombination aus sinnenhafter Wahrnehmung und den intuitiven Gefühlen von „angenehm/unangenehm/neutral“). Vielen dient dieses Mittel als hilfreiche Führung und Bereicherung im täglichen Leben.

Das Körperbarometer

Wenn Sie selbst ein Barometer besitzen oder jemals gesehen haben, wie jemand anderer eines benutzt, dann werden Sie wissen, dass man zuerst sanft auf die Glasscheibe klopft und dann schaut, in welche Richtung sich die Nadel unter der Kuppel bewegt. Wenn die Nadel nach oben zeigt, steigt der Luftdruck; das Wetter wird wahrscheinlich besser; wenn die Nadel nach unten zeigt, gibt es vielleicht Regen. Doch die Wetterverhältnisse ändern sich je nach Jahreszeit, und so ist es ziemlich schwierig, das Wetter vorherzusagen.

Wir können unseren Körper auf eine ähnliche Art und Weise nutzen, um sehr sensible Informationen darüber zu erhalten, wie die Dinge in jedem beliebigen Augenblick bei uns selber stehen.

So können Sie vorgehen:

1. Suchen Sie sich einen Körperteil – etwa den Brustbereich, den unteren Bauch oder einen Bereich dazwischen –, der bei Ihnen sehr empfindlich auf Stress und andere Schwierigkeiten reagiert.
2. Wenn Sie sich diese Region ausgesucht haben, kann sie zu Ihrem „Körperbarometer" werden, auf das Sie sich einschwingen können, indem Sie mehrmals am Tag auf die Empfindungen in diesem Bereich achten. Wenn Sie unter Stress stehen, empfinden Sie dort vielleicht Spannungsgefühle oder Unbehagen. Je nachdem, wie groß der Stress ist, können diese Empfindungen mehr oder weniger stark sein und können sich auch verändern, während sie darauf hinspüren. Wenn Sie gerade etwas Schönes und Angenehmes erleben und nun auf die Empfindungen achten, sind vielleicht ganz andere Wahrnehmungen zu beobachten.
3. Je mehr Übung Sie im Ablesen Ihres Körperbarometers bekommen, desto mehr subtile Unterschiede in der Empfindung können Sie wahrnehmen, die Ihnen frühzeitig eine detaillierte Information darüber liefern, wie Sie sich Moment für Moment fühlen – und zwar lange bevor es Ihnen verstandesmäßig bewusst wird.

4. Wenn Sie möchten, können Sie jedes Mal, wenn Sie sich mit Ihrem Körperbarometer beschäftigen, eine „Atempause" einlegen (s. Kap. 9), damit Sie mit einer schwierigen Situation oder mit unangenehmen Gefühlen präsent bleiben können. Oder Sie können die Empfindungen in Ihrem Körperbarometer einfach Moment für Moment beobachten und mit ihnen da sein, so wie sie sind... sie so sein lassen, wie sie sind... sie so gut wie möglich annehmen, wie sie sind... und Augenblick für Augenblick mit Ihrer inneren Erfahrung präsent sein.

Wir haben bereits ein paar Gründe betrachtet, warum wir uns dafür entscheiden könnten, Zeit und Mühe in die Entwicklung einer größeren und tieferen Bewusstheit von unserer Körpererfahrung zu investieren: Es verbindet uns mit dem Hier und Jetzt; es vermindert die Erfahrungsvermeidung und ermöglicht uns eine erfülltere Verbindung mit dem Leben; es lässt uns weniger automatisch mit Empfindungen im Körper und mit Gefühlen umgehen; es durchbricht die Teufelskreise, die die Unzufriedenheit schüren und unsere Gedanken und Urteile einseitig machen.

Der Sinn des Erkennens, wann eine Situation unangenehme Gefühle hervorruft oder wann unser verspannter Körper uns mitteilt, dass wir bereits mit Aversion reagiert haben, liegt darin, dass wir dann lernen können, uns auf eine geschicktere Art und Weise zu verhalten. Können wir lernen, *mit* einem unangenehmen Gefühl präsent zu sein, so dass wir uns nicht in besessener Auseinandersetzung, endlosem Grübeln und dadurch in fortdauernder Bedrückung und Depression verstricken? Können wir unsere eigene Beziehung zu unseren Gefühlen verändern? Genau dieser Möglichkeit wollen wir uns im nächsten Kapitel zuwenden.

7

Unsere Gefühle zu Freunden machen

„Wie sollten wir jene alten Mythen vergessen können, die am Anfange aller Völker stehen, die Mythen von den Drachen, die sich im äußersten Augenblick in Prinzessinnen verwandeln; vielleicht sind alle Drachen unseres Lebens Prinzessinnen, die darauf warten, uns einmal schön und mutig zu sehen. Vielleicht ist alles Schreckliche im Grunde das Hilflose, das von uns Hilfe will.

Da durften Sie nicht erschrecken, wenn eine Traurigkeit vor Ihnen sich aufhebt, so groß, wie Sie noch keine gesehen haben; wenn eine Unruhe, wie Licht und Wolkenschatten, über Ihre Hände geht und über all Ihr Tun. Sie müssen denken, dass etwas mit Ihnen geschieht, dass das Leben Sie nicht vergessen hat, dass es Sie in der Hand hält; es wird Sie nicht fallen lassen. Warum wollen Sie irgendeine Schwermut von Ihrem Leben ausschließen, da Sie doch nicht wissen, was diese Zustände an Ihnen arbeiten?“

Rainer Maria Rilke, *Briefe an einen jungen Dichter*

Jeder, der aufbricht, um ein Abenteuer zu erleben, weiß, dass es unterwegs Hindernisse geben wird, die unüberwindlich erscheinen können. Bergsteiger trainieren monatelang, weil sie wissen, dass auf sanfte Hänge steile Felswände folgen werden, die scheinbar kaum zu erklimmen sind. Sie brüten über detaillierten Landkarten, bis sie ihre Route im Schlaf auswendig können. Dennoch wird keine noch so gründliche Vorbereitung der Herausforderung des wahren Aufbruchs gerecht. Jeder Aufstieg besitzt einen Überhang, der nicht machbar erscheint, wenn man davorsteht. Auf unserem Weg, den Kreislauf des Unglücklichseins umzukehren, haben wir nun so eine kritische Wegmarke erreicht.

Die Herausforderung, der wir an diesem Punkt gegenüberstehen, ist die, ob wir mit unseren unerwünschten Emotionen präsent sein können, ohne sie dadurch schlimmer zu machen. Die bloße Vorstellung mag befremdlich erscheinen, die Aufgabe unmöglich, da wir ja so leicht in Aversion und den Tun-Modus verfallen. Doch eine derartige bewusste, absichtliche Hinwendung, die einem paradoxen Annehmen dessen gleichkommt, wovor wir am meisten Angst haben, kann zu einem kraftvollen Befreiungsakt werden. Zwar mögen uns die Neigung des Geistes, schwierigen Emotionen sofort im Problemlösungsmodus entgegenzutreten, seine Abneigung gegenüber unangenehmen Erfahrungen sowie unser Reflex der Selbstgeißelung auch bei kurzzeitiger Traurigkeit allesamt im Wege stehen. Doch es werden immer wieder „unmögliche" Höhen von Bergsteigern bezwungen, weil diese die Fertigkeiten und das Wissen anwenden, die sie sich im Laufe ihres Trainings erworben haben. Und die Arbeit mit diesem Buch bietet Ihnen ein Training in genau jenen Fertigkeiten und in jenem Wissen, die Sie brauchen, um sich jetzt der Herausforderung durch die schwierigsten emotionalen Zustände zu stellen, die wir kennen.

Im vorigen Kapitel haben wir eine Reihe von Übungen erkundet, die uns helfen können, die Körpersignale der Aversion und des Unbehagens zu erkennen. Vielleicht sind wir im Laufe der Zeit so geübt darin geworden, negativen Emotionen aus dem Weg zu gehen, dass wir sie oder die Aversion, die uns als „Fluchtfahrzeug" dienen sollte, gar nicht mehr erkennen können. In diesem Kapitel werden wir daher einen Schritt weitergehen und lernen, wie man diese Emotionen als solche erkennt, auf sie zugeht, sie akzeptiert und sie zu Freunden macht, damit sie nicht mehr so leicht eine Abwärtsspirale in die Depression auslösen können.

Uns mit Emotionen anzufreunden, die wir so lange als „Feind" betrachtet haben, läuft vielleicht all unseren Selbsterhaltungstrieben zuwider. Aber was sollen wir im Endeffekt denn sonst machen? Die Alternative war doch bislang, zu kämpfen und zu leiden, sobald die Dinge nicht so gelaufen sind, wie wir es gehofft haben. Vielleicht ist es an der Zeit, einen anderen Weg auszuprobieren.

Wir behaupten nicht, dass es einfach sei, im Angesicht einer Veranlagung zu Traurigkeit, Verstimmung und depressivem Grübeln Achtsamkeit zu entwickeln. Doch es *ist* machbar. Und was noch wichtiger ist, es greift auf das Tiefste und Beste in uns selbst zurück. In diesem Buch bringen wir viele Vorschläge, wie man geschickter mit unangenehmen Erfahrungen umgehen kann, doch durch die Kultivierung von Achtsamkeit wird jeder Einzelne von uns letztendlich *seine eigenen* Wege finden, um die Beziehung zu dem, was wir als unangenehm, schwierig und bedrohlich empfinden, zu verändern.

Wenn wir diejenigen Achtsamkeitspraktiken nutzen, die bereits beschrieben worden sind, dann sind wir bereits dabei, unsere gewohnheitsmäßige Ablehnung des Schwierigen und Unangenehmen umzukehren. Etwas Belastendem eine sanfte Offenheit und ein Interesse entgegenzubringen ist an sich schon ein extrem wichtiger Teil der Akzeptanz. Es kann unendlich wertvoll sein, wenn wir uns immer wieder auf eine einfache, aber machtvolle Wahrheit besinnen: Sich etwas bewusst zu machen und es im Bewusstsein zu halten ist bereits eine Bestätigung, dass es angeschaut, benannt und dass mit ihm umgegangen werden kann. Ja, das *ist* bereits eine unmittelbare Umsetzung des Anschauens, Benennens und damit Umgehens.

Wie wir unser Vertrauen in das Körpergewahrsein setzen

Der Schlüssel liegt hier darin, unsere Erfahrung unangenehmer Gefühle von der nachfolgenden Reflexreaktion der Aversion abzukoppeln – oder uns aus dem Griff der Aversion zu befreien, wenn wir uns bereits darin verstrickt haben. So wie wir uns auf unsere körperlichen Empfindungen konzentrieren konnten, um Abwehrreaktionen zu erspüren, können wir auch mit dem Körper arbeiten, um besser auf die Geschehnisse zu reagieren, die Aversion auslösen. Mit dem Körper zu arbeiten belässt die Dinge „im Spiel", so dass wir die Feststellung machen können, dass selbst die schlimmsten Umstände, in denen wir uns befinden mögen, in der Tat zu bewältigen sind. Es ist besonders wichtig, sich dies vor Augen zu halten, wenn jede Faser unseres Verstandes uns sagt, dass wir die Schwierigkeit so schnell wie möglich loswerden oder beheben müssten.

Sobald etwas Unangenehmes auftaucht, werden die Systeme im Gehirn aktiviert, die vor möglichen Gefahren warnen: Es ist, als schrillten laute Sirenen, und im Geist rückt die mögliche Ursache des unangenehmen Vorkommnisses in ihrer Wichtigkeit an erste Stelle. Wir können zwar vieles versuchen, um uns davon abzulenken – etwa den Fernseher einschalten –, doch die Sirene ist beharrlich und hört nicht auf. Immer wieder dringen sorgenvoll besetzte Gedanken in unser Bewusstsein ein. Früher oder später, mit oder ohne Fernsehen, branden die störenden Gedanken oder Gefühle wieder auf.

Und jetzt kommt der kritische Moment. Wenn wir paradoxerweise umkehren und dem ins Auge sehen können, was wir als erschreckend, schwierig oder bedrückend empfinden, anstatt uns ständig ohne Erfolg abzulenken, handeln wir eigentlich immer noch so, wie es das Gehirn möchte: Wir schenken der vorliegenden Sache prioritäre Aufmerksamkeit. Wir tun dies nur nicht mehr auf die alte Weise des „Machens". Wir begegnen dem Augenblick – so wie er ist und was auch immer da ist – nicht indem wir *darauf reagieren*, sondern indem wir *darauf eingehen,* indem wir dem Gefühl, *so wie es sich im Körper offenbart*, in diesem Moment eine *offene, Raum gebende und zuneigungsvolle Aufmerksamkeit* schenken. Jetzt sind wir mit dem Alarmsignal in einer neuen Beziehung – einer Beziehung, die uns eine lebbare Alternative zum endlosen *Darüber-Nachdenken* bietet.

Mittlerweile haben wir immer wieder gesehen, wie wir auf belastende Emotionen automatisch reagieren, indem wir den Geist des Machens aktivieren, der so vom Denken beherrscht ist. Der Kreislauf beginnt etwa mit der Sorge, was alles schief gehen und was noch schlimmer werden könnte, und geht dann zu Überlegungen über, was wir dagegen machen könnten.

Wir graben Erinnerungen aus und verfangen uns im Netz endloser Grübeleien. Weil diese Reaktionen von unserem inneren Barometer alle als „unangenehm“ registriert werden, löst dies einen weiteren unbewussten Zyklus der Aversion aus.

Doch nun gibt es eine neue Möglichkeit. Die bloße Tatsache, dass wir im Zuge sind, dieses innere Barometer lesen zu lernen, und uns des Versuchs, das Unangenehme zu verdrängen, bewusst werden können, und dass wir die damit einhergehenden unangenehmen Empfindungen *im Körper* wahrnehmen können (als Muskelverspannungen, ganzheitliche Körperanspannung oder -versteifung), gibt uns die Möglichkeit, diese Informationen durch den Körper zu nutzen und die Spirale des Grübelns und der Depression zu durchbrechen. Das wird möglich, indem wir es uns selbst zutrauen, belastende Gefühlszustände in unserem Bewusstsein zuzulassen – einem Bewusstsein, das auch die Gefühle im Körper mit einschließt. Wenn wir auch nur den allerkleinsten Atemraum eröffnen – zwischen der Erfahrung des „Unangenehmen“, sobald sie auftritt, und der Tendenz, unmittelbar mit Aversion zu reagieren –, ist dies eine kostbare, kraftvolle Gelegenheit, unsere Fähigkeit, das zu sehen, was geschieht, und darauf einzugehen, zu nähren und wachsen zu lassen. Wir tauchen in die tiefe Weisheit unseres eigenen Geistes, eine nicht aufs Denken angewiesene Weisheit im Umgang mit Schwierigkeiten, die erlösen und befreien kann. Und so geht's:

Sobald wir ein unangenehmes Gefühl bemerken, konzentrieren wir uns, so gut wir können, darauf, *wie wir es im Körper erleben*. Das geht sehr viel leichter, wenn wir unser Bewusstsein vom Atem in genau diesem Augenblick mit dem unangenehmen Gefühl verbinden – das, was wir im 6. Kapitel das „Atmen mit“ genannt haben. Dieses Atmen mit allem, was von selbst da ist, kann den Geist stabilisieren. Wie wir im 6. Kapitel erfahren haben, gehört dazu, dass wir das Wahrnehmen unserer Atemempfindungen auf die Wahrnehmung anderer wichtiger Empfindungen ausdehnen, die wir im Körper spüren. Auf diese Weise zu praktizieren heißt auch, bewusst in jeden Bereich mit schmerzhaften oder unangenehmen Empfindungen hineinzuatmen, dessen „Ränder“ bzw. Grenzen und jede Veränderung in ihrer Stärke zu erkunden, und unserem Gewahrsein zu erlauben, einfach alles im Bewusstsein zu halten. In einem solchen Moment haben wir die

Gelegenheit, jegliches Anzeichen von Aversion zu erkennen, das sich im Körper als Muskelverspannung äußert. Wenn wir die Achtsamkeit auf den Atem mit der Achtsamkeit auf andere Empfindungen im Körper verbinden, wird der Atem zu einem Fahrzeug zur Beförderung von Bewusstheit, so wie wir es beim Body Scan erfahren haben. Doch weil diese Achtsamkeit auch Gedanken und Gefühle erfassen kann, wenn welche da sind, kann das Feld der Bewusstheit auch diese leicht erkennen und aufnehmen, ohne etwas tun zu müssen. Das Gewahrsein selbst tut all die Arbeit.

Durch das achtsame Yoga, das im vorigen Kapitel eingeführt worden ist, können wir diese neue Art, mit unangenehmen Empfindungen und Gefühlen zu verfahren, erlernen. Wenn Sie möchten, können Sie den folgenden Abschnitt lesen, das Buch dann für einige Minuten beiseite legen und einige dieser Dehnübungen ausführen, indem Sie den Ausführungen des Audiotitels Nr. 4 folgen. Führen Sie die Dehnungen, so gut Sie können, in der nun beschriebenen Einstellung aus.

An den Grenzen arbeiten

Wenn wir Dehnübungen im achtsamen Yoga praktizieren, werden wir unweigerlich an bestimmten Schlüsselstellen im Körper ein gewisses Maß an körperlichem Unbehagen verspüren. Genau das macht diese Praxis zu einem so wirksamen Mittel, um zu lernen, wie wir mit mehr Akzeptanz, Neugier, Sanftmut und Wohlwollen an schwierige und unerwünschte Momente und Erfahrungen herangehen können. Darüber hinaus können die neuen Fertigkeiten, die wir uns selbst durch das Arbeiten an einem sehr geringen Grad an körperlichem Unbehagen erwerben, später unmittelbar auf Situationen mit emotionalem Unbehagen angewendet werden, so intensiv diese auch sein mögen.

Stellen wir uns einmal vor, wir hielten die Arme über den Kopf gestreckt, wir reckten uns mit dem ganzen Körper nach oben und es finge an, in den Schultern und Oberarmen leicht zu ziehen. Eine Art, darauf zu reagieren (die *Vermeidungsreaktion*), besteht darin, aufzuhören, sobald wir das geringste Unbehagen verspüren, indem wir eventuell sofort die Arme senken und unsere Aufmerksamkeit einem anderen

Körperteil zuwenden oder sie sogar ganz vom Körper wegnehmen und im Geiste auf einen Gedankengang oder auf eine Reihe von Bildern richten. Eine andere Möglichkeit (die *lieblose Variante*) besteht darin, dass wir die Zähne zusammenbeißen, uns sagen, wir müssten den zunehmenden Schmerz und das Unbehagen eben einfach aushalten und kein Theater machen, als ob dies das Ziel dieser Praxis sei. Dann strengen wir uns vielleicht sogar noch mehr an und bemühen uns, uns noch weiter zu recken und zu strecken. Auch hier werden wir wahrscheinlich „abschalten" und unser Bewusstsein von denjenigen Bereichen des Körpers entfernen, wo wir das Unbehagen verspüren.

Doch es gibt noch eine dritte Möglichkeit – eine, die einen Ausgleich schafft zwischen dem sofortigen Sich-Zurückziehen beim ersten Anzeichen von Unbehagen und dem Sich-Zwingen zu einem selbstgesetzten Standard des Erduldens. Bei dieser *achtsamen Option* nähern wir uns der Situation in einer sanft fördernden und unterstützenden Haltung an. Wir nutzen die Dehnung, um die Möglichkeiten, wie wir uns auf Unbehagen beziehen können, zu erweitern. Wir richten unsere Aufmerksamkeit, so gut wir es können, direkt auf die Stelle des Unbehagens selbst, und nutzen den Atem als Vehikel, das unsere Achtsamkeit zu dieser Stelle bringt – so wie wir es beim Body Scan getan haben. Mit sanfter Neugier erkunden wir dann, was wir dort vorfinden – körperliche Empfindungen und Gefühle, die kommen, gehen und sich verändern. Wir erspüren sie ganz direkt und achten vielleicht besonders darauf, wie und ob sich ihre Intensität im Laufe der Zeit verändert. Die Absicht ist es nicht, eine Stellung einzuhalten, bis sie schmerzhaft wird. Sie besteht vielmehr darin, die Grenzen einer Bewegung bei einer bestimmten Dehnung oder Stellung zu erfahren und dann dort zu verweilen, ohne starke Empfindungen zu erzwingen oder zu durchbrechen. Die ganze Zeit hindurch halten wir unsere Aufmerksamkeit auf die Empfindungen und Gefühle selbst gerichtet, so weit es uns möglich ist. Wir achten ganz besonders auf die physischen Eigenschaften der Empfindungen, auf das Gefühl von Anspannung, Festhalten, von Brennen, Zittern oder Schütteln, und *atmen mit* diesen Empfindungen, so gut wir es können. Wir lassen unsere Gedanken darüber, was diese Gefühle bedeuten könnten, einfach in Gewahrsein kommen und gehen.

Wir können mit der Intensität unserer Empfindungen spielen, indem wir die Dehnung selbst variieren. Wir können damit experimentieren, wie weit wir bei unserem Unbehagen und unserer Annahme gehen können, und für uns selbst erforschen, wie unser Körper unmittelbar auf jede kleinste Veränderung reagiert, die wir vornehmen. Diese Vorgehensweise gibt uns ein gewisses Gefühl dafür, dass wir die Intensität von unangenehmen Empfindungen selbst modulieren können. Es ist auch ein Weg, wie wir sanft und unterstützend zu uns selbst sein können, während wir noch dabei lernen, uns auf alles, was da ist, auf neue Weise zu beziehen. Wir versuchen aber nicht, irgendetwas über unsere momentanen Grenzen hinaus zu erzwingen.

Der Körper bietet uns eine wunderbare Arena, in der wir unmittelbar beobachten können, welche Auswirkungen die Aversion zeigt und welche Kraft ein annehmendes Bewusstsein hat, dieselbe aufzulösen. Wenn wir zum Beispiel die Arme weiter über den Kopf gestreckt halten und uns eines wachsenden Unbehagens bewusst werden, können wir uns selbst dazu einladen, kurz den Körper „abzutasten" (siehe Body Scan), um zu schauen, ob wir Regionen ausfindig machen können, wo die Muskeln angespannt und kontrahiert sind, auch wenn diese nicht direkt am Hochhalten der Arme beteiligt sind. Üblicherweise bemerkt man dann eine gewisse Anspannung und Kontraktion im Bereich des Gesichts, wie etwa im Kiefer oder der Stirn. Eindeutig leisten diese Bereiche ja keinen Beitrag dazu, die Arme hochzuhalten. Weshalb sind sie also angespannt? Ihre Kontraktion ist einfach ein Zeichen, dass wir auf die Erfahrung des Unbehagens mit Aversion reagieren. Wenn wir das wissen, können wir mit dem Einatmen eine sanfte, neugierige, wohlwollende Aufmerksamkeit in diese Bereiche hineinatmen und uns beim Ausatmen gestatten, jegliches Gefühl des Widerstands oder Festhaltens loszulassen. Nach bestem Vermögen lassen wir mit dem Ausatmen jegliche Anspannung gehen, soweit sie dies will. Aller Wahrscheinlichkeit nach wird uns ein Gefühl von größerer Leichtigkeit und Entspannung im Gesicht das unmittelbare Feedback geben, dass wir uns zu einem gewissen Grad durch Achtsamkeit von unserer automatischen Reaktion befreit haben, uns in Aversion gegen das Unbehagen zu verspannen und zu versteifen.

Das achtsame Dehnen bietet uns ein sehr nützliches Übungsfeld, um neue, der Intuition entgegenlaufende Wege zu erforschen, auf Unbehagen einzugehen. Es bietet an und für sich auch eine wertvolle Möglichkeit, in einen anderen Geistesmodus zu gelangen, wenn wir feststellen, dass wir in die Niedergeschlagenheit abrutschen. So können wir den Titel Nr. 6 abspielen und eventuell wieder zu geistiger Klarheit gelangen, einfach indem wir über einen kurzen Zeitraum hinweg auf die Bewegungen und Empfindungen unseres Körpers achten. Wenn sich unsere Stimmungslage verschlechtert hat, wenn wir z. B. Schwierigkeiten haben, uns zu konzentrieren, dann hilft es sehr, wenn wir uns im Bewusstsein der greifbaren Empfindungen verankern und erden können, die beim Dehnen, Beugen und Arbeiten mit unserem Körper aufkommen. Diese sanfte, aber dennoch anspruchsvolle physische Aktivität hat oft auch einen unmittelbar belebenden, erfrischenden Effekt, der die Lethargie durchbrechen kann, welche uns manchmal befällt, wenn sich die Niedergeschlagenheit vertieft. Ja, es ist sogar recht schwierig, traurig oder ängstlich zu bleiben, wenn man auf achtsame Art und Weise Yoga praktiziert. Es ist, als fege man, buchstäblich und im übertragenen Sinne, den Körper aus – und mit ihm auch den Geist.

> Unser Gesicht kann eine „Wetterfahne" für die Anspannung sein, die aktive Aversion anzeigt. Ein Gefühl von Weichheit in den Gesichtsmuskeln hingegen kann ein gewisses achtsames Loslassen der Aversion anzeigen.

Bei der Sitzmeditation an den Grenzen arbeiten

Im 6. Kapitel haben wir gesehen, wie bei der Sitzmeditation ein gewisses Maß an Unbehagen aufkommen kann, einfach weil wir über längere Zeit hinweg still dasitzen – und das noch eher, wenn wir im Schneidersitz dasitzen. Eines oder beide Knie, der Rücken, der Nacken oder die Schultern können anfangen, weh zu tun, und der Schmerz kann mit der Zeit, manchmal recht drastisch, schlimmer werden. Erinnern Sie sich daran, dass wir bei der Sitzmeditation eingeladen sind, unsere Aufmerksamkeit zunächst auf den Atemempfindungen selbst ruhen zu lassen und das Feld unseres Gewahrseins, sobald es relativ stabil ist, dann auf den Körper als Ganzen oder auf jeden beliebigen Bereich auszuweiten, wo intensivere Empfindungen aufkommen können. Hier bietet sich also – ebenso wie im achtsamen Yoga – eine weitere gute Gelegenheit, unsere Fähigkeit auszubauen, an den Grenzen zu arbeiten und uns den Erfahrungen in unserem Körper anzunähern, indem wir uns dem, was da ist, zuwenden und öffnen – auch wenn unsere anfängliche Reaktion eine starke Aversion ist. Wie wir im 6. Kapitel erfahren haben, können wir, wenn unsere Aufmerksamkeit wiederholt zu solchen unangenehmen Empfindungen hingezogen wird, jene Bereiche mit der größten Intensität in unser Gewahrseinsfeld einschließen und sie Augenblick für Augenblick so erfahren, wie sie sind, auch wenn das anfangs nur einige Momente lang möglich ist. So arbeiten wir also wieder hier an den Grenzen und nähern uns sanft und liebevoll an unsere eigenen Grenzen und Beschränkungen an, indem wir in die Empfindungen selbst hineingehen und sie innerlich annehmen, bis wir spüren, dass wir für den Moment unsere Grenze erreicht haben. Dann ziehen wir uns bewusst und sorgsam zurück und nehmen unsere Aufmerksamkeit vom Bereich der größten Intensität weg in der Bereitschaft, dorthin zurückzukehren, wenn wir unsere Kräfte gesammelt und neu geordnet haben. Das können wir auf unterschiedliche Art und Weise tun:

- Eine Möglichkeit besteht darin, die Aufmerksamkeit innerhalb des allgemeinen Bereichs von Intensität zu verlagern: Anstatt uns direkt auf die Stelle größter Intensität zu konzentrieren, achten wir auf einen Bereich geringerer Intensität.
- Eine weitere Möglichkeit besteht darin, *mit* dem Unbehagen *zu atmen* und das Gewahrsein der intensiven Empfindungen gleichzeitig mit dem Gewahrsein des Atems im Hintergrund zu halten.
- Wenn die Intensität übermächtig wird, können wir den Fokus unserer Aufmerksamkeit ganz von diesem Bereich wegnehmen und unsere Aufmerksamkeit ausschließlich auf den Atem richten.
- Und wir haben natürlich stets die Möglichkeit, unseren Körper bewusst zu bewegen und während der Sitzmeditation unsere Haltung zu verändern, wenn die Intensität zu groß wird. Das ist ein Akt von Güte und Intelligenz und kein Maßstab für Versagen. Und wir können beim Verändern unserer Haltung auch bewusst und achtsam bleiben, so dass

die Kontinuität des Gewahrseins bestehen bleibt, wie auch immer wir mit der Intensität der Empfindungen umgehen.

Der Punkt ist hier, dass die Praxis selbst es uns gestattet, unterschiedliche Möglichkeiten zu finden, in Beziehung zu unserer inneren Erfahrung zu bleiben, auch wenn diese unangenehm und schwierig ist. Sie erinnert uns daran, dass wir nicht gleich ganz ins kalte Wasser zu springen brauchen. Es ist eher so, als tauchten wir erst den großen Zeh hinein, um die Wassertemperatur zu testen.

Indem wir von dem Versuch, körperliches Unbehagen zu ignorieren oder es auszuschalten, dazu übergehen, mit liebevoller Neugier darauf zu achten, können wir unser Erleben verändern.

Das, was wir hier über die Kraft der Achtsamkeit lernen, alles umfassen zu können, was sich zeigt, ohne es zu verdrängen oder davor fliehen zu müssen, kann auch auf jede andere intensive Erfahrung von physischem oder emotionalem Schmerz angewandt werden. Wir stellen fest, dass wir gut für uns sorgen können, indem wir einfach *alles*, was wir gerade empfinden, in unserem Gewahrsein annehmen und bejahen – in einem Gewahrsein, das von Qualitäten wie Güte, einer sanften Aufgeschlossenheit und Interesse an allem durchdrungen ist, was sich in uns selbst zeigt, was immer es auch ist.

Anthonys Geschichte

Anthonys Erfahrungen verdeutlichen uns die Transformation, die durch das Kultivieren von Gewahrsein möglich wird. Er war in einen Achtsamkeitskurs gekommen, weil er sich ständig angespannt und unruhig fühlte. Die Konzentration auf seinen Körper hatte ihn seines Unbehagens jedoch nur noch bewusster gemacht. Zunächst schaffte er es nicht, einfach „mit" den Gefühlen der Anspannung in seinem Körper „zu sein". Er wollte immer wieder, dass es anders sein solle, und war frustriert, dass es ihm nicht besser ging, wenn er zu meditieren versuchte. Als er dann eines Tages mit seinem Hund im Wald spazieren ging, störte der Hund ein Hornissennest auf. Anthony zog den Hund weg und stellte fest, dass sein eigenes Bein von Hornissen bedeckt war. Er erlitt mehrere Stiche und musste schnell nach Hause zurückkehren, um Salbe aufzutragen.

Nach einem oder zwei Tagen taten die Stiche nicht mehr weh, fingen aber fürchterlich zu jucken an. Anthony war dringendst eingeschärft worden, sich nicht zu kratzen, aber er hielt es kaum aus, so stark juckte es. Er entschloss sich, zu experimentieren und sein Gewahrsein auf das Jucken und das Unbehagen zu richten, in diese Empfindungen „hineinzuatmen", um sie näher zu untersuchen. Er stellte fest, dass das Jucken nicht bloß eine einzige Empfindung war, sondern viele. Außerdem veränderte sich dieses Paket an Empfindungen von einer Sekunde zur anderen, manche davon ganz schnell, andere langsamer.

Später war Anthony dann in der Lage, die Fertigkeiten, die er im Umgang mit dem körperlichen Unbehagen des Juckens entwickelt hatte, auf enger mit Emotionen verbundenes Unbehagen zu übertragen. Wenn sich sein Körper angespannt fühlte, wurde er nicht mehr ungeduldig und versuchte nicht mehr, es zu ignorieren, sondern konnte nun innerhalb der Anspannung verbleiben, mit ihr atmen, nahe an sie herangehen und mit den damit verbundenen Wahrnehmungen eng in Kontakt bleiben. Er stellte fest, dass er in der Lage war, seinem Körper gegenüber mehr Mitgefühl und sich selbst gegenüber eine Haltung von größerer Akzeptanz aufzubringen.

Anthony hatte den Unterschied gelernt zwischen dem Vermeiden (bei dem er sich selbst von Erfahrung abgeschnitten hatte) und der Annäherung an das Schwierige (bei der er für Erfahrung offen blieb). Er entdeckte, dass der Unterschied sehr klein und doch sehr befreiend sein kann. Dieses Gefühl von Freiheit kommt daher, dass der Übergang von der Vermeidung zur Offenheit begleitet wird von einem Übergang von demjenigen Denkmuster im Gehirn, das der Vermeidung zugrunde liegt, zu einem neuen Denkmuster, das der Annäherung zugrunde liegt. Wie bei dem Experiment mit der Maus im Labyrinth lässt dieses neue Muster eine größere Flexibilität in den Verhaltensmöglichkeiten zu.

Wenn wir in der Lage sind, im Körper wahrzunehmen, dass wir uns in Voraussicht auf etwas Bedrohliches anspannen oder versteifen, können wir das als Anzeichen dafür nehmen, dass das Gehirn in den *Vermeidungsmodus* schaltet. Als Antwort darauf bringt unsere Achtsamkeit Qualitäten der

> Fürs Erste bauen wir Vertrauen in den Körper und in unsere Fähigkeit auf, uns um uns selbst zu kümmern.

Annäherung ein wie etwa Neugier, Mitgefühl und Wohlwollen, und gleicht die Tendenz des Gehirns, in sein *Vermeidungsmuster* zu schalten, mit einem Muster aus, das Annahme und „Willkommenheißen" beinhaltet.

Bewusste Achtsamkeit zu üben sowie zu lernen, wie man mit unangenehmen Gefühlen dableibt, bedeutet nicht, angesichts des Schwierigen irgendeinen Idealzustand von Zufriedenheit anzustreben – das wäre ja nur ein weiteres Ziel, auf das wir uns fixierten. Es bedeutet eher, dass wir die schwierige Situation, ja selbst unsere Abneigung dagegen, in einem offenen, mitfühlenden und annehmenden Gewahrsein wiegen, so wie eine Mutter, die ein leidendes Kind in den Armen wiegt. Wir können diese Haltung nicht nur gegenüber *körperlichem* Unbehagen, sondern auch gegenüber *emotionalem* Unbehagen einnehmen.

Schwierige Emotionen umwandeln

Unangenehme Emotionen werden unweigerlich von Empfindungen und Gefühlen im Körper begleitet. Wenn wir unsere Aufmerksamkeit sanft *direkt* in diese Bereiche hineinrichten, wo die Empfindungen und das Unbehagen am stärksten sind, führen wir dadurch sowohl unmittelbare als auch längerfristige Auswirkungen herbei. Wir umgehen sofort jede negative Vermeidungstendenz des Geistes. Wir zerstören auch die automatischen Verbindungen zwischen Körperempfindungen, Gefühlen und Gedanken, die die Teufelskreise und Kreisläufe der Stimmungsverschlechterung aufrechterhalten. Auf längere Sicht gesehen, entwickeln wir geschicktere Möglichkeiten, um mit unangenehmen Erfahrungen in Bezug zu bleiben. Anstatt sie als „böse, bedrohliche Dinge" zu sehen, was Vermeidung auslöst und uns im Leid stecken bleiben lässt, beginnen wir nun, unangenehme Erfahrungen als das zu sehen, was sie sind: vorübergehende Geschehnisse im Geiste – „Pakete" von Körperempfindungen, Gefühlen und Gedanken. So gut wir es vermögen, begrüßen wir sie mit einer Haltung von Neugier und Interesse, anstatt mit einem Gefühl von Unbehagen, Hass und Grauen. Wir heißen sie in uns willkommen, denn sie sind ja bereits da.

Beim MBCT-Programm haben wir eine Praxis speziell dafür entworfen, die Struktur emotional fordernder Situationen zu untersuchen. Diese Praxis hilft uns, in diesen kritischen Momenten geschicktere Antworten zu erkunden und zu entwickeln. Wir beginnen, indem wir bewusst ein schwieriges Szenario oder einen schwierigen Umstand in unseren Geist einladen. Dann arbeiten wir damit im Körper, bringen unsere Achtsamkeit hinein, atmen hinein und entdecken einen größeren Raum, innerhalb dessen er existieren könnte. Die Anweisungen dazu folgen unten. Wir schlagen vor, dass Sie erst ein wenig zur Ruhe kommen, indem Sie sich einige Minuten lang auf den Atem und den Körper konzentrieren, ehe Sie mit den Anweisungen beginnen.

Eine schwierige Situation einladen und über unseren Körper mit ihr arbeiten

Sitzen Sie ein paar Minuten still da, konzentrieren Sie sich auf die Empfindungen beim Atmen und weiten Sie Ihre Aufmerksamkeit dann aus, so dass Sie den Körper als Ganzen einbezieht (siehe Sitzmeditation: Achtsamkeit auf den Atem und den Körper, Seite 167).

Versuchen Sie sich, wenn Sie bereit sind, eine schwierige Situation ins Gedächtnis zu rufen, die es zurzeit in Ihrem Leben gibt; etwas, mit dem Sie für kurze Zeit präsent sein können. Es muss nichts sonderlich Wichtiges oder Entscheidendes sein, doch es sollte etwas sein, das Sie in irgendeiner Weise unangenehm finden oder das noch auf eine Lösung wartet. So vielleicht ein Missverständnis oder ein Streit, eine Situation, in der Sie aufgrund eines Geschehnisses Ärger, Bedauern oder Schuld empfinden. Wenn Ihnen nichts einfällt, können Sie auch etwas aus der näheren oder ferneren Vergangenheit nehmen, das einst unangenehme Gefühle erzeugt hat.

Wenn Sie sich nun auf einen beunruhigenden Gedanken oder eine belastende Situation konzentrieren – eine Sorge oder ein intensives Gefühl –, nehmen Sie sich etwas Zeit dafür, alle Empfindungen im Körper zu erspüren, die durch diese Sorge hervorgerufen werden. Versuchen Sie, innerlich die Gefühle, die in Ihrem Körper entstehen, wahrzunehmen, sich ihnen anzunähern und sie zu erforschen, indem Sie sich dieser körperlichen Empfindungen bewusst werden und den Fokus Ihrer Aufmerksamkeit mit einer inneren Umarmung, einer Willkommensgeste, direkt auf denjenigen Bereich im Körper richten, in dem die Empfindungen am stärksten sind. Diese Geste könnte auch beinhalten, dass sie beim Einatmen in diesen Bereich hineinatmen und beim Ausatmen aus diesem Bereich herausatmen, während sie die Empfindungen erforschen und wahrnehmen, wie ihre Intensität und Stärke von einem Moment zum nächsten größer und kleiner wird.

Wenn Ihre Aufmerksamkeit einmal auf den körperlichen Empfindungen ruht und diese im Bereich Ihres Bewusstseins lebhaft präsent sind, so unangenehm sie auch sein mögen, könnten Sie versuchen, Ihre Annahme und Offenheit gegenüber allem, was Sie empfinden, zu vertiefen, indem Sie sich von Zeit zu Zeit sagen: „Es ist in Ordnung. Was auch immer es ist, es ist ja schon da. Möge ich offen dafür sein." Verweilen Sie dann einfach im Bewusstsein dieser körperlichen Empfindungen und Ihrer Beziehung zu ihnen, atmen Sie mit ihnen, nehmen Sie sie an, lassen Sie sie sein, erlauben Sie ihnen, genau so zu sein, wie sie sind. Es mag hilfreich sein zu wiederholen: „Es ist hier und jetzt da. Was auch immer es ist, es ist ja schon da. Möge ich offen dafür sein." Werden Sie weich und offen gegenüber den Empfindungen, die Sie bemerken, lassen Sie jede Anspannung und jede Versteifung los. Sagen Sie sich bei jedem Ausatmen: „weich werden" oder „offen werden". Denken Sie daran, dass Sie, wenn Sie sagen „es ist ja schon da" oder „es ist in Ordnung", nicht die ursprüngliche Situation bewerten oder sagen, alles sei gut so, sondern dass Sie Ihrem Bewusstsein hier und jetzt lediglich dabei helfen, offen zu bleiben für die Empfindungen in Ihrem Körper. Wenn Sie möchten, können Sie auch versuchen, gleichzeitig die Empfindungen im Körper und das Gefühl des Atems bewusst zu halten, wie er ein- und ausströmt, während Sie Augenblick für Augenblick mit den Empfindungen atmen.

Und wenn Sie feststellen, dass die körperlichen Empfindungen Ihre Aufmerksamkeit nicht mehr in gleichem Maße auf sich ziehen, kehren Sie einfach vollständig zum Atem zurück und machen mit ihm als dem Hauptgegenstand Ihrer Aufmerksamkeit weiter.

Wenn in den nächsten Minuten keine stärkeren Empfindungen im Körper aufkommen, probieren Sie diese Übung einfach mit irgendeiner Körperempfindung aus, die Sie wahrnehmen, auch wenn diese keine sonderliche emotionale Aufladung enthält.

Amandas Geschichte

Amanda, eine Teilnehmerin unseres Programms, hatte anfangs noch Schwierigkeiten mit dieser Praxis. Als sie gebeten wurde, sich eine schwierige Situation ins Gedächtnis zu rufen, lautete ihre erste Reaktion: „Ich weiß nicht, ob ich das kann. Mir fällt nichts ein." Sie fragte sich besorgt, ob sie bei dieser Übung versagen würde. Doch dann fiel ihr plötzlich etwas ein. Es hatte mit ihrem Sohn zu tun.

„Er hat uns in letzter Zeit wirklich viel Kummer gemacht – ist die ganze Nacht fortgeblieben, hat mit zwielichtigen Leuten verkehrt. Vor zwei Monaten hatten wir eine richtige Krise, als die Polizei gekommen ist. Sobald mir das in den Sinn kommt, weiß ich, dass ich es nicht wieder aus dem Kopf bekomme. Ich versuche, eigentlich gar nicht daran zu denken, aber wenn ich es tue, frage ich mich immer wieder: *Was habe ich falsch gemacht?*"

Amanda glaubt, dass ihr dieses Problem nicht mehr aus dem Sinn geht, weil sie meint, sie habe dabei „versagt". Sie ist nun dabei, sich selbst zu verurteilen, sich Vorwürfe zu machen und sich zu fragen, was sie getan hat, dass dieses Dilemma entstanden ist. Beachten Sie, dass diese belastende Situation sofort den gehetzten Denkmodus freisetzt, den wir „Grübeln" nennen.

Die nächste Anweisung, sich auf Körperempfindungen und Gefühle zu konzentrieren, fiel ihr sehr schwer. Am Anfang war es, als habe ihre Atmung komplett ausgesetzt. Dann stellte sie fest, dass große Teile ihres Körpers extrem verspannt waren. Normalerweise hätte sie nun verzweifelt versucht, an etwas anderes zu denken – sich abzulenken, positiv zu denken. Doch hier wurde sie dazu ermutigt, in jene Bereiche ihres Körpers, die sich am angespanntesten anfühlten, Aufmerksamkeit hineinzubringen und in sie hineinzuatmen. Als sie erkannte, wie sehr sie in diesem Augenblick verspannt war, weitete Amanda ihre Aufmerksamkeit bewusst auf ihren ganzen Körper aus und atmete in jene Stellen hinein, an denen die Anspannung und Kontraktion am stärksten waren.

Dann geschah etwas vollkommen Unerwartetes. Sie merkte plötzlich, dass sie diesen Gefühlen etwas Raum geben konnte. „Es wurde auf einmal wie ein großer, leerer Raum, in den frische Luft rein- und rausweht", sagte sie. „Wissen Sie, wie wenn man manchmal vom Urlaub zurückkommt und das Haus etwas muffig riecht, so dass man alle Fenster und Türen aufmacht, damit die Luft durchziehen kann? Genau so war es – Fenster und Türen waren offen, die Vorhänge haben geweht und die Luft zog durch. Das war wirklich erstaunlich. Die Anspannung wegen meines Sohnes war immer noch da. Aber ich dachte: *Ach, du bist immer noch da, aber macht nichts – frische Luft zieht durch und das ist gut so.*"

Der unerwartete Unterschied schien der zu sein, dass Amanda dem Problem ins Auge sehen konnte. Das Gefühl in ihrem Körper war immer noch das der Anspannung, doch der Bereich der Verspannung selbst schien mit dem Gefühl, dass Luft um ihn herumfließen konnte, sehr viel kleiner geworden zu sein.

Amandas Erfahrung zeigt, dass es tatsächlich möglich ist, mit schwierigen Gefühlen und Erinnerungen so zu arbeiten, dass sie anerkannt, dagelassen und nicht verdrängt werden. Wir können allzu leicht der Illusion verfallen, Meditation sei ein cleverer Weg, um diese beängstigenden Geisteszustände *loszuwerden*. Doch es ist wichtig, sich daran zu erinnern, dass es beim Gewahrsein nicht darum geht, etwas loszuwerden, und auch nicht darum, solche Gefühle überhaupt gar nicht erst „aufkommen zu lassen". Die Absicht, die hinter der Entwicklung des Gewahrseins von emotionalen Zuständen steht, ist viel eher die, zu lernen, wie wir anders mit ihnen umgehen können, so dass wir nicht mehr in chronischer Niedergeschlagenheit stecken bleiben. Eine Art zu wissen, dass wir auf dem richtigen Wege sind, besteht darin, dass wir ein Gefühl von Weite haben, wenn wir diese Gefühle in Gewahrsein halten. Die Gefühle sind immer noch da, in diesem gegenwärtigen Augenblick, wie bei Amanda, aber es ist, als ob sie irgendwie nicht mehr den gesamten Raum in unserem Geist einnehmen. Sie werden in einem größeren Bewusstsein gesehen und gehalten, einem Bewusstsein, dass unterscheiden kann und ein offenes Herz hat. Und das Interessante ist – Sie können es selbst erkunden und damit spielen –, dass das Bewusstsein *selbst* keine Schmerzen hat, nicht unglücklich und nicht in irgendeiner Weise befangen ist.

Amandas Beschreibung von ihrer Erfahrung mit ihrer eigenen Schwierigkeit ist vielsagend. „Am Anfang", so sagte sie, „war es wie ein riesiger Felsbrocken. Der war so massiv, dass es keinen Weg drum herum gab. Aber dann ist er zu einem kleinen Stein zusammengeschrumpft. Es war zwar immer noch ein Stein, aber ein kleiner. Das ist wirklich toll, denn ich glaube, ich hatte das Problem verdrängt und irgendwie daraufgesessen, ohne es ganz an die Oberfläche kommen zu lassen. Vorher habe ich nicht zugelassen, dass es ganz da ist, weil ich dachte, es würde mich total überfordern. Es war mir einfach zu viel. Deshalb war meine natürliche Reaktion, mich zu verkrampfen und das Problem wegzuschieben, es einfach nicht anzuschauen."

> Wenn man dem Negativen in der Hoffnung, es dadurch loszuwerden, bewusste Aufmerksamkeit schenkt, bleibt man möglicherweise nur noch mehr stecken.

Amanda war dabei, die Kraft der Verwandlung zu entdecken, die darin liegt, dass man etwas so da sein lassen kann, wie es ist. Wie wir beim Experiment mit der Maus im Labyrinth (6. Kapitel) gesehen haben, kann die gleiche Handlung, die vorgenommen wird, um vor einem Gegenstand der Angst zu entkommen, eine ganz andere Auswirkung hervorbringen, wenn sie durch eine Annäherung an etwas Positives motiviert wird.

Megs Geschichte

Der Sinn der soeben beschriebenen Praxis besteht darin, unter den „Laborbedingungen" eines therapeutischen Programms und der Meditationspraxis selbst immer wieder die Gelegenheit zu erhalten, effektivere Formen des Umgangs mit belastenden Gefühlen und Emotionen zu erkunden und zu entwickeln. Diese Fertigkeiten, die in einer solchen, zugegebenermaßen sehr geschützten, Lernsituation entwickelt worden sind, können dann dort angewendet werden, wo man sie wirklich braucht: in unserem alltäglichen Leben. Manchmal können die Auswirkungen recht drastisch sein, wie Meg festgestellt hat:

„Gestern bin ich aufgewacht und war richtig sauer, ich habe geschäumt vor Wut! Ich wusste auch genau, woran das lag. Vorgestern hatte ich nämlich ein Gespräch mit meiner Kursleiterin (ich nehme an einem weiterbildenden Abendkurs teil, wo wir alle ein Projekt ausarbeiten müssen). Sie hatte versprochen, sich vor unserem Treffen den Entwurf für mein Projekt anzusehen, damit sie mir ihr Feedback dazu geben konnte. Es ist ja bald Abgabeschluss und ich habe noch vieles andere zu tun. Deshalb hätte ich ihre Anmerkungen jetzt gebraucht, um über die Ferien daran arbeiten zu können. Aber als wir uns dann trafen, entschuldigte sie sich, sie sei noch nicht dazu gekommen; sie sei verreist gewesen usw. usf. Sie blätterte meinen Entwurf nur kurz durch und gab mir ein paar allgemeine Ratschläge, wie ich ihn noch umschreiben könne. Sie meinte, ich würde es schon schaffen. Als das Treffen zu Ende war, hatte ich noch ein ganz gutes Gefühl. Ich beschloss, am nächsten Morgen damit anzufangen, meinen Entwurf umzuschreiben, und ging zu Bett. Das war vorgestern.

Aber am Morgen nach dem Treffen wachte ich voller Groll und Ärger auf. All diese zornigen Gedanken gingen mir im Kopf rum: *Sie hat doch gewusst, wann mein Entwurf vorlag; sie kümmert sich bloß nicht darum. Vielleicht will sie mich gar nicht betreuen. Also, wenn sie diese Einstellung hat, breche ich den Kurs ab. Ich muss ja nicht weitermachen! Ich hinterlasse ihr einfach eine Notiz und schreibe, dass ich nicht in den Kurz zurückkomme. Dann wird es ihr leidtun.* Ich sagte mir selbst, dass es blöd ist, so zu denken, und dass ich überreagiere. Aber sobald ich glaubte, mich beruhigt zu haben, kam wieder ein ärgerlicher Gedanke oder ich stellte mir vor, wie sie meine Notiz öffnen oder wie ich das Schulgebäude verlassen würde.

Ich glaube, ich lag ca. fünf Minuten lang da und schäumte vor mich hin. Dann erinnerte ich mich daran, dass wir gelernt hatten, Folgendes zu tun, wenn wir uns in so einer Art von Selbstgespräch verstrickt haben: vom Denken wegzugehen und die bewusste Wahrnehmung darauf zu lenken, wie sich die Gedanken und Emotionen in unserem Körper anfühlen. Ich verlagerte meine Aufmerksamkeit auf meinen Körper und konnte ganz deutlich ein Gefühl von Verkrampfung in meiner Brust und in meinem Bauch spüren. Ich lag im Bett und hielt das Gefühl dieser Empfindungen, die in meinem Körper waren, einfach im Bewusstsein. Im nächsten Moment waren die Empfindungen verschwunden, und mit ihnen auch der Ärger. Wie der Blitz; einfach so! Ich konnte es nicht fassen – es war wie eine Seifenblase, die ich berührt hatte und die zerplatzt war.

Ich stand auf, ging zum Schreibtisch, schaltete den Computer an und arbeitete an der Neufassung meines Projekts. Obwohl ich seither schon noch manchmal daran denke, dass sie meinen Entwurf nicht gelesen hat, kann es mich nicht mehr so aufbringen."

Das sieht doch wie Zauberei aus. In der Tat benutzen Menschen, die an Kursen zur Achtsamkeitsschulung teilgenommen haben, manchmal Ausdrücke wie *ein Wunder*, um ähnliche Erfahrungen wie Megs zu beschreiben. Während sich unser Bewusstsein entwickelt, können wir Gedanken und Emotionen mehr und mehr als Schaumblasen betrachten, die in einem Topf mit kochendem Wasser aufsteigen; wir beobachten einfach, wie sie an der Oberfläche zerplatzen. Manchmal erscheint es uns, als ob die Achtsamkeit selbst, mit der wir den Gedanken oder das Gefühl berühren, diese zum Zerplatzen bringt – so wie Megs Seifenblase. Tibeter sagen in diesem Zusammenhang manchmal, dass sich Gedanken im Feld der reinen Achtsamkeit „selbst befreien".

Megs Erfahrung zeigt, dass wir unser Erleben, wenn wir schwierige, unerwünschte Emotionen erfahren, umwandeln können, indem wir ein freundliches/zulassendes Gewahrsein in diese Gefühle und Emotionen bringen, so wie wir sie in unserem Körper wahrnehmen. Wieder einmal erkennen wir, dass wir ein mögliches „Abrutschen" in lang anhaltende Unzufriedenheit und Depression verhindern können, wenn wir Achtsamkeit kultivieren und schon in jenem Moment, in dem die ersten Anzeichen von emotionaler Reaktivität auftauchen, mit dem und durch den Körper arbeiten. So haben wir die Gelegenheit, mit jedem länger andauernden unangenehmen Gefühl präsent zu bleiben, ohne „kämpfen“ zu müssen, und uns dadurch auch inmitten von sehr schwierigen Umständen die volle Erfahrung des Lebendigseins zu ermöglichen.

Den Weg der Offenheit und Ehrlichkeit gehen

Inzwischen sollte es klar sein, dass das Arbeiten mit schwierigen Umständen über den Körper nicht bedeutet, dass man erbittert darüber nachdenkt, wie schlimm doch alles sei. Achtsamkeit ist alles andere als eine Übung in Stoizismus oder im Denken. Anthony, Amanda und Meg hatten den Mut, volles Gewahrsein, verbunden mit Neugier und Einfühlsamkeit, in ihr Erleben zu bringen. Dadurch hat sich ihre Beziehung zu ihren schwierigen Gefühlen tief greifend verändert.

In der Vergangenheit hing die Anspannung, die sie jeweils im Körper spüren konnten, mit dem Versuch zusammen, sich vor der Überforderung durch solch belastende Gefühle zu schützen. Dies bewirkte jedoch nur, dass der normale Ablauf und die normale Auflösung eines emotionalen Prozesses „eingefroren“ wurden. Die Aversion, die Vermeidungshaltung und all die Anspannung, die damit einhergeht, hindern uns daran, alte Wunden und Angewohnheiten der Selbstkritik hinter uns zu lassen.

Es wird sicherlich einige Zeit dauern, bis wir das grundlegende Vertrauen gewonnen haben, unsere angestammten, instinktiven Verteidigungsmechanismen im Angesicht von Schwierigkeiten bedingungslos fallen zu lassen. Insbesondere bei jenen, die schwere Traumata überlebt haben, kann diese Art von Arbeit ein geschütztes, in höchstem Maße unterstützendes therapeutisches Umfeld erforderlich machen. Jeder von uns muss für sich selbst entscheiden, mit welcher Geschwindigkeit er an den Grenzen von schmerzhaften, belastenden Gefühlen arbeiten will, insbesondere, wenn diese auch schmerzhafte Erinnerungen beinhalten. Sich solchen Gefühlen zuzuwenden und bereit zu sein, sie zu erfahren, ist ein sehr mutiger Schritt, der aber auch als vollkommen verrückt erscheinen kann, weil er all unseren normalen Instinkten nach Selbsterhalt zuwiderläuft. Letzten Endes jedoch haben wir, wenn wir uns von der gewöhnlichen Reaktivität des Geistes befreien wollen, möglicherweise keine andere Wahl – am Ende ist der Weg der Ehrlichkeit und der wahren Offenheit vielleicht der einzige, der zu Heilung und Lösung führt. Andere Wege gehen vielleicht nicht tief genug oder sind nicht authentisch genug.

Eine solche Einstellung radikaler Akzeptanz findet im Gedicht „Das Gasthaus" von Rumi, einem Sufi-Dichter aus dem 13. Jahrhundert, auf einfache und dennoch tiefe Weise ihren Ausdruck.

> Dieses menschliche Dasein ist ein Gasthaus.
> Jeden Morgen ein neuer Gast.
>
> Freude, Depression und Niedertracht –
> auch ein kurzer Moment von Achtsamkeit
> kommt als unverhoffter Besucher.
>
> Begrüße und bewirte sie alle!
> Selbst wenn es eine Schar von Sorgen ist,
> die gewaltsam Dein Haus
> seiner Möbel entledigt,
> selbst dann behandle jeden Gast ehrenvoll.
> Vielleicht reinigt er Dich ja
> für neue Wonnen.
>
> Dem dunklen Gedanken der Scham, der Bosheit –
> begegne ihnen lachend an der Tür
> und lade sie zu Dir ein.
>
> Sei dankbar für jeden, der kommt,
> denn alle sind zu Deiner Führung
> geschickt worden aus einer anderen Welt.

Die Schönheit, die darin liegt, einer alten Wunde, einem gegenwärtigen Schmerz oder einer schwierigen Situation ein größeres Bewusstsein von Augenblick zu Augenblick zu gewähren, ist die, dass es unserem Geist und unserem Körper neue Möglichkeiten eröffnet. Es ist die zu sagen: „Fangen wir damit noch einmal ganz von vorne an. Ich will es dem schwierigen Umstand erlauben, da zu sein – ich werde einfach mit ihm hier sein, in jedem Moment, als wäre es ein krankes Kind mitten in der Nacht, das zärtlich gehalten und getröstet werden will."

> Eine Einstellung radikaler Annahme kann verhindern, dass wir uns angesichts von schmerzhaften Erfahrungen zunehmend eingeschränkt und reduziert fühlen. Sie lädt uns dazu ein, das Leben in seiner ganzen Fülle zu erfahren, selbst wenn die Dinge am schlimmsten zu sein scheinen.

Bei der Achtsamkeitspraxis wird eine Haltung von Sanftmut und Zärtlichkeit mit einem Geist von Abenteuerlust und Entdeckerfreude vereint: „Lass' uns schauen, was in diesem Augenblick da ist – und in diesem – und in diesem." Das bedeutet, dass wir nur die Probleme dieses jetzigen Augenblicks haben – die genau in *diesem* Moment nicht einmal ein Problem sein müssen – anstatt uns alle Probleme von nächster Woche, nächstem Jahr und dem Rest unseres Lebens aufzuladen, was wir ja so reflexartig tun. Wenn uns unsere Gedanken glauben machen, dass unser Leben für immer so sein wird („*So bin ich nun einmal*"), dann wird das, was mit Schmerz, Anspannung oder Traurigkeit begann, noch größeres Leid entstehen lassen. Aber wenn wir nur *für* diesen Augenblick da sind und *in* diesem Augenblick und mit *diesen* Gedanken, Gefühlen und Körperempfindungen – und sich jetzt im nächsten Moment die Muster unseres Geistes irgendwie ändern, und sie sich jetzt, im nächsten Augenblick, wieder ändern –, bekommen die Dinge die Gelegenheit, sich in ihrem Lauf auf ganz andere Art und Weise zu entwickeln. Und dennoch ist es immer jetzt, und deshalb kann man immer in der Weise daran „arbeiten", wie es das Gedicht „Das Gasthaus" vorschlägt.

Welche Weisheit wir erlangen können, wenn wir bei schwierigen Emotionen dableiben

Unser Urteilen aufzugeben und unsere Wahrnehmung schwieriger Emotionen zu verändern kann uns sehr helfen. Unangenehme Emotionen sind, ebenso wie die angenehmen, eine sich stetig wandelnde Konstellation aus körperlichen Empfindungen, Gedanken und Gefühlen. Sie scheinen ein Eigenleben zu besitzen, können jedoch in Achtsamkeit gesehen und angenommen werden. Mit unseren Emotionen zurechtzukommen bedeutet, tief in sie hineinzublicken. Im Herzen der Heilung und derjenigen heilenden Geste, die wir uns selbst entgegenbringen, liegt eine sanfte, gütige Annahme dessen, was wir inmitten der Schwierigkeit selbst vorfinden. Diese Entdeckungen können sehr überraschend sein. Wir stellen vielleicht fest, dass immer wieder Angst an die Oberfläche unseres Bewusstseins steigt, auch wenn wir uns gar nicht bewusst sind, vor etwas Konkretem Angst zu haben. Vielleicht bemerken wir zum ersten Mal eine tiefe, schmerzende Leere. Vielleicht finden wir auch heraus, dass ein dumpfer Schmerz, der die ganze Zeit in uns zu sein scheint, eigentlich an- und abschwillt, steigt und fällt, und sich aus einer Vielzahl von einzelnen Gefühlen zusammensetzt, die wir gar nicht als Schmerz bezeichnen würden. Einfach nur zu wissen und radikal zu akzeptieren, dass diese Gefühle in diesem Moment ein Teil von uns sind, kann dem Geist helfen, nicht den „Aversionsschalter" umzulegen, der zum verzweifelten Brüten darüber führt, wie wir diese Gefühle loswerden können.

Als Katalysator für diese entscheidende Veränderung in unserer Wahrnehmungsweise kann die Konzentration auf die rein körperliche Seite von schwierigen Erfahrungen dienen. Sie kann uns auch dabei helfen, mit unseren eigenen, ganz spezifischen Körperempfindungsmustern vertrauter zu werden, die eine Aversion signalisieren. Wenn wir diese Muster erkennen lernen, können wir sie eher durchschauen. Wir sehen dieses charakteristische Muster dann immer wieder in unserem Leben auftauchen, was uns in unserer Anschauung bestärkt, schwierige Emotionen nicht mehr als Probleme oder Bedrohungen zu sehen… und die Aversion selbst einfach als eine alte Gewohnheit zu betrachten. Nach einiger Zeit mögen wir sie vielleicht sogar nur noch als einen sehr vertrauten, häufigen Besucher ansehen: „Ach, da bist du ja wieder." Indem wir immer wieder die Auswirkungen beobachten, die dieser Besucher auf uns hat, fangen wir vielleicht an, klarer als je zuvor zu erkennen, dass solche Heimsuchungen weder uns selbst noch jemand anderem in irgendeiner Weise etwas bringen und auch dass sie nicht annähernd so mächtig sind, wie wir manchmal glauben, trotz all des Elends, die sie mit sich bringen können. Diese Erkenntnis kann uns helfen, uns aus dem Klammergriff zu befreien, in dem die Aversion uns festhält.

Sie beeinflusst auch die Art, wie wir Leid erleben. Ob Sie immer noch Schmerz empfinden werden, nachdem Sie mit dem Üben von achtsamem Gewahrsein begonnen haben, lässt sich unmöglich vorhersagen. Wir können einen Augenblick erst dann kennen, wenn er da ist; wenn wir in ihn hineinblicken. Was wir aber mit Gewissheit sagen können, ist Folgendes: Wenn Schmerz da ist und in dem Gefühl von Offenheit gehalten werden kann, das Rumi beschwört, dann wird er besser zu ertragen sein als vorher. Es mag noch Schmerz da sein, aber es mag vielleicht weniger Leiden da sein.

> Das Schwierige zu vermeiden ist eine verlockende alte Angewohnheit. Aber es gibt eine Alternative.

Indem wir dem, was in unserem inneren Erleben tatsächlich vor sich geht, achtsames Gewahrsein entgegenbringen, werden wir die tiefen Empfindungsgrundlagen in unserem Körper wahrscheinlich nicht ändern. Aber die Chancen stehen gut, dass wir das, was vor sich geht, mit größerer Klarheit und Schärfe wahrnehmen werden. Und das gibt uns die Möglichkeit, selbst zu entscheiden. Wir können *uns entscheiden*, alten Denkgewohnheiten gegenüber eine völlig andere Beziehung einzunehmen. Wir können uns entscheiden, ob wir uns gegenüber all den traurigen oder wütenden Gedanken und Gefühlen bewusst öffnen wollen, so wie im „Gasthaus" dargestellt, oder ob wir wieder in unsere übliche Gewohnheit verfallen wollen, uns zurückzuziehen und uns abzuwenden.

Unsere alten Angewohnheiten werden vielleicht versuchen, uns zu überzeugen, dass das Vermeiden von Schwierigem notwendig sei. Doch das ist nicht wahr. Es *gibt* eine Alternative. Wir können uns selbst von den Dingen befreien, die uns nieder- und uns zurückhalten. Wenn wir einmal wissen, wie wir richtig schauen können, werden wir sehen, dass unsere Welt mehr Verheißungen bereithält, als wir uns das vom Gefängnis unserer Unzufriedenheit aus hätten vorstellen können.

8

Gedanken als Schöpfungen des Geistes erkennen

Stellen Sie sich vor, Sie seien zwölf Jahre alt und säßen in der Schule. Der Tag schleppt sich dahin, aber Sie leben auf, als Ihnen einfällt, dass heute Mittwoch ist. Ihr Vater hat Ihnen versprochen, Sie nach der Schule abzuholen, um mit Ihnen neue Laufschuhe kaufen zu gehen. Vor sieben Monate haben sich Ihre Eltern getrennt. Sie vermissen Ihren Vater und freuen sich deshalb auf solche Einkaufstouren.

Nach der Schule warten Sie nicht mit den anderen Kindern auf den Schulbus. Sie bleiben noch eine Weile im Schulgebäude und gehen dann auf die Straße hinaus. Ihr Vater ist noch nicht da, aber das ist in Ordnung. Wahrscheinlich ist er aufgehalten worden. Er lässt Sie nie im Stich. Zehn, fünfzehn Minuten vergehen und Sie sehen, wie einige der Lehrer das Schulgelände mit dem Auto verlassen. Einer hält an und fragt, ob alles in Ordnung sei, und Sie sagen: „Ja, alles klar!" Eine halbe Stunde später wird es dunkel. Alle Schulbusse sind längst gefahren.

Sie fangen an, sich zu sorgen, wo Ihr Vater bleibt. Hat er einen Unfall gehabt? Hat er Sie vergessen? Nein, sicher nicht. Sie wünschten, Sie hätten Ihr Handy dabei und könnten ihn anrufen. Sie erinnern sich an andere Zeiten, in denen Sie sich alleingelassen gefühlt haben. Sie fangen an, sich elend zu fühlen. Sie fragen sich, was alles schief gegangen ist. In der Schule war es nicht besonders; Sie haben eigentlich keinen guten Freund wie all die anderen Kinder.

Sie versuchen, sich selbst aufzumuntern. Was kommt heute im Fernsehen? Es klappt nicht. Ihre Lieblingssendung kam gestern, am Montagabend. Am Montag? Heißt das, heute ist gar nicht Mittwoch? Sie haben sich im Tag geirrt. Sie schämen sich, sind aber gleichzeitig erleichtert, ja glücklich. Sie laufen in die Schule zurück und fragen den Hausmeister, ob Sie Ihre Mutter anrufen dürfen.

Was haben Sie empfunden, als Sie diese Sätze gelesen und sich vorgestellt haben, Sie seien dieses Kind? Was ist Ihnen durch den Kopf gegangen?

Vielleicht haben Sie festgestellt, dass Ihre Gefühle, als Sie sich vorgestellt haben, Sie seien dieses Kind, zunächst in jeder Phase davon abhingen, was Sie dachten und sich darüber vorstellten, dass mit Ihrem Vater geschehen sei, und als Nächstes von dem, an was Sie das in Ihrem Leben im Allgemeinen erinnerte. An dieser Szene kann man leicht sehen, wie Gedanken, die von einem bestimmten Geschehen aktiviert worden sind, andere Gedanken und Gefühle hervorrufen. Zum Beispiel hat das Gefühl des Alleinseins, weil es von seinem Vater vermeintlich vergessen wurde, bei diesem Kind zu dem Gedanken geführt, es habe nicht so viele enge Freunde wie andere. Bei vielen von uns hält sich dieses Gefühl bis ins Erwachsenenalter hinein.

Zum Wendepunkt in der Geschichte kommt es, als das Kind erkennt, dass es sich im Tag geirrt hat. Diese neue Information – dass es gar nicht Mittwoch ist – verändert die Sichtweise des Kindes in Bezug auf die Situation vollkommen. Dem Wechsel in der Perspektive folgen dann Veränderungen in den Emotionen.

Wir erklären uns ständig die Welt und reagieren emotional auf diese Erklärungen anstatt auf die Fakten.

Auch wenn es sich hier um eine erfundene Geschichte handelt, können wir uns doch alle an ähnliche Situationen erinnern, in denen wir etwas falsch interpretiert haben. Häufig erkennen wir nur bei solchen Gelegenheiten, wie sehr unsere Emotionen von unserer *Interpretation* der Situation abhängen. Sonst bekommen wir meist nicht die Gelegenheit zu einer derartigen Realitätsüberprüfung.

Es ist nichts besonders Geheimnisvolles an der Art und Weise, wie der Geist hier vorgeht. Der Geist erfindet eine Geschichte, eine Erklärung, die zu den Fakten passt, so wie wir sie sehen. Einmal erfunden, kann diese Geschichte nur schwer wieder zu demontieren sein. Sie kann aber eine erschreckend starke Wirkung auf unsere Emotionen und Gefühle haben. Sie kann unsere emotionalen Knöpfe drücken, selbst wenn sie teilweise oder ganz erfunden ist und kaum eine reale Grundlage hat. Alle Gefühle, die das Kind erlebte – die Sorge um seinen Vater, sein Verlassenheitsgefühl, seine Einsamkeit –, wurden von einem Ereignis ausgelöst, das in Wahrheit nie geschehen ist. Das Kind *dachte* ja nur, sein Vater sei nicht wie versprochen erschienen.

Vor hundert Jahren hat Sigmund Freud die Vorstellung verbreitet, dass wir alle ein Unbewusstes haben, das tief unter der Oberfläche unseres Bewusstseins liegt und von dem unsere Handlungen auf eine Weise motiviert werden, die sehr kompliziert ist und erst in einem langen Zeitraum ans Licht gebracht und verstanden werden kann. Die konventionelle Schulpsychologie lehnte solche Vorstellungen damals als nicht beweisbar ab und konzentrierte sich stattdessen (in einer als „Behaviorismus“ bekannten Bewegung) auf das beobachtbare Verhalten. So heftig war diese Gegenreaktion gegen Freud, dass verhaltensorientierte Psychotherapeuten erst gegen Ende der sechziger, Anfang der siebziger Jahre des 20. Jahrhunderts damit anfingen, die innere Welt ihrer Patienten – die subjektive Sphäre der Gedanken, Erinnerungen, Vorstellungen, Vorhersagen und Pläne – ernst zu nehmen. Und sie machten dabei eine bemerkenswerte Entdeckung: Der größte Teil dessen, was unsere Emotionen und unser Verhalten steuert, liegt nicht tief im Unbewussten, sondern direkt unter der Oberfläche unseres Bewusstseins. Und nicht nur das, sondern diese reiche innere Welt mit ihren Motivationen, Erwartungen, Interpretationen und Geschichten ist uns allen auch zugänglich, wenn wir den Mut haben, hinzuschauen. Wir alle können uns des „Bewusstseinsstroms“ bewusster werden, der in unserem Geist in jedem Augenblick abläuft. Er nimmt oft die Gestalt eines laufenden Kommentars an. Wenn dieser potentiell schädlich für uns ist, so liegt das nicht daran, dass er tief in unserer Psyche vergraben wäre. Es liegt eher daran, dass er praktisch ohne unsere Kenntnisnahme abläuft. Wir haben uns so an seine Einflüsterungen gewöhnt, dass wir nicht einmal mehr wahrnehmen, dass er da ist. Und so kann er unser Leben bestimmen.

Wenn wir einmal auf eine bestimmte Situation reagiert haben, gehen wir nur selten zurück, um zu überprüfen, ob unsere Interpretation wirklich richtig war. Natürlich ist es durchaus möglich, dass ein Vater tatsächlich vergessen hat, sein Kind abzuholen. Das kommt vor. Aber in den meisten Fällen zieht unsere Vorstellung keine weiteren Optionen in Betracht; unsere ersten Eindrücke, so reaktiv sie auch sein mögen, werden normalerweise als akkurate Einschätzung der Wirklichkeit genommen – als Tatsache, dass es *wirklich* so ist.

Die Beispiele mit dem wartenden Schulkind und mit der Szene aus dem 1. Kapitel, als Sie gebeten wurden, sich vorzustellen, dass ein Freund Sie nicht von der anderen Straßenseite aus gegrüßt hat, zeigen uns, wie selbst die kleinsten Unterschiede in unserer Stimmungslage und in unserem Denken über unsere gesamte Sichtweise von einem Ereignis bestimmen können. Diese kleinen Veränderungen in der Stimmung und im Denken nehmen am Ende den ganzen Geist gefangen; sie erzeugen weitere Gefühle und Stimmungsstrudel, während der Verstand grübelt und grübelt, um Antworten zu finden, die nicht kommen. Und so erfinden wir eine Geschichte – „ein Drama über mich selbst" –, die sich mit der Zeit weit vom Hier und Jetzt und weit vom wahren Stand der Dinge entfernen kann. Sobald sich das „Drehbuch", das wir in unserem Geist ausgeheckt haben, einmal bei uns festgesetzt hat, verlassen wir uns bei allen gegenwärtigen und zukünftigen Entscheidungen vielleicht unbewusst auf diesen Bezugspunkt – ohne diesen jemals mit dem Hier und Jetzt abzugleichen. Ohne dass wir es merken, werden unsere Gedanken zu in Stein gemeißelten Worten anstatt zu solchen, die auf Wasser geschrieben sind.

> Die Geschichten über uns, die wir selbst erfinden, werden bald zu in Stein gemeißelten Bezugspunkten für die Zukunft – ungeachtet dessen, wie weit sie von der tatsächlichen Wahrheit des Hier und Jetzt entfernt sind.

Gedanken als Gedanken sehen

Wie wir im 1. und im 2. Kapitel gesehen haben, beeinflussen unsere Gedanken unsere Gefühle und unsere Körperempfindungen und werden selbst wiederum von unseren Gefühlen und unseren Körperempfindungen beeinflusst. Aber das macht unsere Gedanken noch nicht wahr, so zwingend sie auch erscheinen mögen.

Wie wir gesehen haben, besteht eine sehr effektive Strategie der Achtsamkeitsprogramme zur Wiedererlangung des seelischen Gleichgewichts darin, auf das direkte Erleben der Gefühle im Körper zu achten. Was die Gedanken selbst betrifft, so können wir durch Achtsamkeit eine neue und ganz andere *Beziehung* zu ihnen kultivieren, indem wir ihnen erlauben, einfach da zu sein, anstatt sie zu analysieren, herauszufinden versuchen, wo sie herkommen, oder sie auf irgendeine Art und Weise loswerden zu wollen. In unserem Gewahrsein sehen wir sie unmittelbar als das, was sie wirklich sind: Konstruktionen, mysteriöse Schöpfungen des Geistes, Vorgänge, die die Realität richtig widerspiegeln oder auch nicht. Wir erkennen schließlich, dass unsere Gedanken keine Tatsachen sind. Sie sind auch nicht wirklich „meine" oder „Ich".

Die Erkenntnis, dass Gedanken keine Tatsachen sind, ist für jeden von uns von größter Bedeutung.

Wir nehmen diese Haltung bei der Entwicklung von Achtsamkeit ein, weil wir einem Gedanken – wie etwa „Nun werde ich mich immer so fühlen" –, wenn wir ihn *als Gedanken* wahrnehmen können, augenblicklich seine Kraft rauben, uns emotional aus dem Gleichgewicht zu bringen. Er kann uns nicht länger zwingen, uns im Kreis zu drehen, um eine gefürchtete (und dabei doch vollkommen imaginäre) Situation abzuwehren. Bei der Achtsamkeitspraxis sind wir eingeladen, die Verbindung zwischen Gedanken und Gefühlen klarer zu erkennen. Doch unsere Aufgabe besteht nicht nur darin, uns unserer Gedanken bewusster zu werden, sondern uns ihrer auf eine *andere* Art bewusst zu werden, uns aus dem Modus des Seins heraus auf sie zu beziehen. Im Seins-Modus wird uns sehr viel klarer, welche Gedanken hilfreich und welche nichts als die endlose „Propaganda" der Depression sind.

Wenn Sie die bisher beschriebenen Meditationen bereits praktizieren, dann stehen die Chancen gut, dass Ihre Beziehung zu Ihren Gedanken bereits dabei ist, sich zu verändern. Vielleicht stellen Sie gelegentlich fest, dass Sie sich nun anders verhalten (und vielleicht sogar lächeln), wenn Sie sich dabei erwischen, wie Sie zu den „üblichen" Weltuntergangs-Schlüssen oder -Annahmen gelangen: „Sie will mich doch nur fertigmachen und dumm dastehen lassen"; „Ich werde mit dieser Aufgabe nie fertig"; „Immer sage ich die dümmsten Sachen". Vielleicht fangen Sie nach solchen Gedanken nicht mehr so schnell zu brüten an. Oder vielleicht können Sie, wie Meg aus dem 7. Kapitel, nun an etwas denken, was Sie früher in hellste Aufregung versetzt hat, ohne dass Sie dadurch sofort geladen sind – nun können Sie den Gedanken mit all seiner potentiellen Bürde einfach vorbeiziehen lassen.

Solche Veränderungen spiegeln die Tatsache wider, dass wir, vielleicht ohne es zu merken, bereits zu lernen begonnen haben, wie wir *während der Meditation* geschickter mit unseren Gedanken umgehen. Wenn wir bewusst registrieren, dass der Geist abschweift, heißt das, dass wir nicht mehr vollkommen in unserem Gedankenfluss verloren sind, sondern dass wir genug Abstand davon haben, um zu bemerken, was geschehen ist. Und jedes Mal, wenn wir unseren Gedanken sanft das Etikett „Gedanke" verleihen und uns bewusst aus dem Gedankenstrom lösen, verstärken wir die veränderte Beziehung dahingehend, dass wir Gedanken immer mehr *als Gedanken* wahrnehmen können. Es sind mentale Geschehen, die durch den Geist ziehen wie Wolken über den Himmel.

Wie wir unsere Gedanken hören können

Ein Gedanke kommt auf, verweilt für relativ kurze Zeit im Gedächtnis und verblasst dann wieder. Es ist lediglich ein mentales Vorkommnis, ein „Objekt", dem wir Aufmerksamkeit schenken können, das aber weder „Ich" noch die Wirklichkeit ist. Aber manchmal benötigen wir vielleicht einen konkreteren Weg, unsere Perspektive zu verschieben, damit wir es so sehen können. Unser Hörsinn könnte uns solch einen Weg bieten.

Wir sind ständig von Geräuschen umgeben. Wir brauchen nicht hinauszugehen, um welche aufzuspüren. Wir können uns einfach darauf verlegen, das zu hören, was in diesem Augenblick bereits da und zu hören ist. Geräusche sind einfach ein Teil der Sinneseindrücke, die der Geist von der Welt erhält.

Diese Tatsachen bestimmen, wie wir uns normalerweise zu Geräuschen verhalten. Wenn wir das Geräusch eines Lastwagens auf der Straße hören, sehen wir es nicht automatisch als Teil von uns selbst an, sondern wir wissen, dass es draußen auf der Straße ist.

Wenn wir uns den Geist als das „Ohr" für unsere Gedanken vorstellen, können wir vielleicht lernen, uns auf dieselbe Art zu Gedanken zu verhalten, die uns ins Gedächtnis kommen, wie wir uns zu den Geräuschen verhalten, die uns ans Ohr dringen. Normalerweise sind wir uns wahrscheinlich gar nicht bewusst, in welcher Weise der Geist Gedanken „aufnimmt", ehe wir nicht unsere Fähigkeit schulen, diese wahrzunehmen, ehe wir nicht üben, ihnen bewusst Raum zu geben, damit sie hier sein können, wie sie sind, und als das gesehen und erkannt werden können, was sie sind: als getrennte Geschehnisse im Feld des Bewusstseins. Die Achtsamkeit auf das *Hören* kann uns als eine Analogie dienen, um eine ähnliche Offenheit unseren Gedanken gegenüber zu entwickeln und sie einfach kommen und gehen zu lassen, ohne uns in das Drama hineinziehen zu lassen, das sie entwerfen.

> Stellen Sie es sich so vor: Der Geist ist für die Gedanken, was das Ohr für die Geräusche ist.

In der folgenden Übung praktizieren wir eine Zeit lang das Gewahrsein von Geräuschen und vom Hören (Achtsamkeit des Hörens) und versuchen dann, ob wir uns auf die gleiche Weise zu Gedanken und zum Denken verhalten können. Auf diese Weise schaffen wir optimale Voraussetzungen, um die Rahmenbedingungen für diese Art von Achtsamkeit zu erhalten und den Fokus unserer Aufmerksamkeit dabei von den Geräuschen auf die Gedanken zu verlagern. Die Anleitungen zu dieser Praxis der Achtsamkeit auf das Hören und Denken folgen unten und stehen auch online bereit (Titel 7).

Achtsamkeit auf das Hören und Denken

1. Praktizieren Sie das Gewahrsein des Atems und des Körpers, wie es in den Anweisungen dafür im 7. Kapitel beschrieben ist, bis Sie einigermaßen zur Ruhe gekommen sind.
2. Erlauben Sie dem Fokus Ihrer Achtsamkeit, sich von Empfindungen im Körper auf das Hören zu verlagern – bringen Sie Ihre Aufmerksamkeit in Ihre Ohren und erlauben Sie Ihrer Achtsamkeit dann, sich zu öffnen und zu weiten, so dass eine Empfänglichkeit für Geräusche da ist, wenn und wo solche auftreten.
3. Es ist nicht notwendig, dass Sie nach Geräuschen suchen oder auf bestimmte Töne lauschen. Öffnen Sie vielmehr, so gut Sie können, einfach Ihren Geist, so dass er für das Gewahrsein von Geräuschen aus allen Richtungen empfänglich ist, während solche auftreten – Geräusche, die nahe sind, Geräusche, die weit entfernt sind, Geräusche, die vorne sind, hinten, an der Seite, oben oder unten – öffnen Sie sich dem gesamten Raum von Geräuschen und Klängen um Sie herum. Lassen Sie offensichtliche und subtilere Töne ins Bewusstsein ein. Lassen Sie auch den Raum zwischen den Geräuschen und der Stille ein.
4. Seien Sie sich, so gut Sie können, der Geräusche einfach als Geräusche bewusst, als rein akustische Wahrnehmungen. Wenn Sie feststellen, dass Sie *über* die Geräusche nachdenken, treten Sie, so gut Sie können, wieder mit dem direkten Gewahrsein von deren sinnlich erfahrbaren Eigenschaften in Verbindung (mit Tonhöhe, Klangfarbe, Lautstärke und Dauer), statt mit ihrer Bedeutung oder ihren Auswirkungen.
5. Wenn Sie bemerken, dass Ihre Achtsamkeit nicht mehr auf die Wahrnehmung von Geräuschen im gegenwärtigen Moment gerichtet ist, erkennen Sie sanft an, wohin Ihr Geist abgedriftet ist, und lenken Sie Ihre Aufmerksamkeit dann auf das Hören von Geräuschen zurück, wie sie Augenblick für Augenblick ertönen und verklingen.
6. Wenn Sie dazu bereit sind, lassen Sie nicht mehr Geräusche, sondern Gedanken in den Mittelpunkt Ihrer Achtsamkeit treten. So wie Sie sich

jeglicher Geräusche bewusst waren, die auftraten – und deren Erscheinen, Verweilen und Verschwinden zur Kenntnis nahmen –, erlauben Sie Ihrer Aufmerksamkeit nun, so gut Sie können, alle Gedanken, die im Geiste auftreten mögen, auf die gleiche Weise wahrzunehmen. Nehmen Sie wahr, wie Gedanken entstehen, wie sie im Raum des Geistes verweilen und wie sie sich schließlich auflösen und verschwinden. Es ist nicht notwendig, dass Sie versuchen, Gedanken bewusst kommen und gehen zu lassen – lassen Sie sie einfach von selbst kommen und gehen, so wie Sie auch das Erscheinen und Verschwinden von Tönen und Geräuschen zugelassen haben.

7. Vielleicht finden Sie es hilfreich, Ihre Wahrnehmung auf die gleiche Weise auf Gedanken in Ihrem Geist zu richten, wie Sie es tun würden, wenn die Gedanken in einem Kino auf die Leinwand projiziert werden würden – Sie sitzen da, beobachten die Leinwand und warten, dass ein Gedanke oder ein Bild kommt. Wenn eines kommt, beachten Sie es, solange es dort „auf der Leinwand" ist, und lassen es dann los, wenn es sich verflüchtigt. Oder Sie mögen es hilfreich finden, Gedanken als Wolken zu sehen, die über einen riesigen Himmel ziehen. Manchmal sind sie dunkel und stürmisch, manchmal zart und flaumig. Manchmal füllen sie den ganzen Himmel aus. Manchmal sind sie vollkommen weg und der Himmel bleibt wolkenlos zurück.
8. Wenn irgendein Gedanke intensive Gefühle oder Emotionen mit sich bringt, seien sie angenehm oder unangenehm, nehmen Sie, so gut Sie können, deren „emotionale Ladung" oder Intensität zur Kenntnis und lassen Sie sie so sein, wie sie bereits sind.
9. Wenn Sie zu irgendeiner Zeit bemerken, dass Ihr Geist unkonzentriert oder zerstreut geworden ist oder dass er sich immer wieder in das Drama Ihrer Gedanken und Vorstellungen hineinziehen lässt, dann versuchen Sie, zum Atem und zu einem Gefühl des ganzen Körpers zurückzukehren, wie er dasitzt und atmet, und nutzen Sie diesen Konzentrationspunkt, um Ihre Aufmerksamkeit zu verankern und zu stabilisieren.

Wenn man vom Gedankenstrom mitgerissen wird

Genau so, wie der Geist auch bei anderen Meditationspraktiken abschweifen wird, werden viele bei der vorhergehenden Übung von Zeit zu Zeit feststellen, dass ihr Bewusstsein in einen bestimmten Gedankenfluss hineingezogen und von ihm mitgerissen worden ist. Wenn wir zur Metapher des Kinofilms zurückkehren, dann ist es so, als habe der Geist seinen Sitzplatz verlassen, sei in die Handlung droben auf der Leinwand hineingesaugt worden und spiele nun eine Rolle in der Geschichte, die er noch im Augenblick zuvor achtsam beobachtet hat. Wenn Sie feststellen, dass dies geschehen ist, brauchen Sie nichts zu tun als nur anzuerkennen, dass der Geist sich im Gedankenstrom verfangen hat und bewusste Achtsamkeit nun wiederhergestellt ist. Es ist sinnvoll, jegliche emotionale Reaktion oder Heftigkeit, die auf irgendein Element in der Handlung gerichtet ist, zur Kenntnis zu nehmen und den Geist dann sanft und mitfühlend zu seinem Platz zurückzugeleiten, so dass er das Spiel der Gedanken und Gefühle weiter beobachten kann. Wenn Sie zu irgendeinem Zeitpunkt bemerken, dass Ihr Geist unkonzentriert oder zerstreut geworden ist oder dass er sich immer wieder in das Drama Ihrer Gedanken und Vorstellungen hineinziehen lässt, ist es jederzeit möglich, zu den Empfindungen des Atems im Körper zurückzukehren und den Atem als Anker zu verwenden, mit dem Sie Ihre Aufmerksamkeit sanft beruhigen und stabilisieren können.

Es ist sehr wichtig, die Schwierigkeit dieser Praxis zu würdigen; wir sind derart daran gewöhnt, in unseren Gedanken zu leben, statt sie zu beobachten, dass es eine außerordentlich große Herausforderung sein kann, über einen gewissen Zeitraum hinweg eine bewusste und achtsame Beziehung zu unserem Denken aufrechtzuerhalten.

Wir müssen bei dieser Arbeit mit den Gedanken sehr vorsichtig sein. Es ist eine Gratwanderung, ob wir unsere Gedanken mit freundlichem Interesse als geistige Vorkommnisse betrachten oder ob wir uns durch ihren Inhalt und ihre emotionale Aufladung verführen lassen. Wir können von ihnen buchstäblich hinterrücks überfallen und hereingelegt werden, wir können unmerklich zu der Überzeugung verleitet

> Zumindest für den Anfang schlagen wir vor, die Aufmerksamkeit nicht länger als fünf Minuten pro Sitzung auf das Denken gerichtet zu halten.

werden, sie seien wahr, unsere Gedanken seien wir selbst und wir selbst seien unsere Gedanken. Sobald wir einmal „zu unseren Gedanken geworden sind", können wir nur allzu leicht wieder in die eingefahrenen Bahnen des Tun-Modus hineinrutschen und in Brüten und Grübeln zurückfallen. Diese neue Beziehung zu unseren Gedanken lässt sich über einen sehr kurzen Zeitraum hinweg vielleicht noch relativ leicht aufrechterhalten. Doch je länger wir in den Anfangsstadien unserer Praxis auf unsere Gedanken achten, desto wahrscheinlicher ist es, dass wir in sie hineingezogen und in ihren Bann geschlagen werden, so dass wir unsere Perspektive der Achtsamkeit ihnen gegenüber wieder verlieren.

Der Meditationslehrer Joseph Goldstein hat das sehr passend formuliert:

> Wenn wir uns in Gedanken verlieren, ist die Identifikation stark. Der Gedanke fegt durch unseren Geist und reißt ihn mit, und in sehr kurzer Zeit können wir weit fortgetragen werden. Wir springen auf einen Zug der Assoziationen auf, ohne zu merken, dass wir aufgesprungen sind, und sicherlich, ohne das Ziel zu kennen. Irgendwo auf der Strecke wachen wir vielleicht auf und erkennen, dass wir uns in Gedanken verloren haben, dass wir in die Irre geführt worden sind. Und wenn wir aus dem Zug aussteigen, befinden wir uns vielleicht in einem geistigen Umfeld, das ganz anders ist als an jenem Ort, wo wir aufgesprungen sind.

Wenn wir feststellen, dass wir vom Strom der Gedanken eingefangen und mitgerissen worden sind, ist es sinnvoll, den Geist zu beruhigen und zu sammeln (siehe Kap. 4), indem wir uns auf den Atem konzentrieren und daran denken, dass jedes Einatmen ein neuer Anfang ist und jedes Ausatmen eine Befreiung und ein neues Loslassen.

Selbstkritische Kommentare zur Kenntnis nehmen

Auch wenn wir mit Gedanken als dem Hauptgegenstand unserer Aufmerksamkeit vielleicht nur jeweils fünf Minuten lang arbeiten können, gibt es zahllose andere Möglichkeiten, diese neue Perspektive anzuwenden und zu erweitern. Je mehr wir uns mit den verschiedenen formalen Praktiken der Meditation beschäftigen, desto mehr fällt uns eventuell auf, dass wir Reaktionen auf das zeigen, was wir gerade erfahren, dass wir beurteilen, wie gut die Dinge laufen, und dass wir uns selbst kritisieren, wenn wir vermeintlich nicht das fühlen, was wir „fühlen sollten", oder dass wir „nicht sehr gut im Meditieren" seien. Solche Momente sind wunderbare Gelegenheiten, um zu bemerken, dass Urteilen und Kritisieren eigentlich nur weitere Denkvorgänge sind. Können wir diese Denkstrukturen bei solchen Gelegenheiten wie weitere geistige Erscheinungen sehen? Es kann hilfreich sein, wenn wir uns daran erinnern, wie wir uns auf weniger intensiv aufgeladene Gedanken und Bilder bei der Praxis der Achtsamkeit auf die Gedanken beziehen. Durch das Praktizieren können wir dieses neue Verhalten den Gedanken gegenüber immer öfter in unsere Lebensmomente einbringen, uns aus ihren Klauen befreien und es unserer ureigenen Weisheit erlauben, ihr Ausgreifen und ihre Muster innerhalb des Geistes zu entlarven. Mit der Zeit erleben wir dann möglicherweise ein Gefühl von Weite und Offenheit in unserem Gewahrsein, das mit Leichtigkeit alles umfasst, was auf der Ebene des Geistes oder des Körpers in Erscheinung tritt (einschließlich aller wertenden Gedanken), und wir lernen, in diesem Gewahrsein selbst ruhend zu verweilen.

Jacob stellte fest, dass seine tägliche Meditationspraxis häufig von einem fortlaufenden kritischen Kommentar begleitet wurde: *Da, du bist schon wieder abgedriftet. Kannst du dich nicht mal eine halbe Minute lang auf deinen Atem konzentrieren? Das ist doch nur verschwendete Zeit. Du machst das wieder falsch, wie alles andere auch. Kannst du denn nie etwas richtig machen? Was stimmt mit dir nicht? Was für ein Versager du doch bist!* Zuerst betrachtete Jacob diesen Kommentar als eine ärgerliche, obschon vertraute „Störung", die seine Versuche unterbrach und untergrub, mit „dem eigentlichen Geschäft" des Meditierens voranzukommen, das er darin sah, seine Aufmerksamkeit fest auf den Atem gerichtet zu halten. Das ist eine weit verbreitete Erfahrung. Allmählich gelangen wir jedoch zu der Erkenntnis, dass das Gewahrsein dieser Denkmuster *als Gedanken* Meditation *ist*. Wie können wir uns selbst helfen, das zu erkennen?

Wie wir negativen Denkmustern einen Namen geben können

Eine Möglichkeit ist es, den Gedankenmustern, die ständig auftauchen, einen Namen zu geben. Wir können Bezeichnungen verwenden wie etwa „wertender Verstand“ oder „hoffnungsloses Denken“ oder sie als Unterpersönlichkeiten titulieren: „mein schlimmster Kritiker“, „ungläubiger Thomas“ usf. Das Wichtige dabei ist, dass wir auf die gemeinsamen Fäden und allgemeinen Themen verweisen, die eine Reihe von Inhalten in unserem Denken vereinen. Idealerweise sollten es uns die Etiketten, die wir verwenden, ermöglichen, eine breitere und weisere Perspektive hinsichtlich dieser Gedankenmuster einzunehmen. Solche Etiketten können uns helfen, Letztere mit einem gewissen inneren Abstand als häufig auftretende Besucher im Geiste zu sehen, anstatt uns mit ihnen als Teil von uns selbst zu identifizieren oder sie als die Stimme der Wahrheit oder Realität wahrzunehmen.

Jacob fand heraus, dass er das ganze Paket der Kritik und des Urteilens als „Geist der Kritik“ bezeichnen konnte. Sobald er das getan hatte, konnte er nach den Besuchen des Geistes der Kritik Ausschau halten und ihn als einen alten, wenn auch nicht ganz willkommenen Bekannten begrüßen. Dies ermöglichte es ihm, den Geist der Kritik kommen und gehen zu lassen, ohne ihm die Macht zu geben, den Sturzbach an negativen Gedanken auszulösen, welcher ihn normalerweise rasch in die bereits nur allzu vertraute Negativität hineingezogen hätte.

Negative Gedanken im Landschaftsbild der Depression

Negative, wertende Gedanken als ein wiederkehrendes mentales Muster zu identifizieren, kann einem in hohem Maße dabei helfen, sich in einer objektiveren, weniger persönlichen Weise auf sie zu beziehen. Diejenigen von uns, die in der Vergangenheit Depressionen hatten, können diesen Prozess noch einen Schritt weiterführen, wenn sie negative Gedanken als das sehen können, was diese oftmals sind: als wohlbekannte Merkmale im Landschaftsbild einer Depression. Es sind keine verlässlichen Abbildungen der Wahrheit oder der Realität.

Wie wir automatisch auftretende negative Gedanken erkennen können

Die folgende Liste ist dieselbe der automatisch auftretenden Gedanken, die von häufig unter Depressionen leidenden Menschen berichtet wurden, wie wir sie bereits im 1. Kapitel gesehen haben:

Ich habe das Gefühl,
dass ich gegen die ganze Welt ankämpfen muss.
Ich bin zu nichts nütze.
Warum kann mir nie etwas gelingen?
Keiner versteht mich.
Ich habe die anderen enttäuscht.
Ich glaube, ich kann nicht mehr weitermachen.
Ich wünschte, ich wäre ein besserer Mensch.
Ich bin so schwach.
Mein Leben läuft nicht so, wie ich es gerne möchte.
Ich bin so enttäuscht über mich selbst.
Mir macht nichts mehr Freude.
Ich halte das nicht mehr aus.
Ich fühle mich antriebslos.
Was stimmt mit mir nicht?
Ich wünschte, ich wäre woanders.
Ich bringe nichts mehr auf die Reihe.
Ich hasse mich.
Ich bin nichts wert.
Ich würde am liebsten einfach verschwinden.
Was ist bloß mit mir los?
Ich bin ein Verlierer.
Mein Leben ist ein einziges Chaos.
Ich bin ein Versager.
Ich werde es nie schaffen.
Ich fühle mich so hilflos.

Es muss sich etwas ändern.
Es muss etwas verkehrt sein an mir.
Meine Zukunft sieht düster aus.
Es lohnt sich einfach nicht.
Ich bringe nichts zu Ende.

Überlegen Sie sich, wenn Sie sich die Gedanken auf der Liste anschauen, wie stark – wenn überhaupt – Sie jedem der Gedanken Glauben schenken würden, wenn er Ihnen GENAU JETZT in den Sinn käme.

Denken Sie, wenn Sie damit fertig sind, an eine Zeit zurück, in der Sie am depressivsten waren, und kehren Sie noch einmal zur Liste zurück. Überlegen Sie sich dann, wie sehr Sie jedem dieser Gedanken geglaubt hätten, wenn sie ZU JENER ZEIT aufgetaucht wären.

Sind Ihnen jegliche dieser Gedanken aus Ihrer eigenen Erfahrung vertraut? Wenn Sie in der Vergangenheit Depressionen erlitten haben, könnte der Anblick dieser Liste Sie, vielleicht nicht ganz bereitwillig, zu denjenigen Gedanken zurückführen, die Ihren Geist zu jener Zeit beherrscht haben. Auch wenn Sie keine längeren Phasen der Depression durchgemacht haben, erinnern Sie sich vielleicht daran, dass Sie ähnliche Gedanken hatten, als Sie sich einmal niedergeschlagen gefühlt haben.

Als Jade während unseres Programms gefragt wurde, ob ihr irgendwelche der Gedanken auf der Liste vertraut seien, antwortete sie: „Ja – alle!" Für sie offenbarte diese Übung eine überaus wichtige Unterscheidung: „Als ich mitten in der Depression steckte, glaubte ich den Gedanken zu 120 Prozent – das war für mich der Stand der Dinge, ohne Frage –, es war für mich einfach die Wahrheit, so trostlos sie sich auch darstellte. Aber jetzt – wo ich mich die meiste Zeit über ganz wohlfühle – habe ich solche Gedanken nicht mehr sehr oft, und wenn ich sie habe, dann erscheinen sie bloß wie ein schwaches Echo der Gedanken von damals. Rückblickend frage ich mich, wie ich all das bloß je glauben konnte. *Ich werde es nicht schaffen* – ja, genau so schien es mir, es gab absolut keine Hoffnung, dass ich die Depression überwinden würde, aber sehen Sie mich an! Hier ist der lebende Beweis, dass ich es geschafft habe."

Diese einfache Übung hat einige tief greifende Folgen. Wenn wir deprimiert sind und diese Gedanken erleben, fühlen sie sich nicht einfach nur wie Gedanken an. Sie scheinen uns die Wahrheit zu sagen über uns selbst, über unseren Wert und über den Zustand unseres Lebens. Aber nahezu jeder, der unter Depressionen leidet, hat ganz ähnliche Gedanken. Das deutet auf eine ganz andere Möglichkeit hin: Diese Gedanken sind Teil des Geländes, der Landschaft, einer Depression. Es sind Symptome für eine Depression, so wie Schmerzen Symptome bei einer Grippe sind. Sie kommen und gehen mit dem, was wir depressive Verstimmung nennen. Auf diese Weise gesehen sind solche Gedanken sehr informativ, jedoch nicht auf die Weise, wie wir gedacht hatten. Sie sagen eine Menge aus über die Denkmuster, die mit Depressionen einhergehen, über die Art und Weise, wie eine gedrückte Stimmungslage unsere Denkprozesse beeinflussen kann. Sie sagen uns jedoch nur sehr wenig über den wahren Zustand unserer selbst oder über die Welt oder die Zukunft.

> Negative Gedanken sind ein Teil des „Landschaftsbildes" einer Depression. Es ist nichts Persönliches an ihnen.

Diese andere Art und Weise, negative Gedanken wahrzunehmen, wird als besonders kraftvoll erlebt, wenn Menschen an einem achtsamkeitsbasierten kognitiven Therapieprogramm mit anderen teilnehmen, die ebenfalls zahlreiche Episoden von depressiver Erkrankung durchgemacht haben, denen es nun aber relativ gut geht. Wenn all diese Teilnehmer auf die Frage nach ihrer Vertrautheit mit den automatisch auftretenden Gedanken mit „Ja – alle!" oder dergleichen antworten, dann geschieht etwas ganz Bemerkenswertes. Bei vielen scheint eine Einsicht aufzublitzen, dass „das die Depression ist und nicht ich selbst". Die Kursteilnehmer sehen einander als „ganz normale Menschen", die einander helfen, die freundlich und witzig sind. Jeder Einzelne von ihnen hat zu irgendeinem Zeitpunkt in den Tiefen seiner Verzweiflung schon einmal die Überzeugung gehegt, dass „ich es bin – ich ganz allein, der zu nichts taugt". Jetzt erkennen sie, dass andere Menschen die gleichen automatisch auftretenden negativen Gedanken haben, wenn sie depressiv sind – und diese mit jeder Faser ihres Herzens auch glauben. Plötzlich fühlen sie sich nicht mehr so allein. Ja, mehr noch: Sie sehen allmählich, wie mächtig die Depression ist, wie ungemein überzeugend sie wirken kann. Als wir an unserem tiefsten Punkt waren, waren wir *davon überzeugt*, der schlechteste Mensch auf Erden zu sein, und dass unsere Zukunft verloren sei, und jetzt, vielleicht nur wenige Wochen später, blicken wir zurück und fragen uns: *Wie habe ich das nur je glauben können?*

Unser Denken spiegelt oftmals unsere Stimmung und unseren Geisteszustand wider, nicht das, was „tatsächlich" ist oder was wir wirklich sind. Gedanken sind keine Tatsachen.

Wenn wir diejenige Perspektive einnehmen können, bei der wir die Gedanken in unserem Bewusstsein als das sehen, erfahren und erkennen, was sie sind, und zwar in *diesem* Augenblick, wird sich unsere Einstellung zu ihnen im *nächsten* Augenblick geändert haben. Auf diese Weise können wir uns von ihrem verschlingenden, verzerrenden und schädigenden Potential befreien.

Jade hatte immer angenommen, dass sie die destruktiven Folgen ihrer Gedanken nur dadurch vermindern konnte, dass sie diese durchanalysierte (sie nannte es „in die Spirale des Analysierens reinrutschen"). Während einer Praxisstunde erkannte sie dann plötzlich: „All dieses Analysieren, das ich immer betreibe, macht es ja nicht *weniger* beängstigend, wenn ich so herumgrüble. Es macht es *noch* beängstigender!"

Mit Hilfe der Achtsamkeitsmeditation konnte Jade einen Blick auf diejenige Möglichkeit von Freiheit erhaschen, die sich ergibt, wenn wir uns nicht mehr mit unseren Gedanken identifizieren, die Freiheit, die sich ergibt, wenn wir in Achtsamkeit verweilen und die Gedanken beobachten, wie sie wie Wolken (oder gar Stürme) durch unseren Geist ziehen. Sie erhaschte ein Gespür für die Macht, die darin liegt, die Dinge nicht so persönlich zu nehmen, wenn diese in Wirklichkeit unpersönliche Ereignisse und keine zuverlässigen Träger absoluter Wahrheit sind. Mit dieser Einsicht erkannte Jade, dass sie davon erlöst war, alles durchanalysieren zu müssen. Sie sah, dass das ewige Durchdenken sie nur allzu schnell in das endlose Labyrinth der Erinnerungen und Sorgen führte.

Intellektualisieren und Analysieren funktioniert nicht, wenn eine depressive Stimmung ausgelöst wurde. Eine klügere Strategie ist es, sich zu vergegenwärtigen, dass Gedanken „nichts als Gedanken" sind.

„Eigentlich ist es vielleicht weniger beängstigend, einfach mit all dem da zu sein, als es zu analysieren", meinte sie. „Das ist eine ganz neue Vorstellung für mich: Es ist vielleicht gesünder, damit da zu sein, als es zu analysieren."

Wie wir uns mit Gedanken *und* Gefühlen anfreunden

Es ist unwahrscheinlich wertvoll, automatisch auftretende Negativgedanken – neben anderen Denkmustern – erkennen zu können. Wenn wir unsere Antennen dafür ausfahren und sie als das sehen, was sie sind, haben wir eine weitere Möglichkeit, den Zyklus der Depression zu durchbrechen – die Kette von einer anderen Richtung her zu zerreißen. Dennoch sind diese Gedanken in der Regel nur die Spitze des Eisbergs. Die Spitze kann uns einen wertvollen Dienst leisten, indem sie uns auf die noch größere darunter verborgene Masse hinweist. Aber wenn wir die Bedrohung durch den Eisberg insgesamt verringern wollen, ist es vielleicht nicht besonders sinnvoll, sich nur auf die Spitze zu konzentrieren. Wenn wir die Spitze wegsprengen, wird einfach ein neuer Teil des Eisbergs zur Oberfläche emporsteigen, und wenn wir sicher um den Eisberg herumschippern wollen, tun wir besser daran, das Ausmaß des nicht sichtbaren Teils abzuschätzen, anstatt nur um den sichtbaren herumsteuern zu wollen.

Auch wenn unsere Gedanken ganz offensichtlich unsere Gefühle beeinflussen, haben die Gedanken selbst ihren Ursprung in tiefer zugrunde liegenden, weniger leicht wahrnehmbaren Gefühlen: der Basis des Eisbergs. Jene Gefühle können am Rande des Bewusstseins weiterbestehen, lange nachdem die einzelnen aus ihnen „geborenen" negativen Gedanken aufgestiegen, durch den Geist gezogen und wieder verschwunden sind. Daher ist es in der Regel hilfreich, dass wir, sobald wir einmal die Gegenwart von Gedanken als mentalen Ereignissen anerkannt haben, unter die Ebene der Gedanken steigen und mit der unmittelbaren Körpererfahrung arbeiten – mit den Gefühlen, die wir bei einer unangenehmen Erfahrung haben (z. B. Wut), sowie mit physischen Empfindungen (z. B. Anspannung in den Schultern). Zu diesem Zweck bringen wir mit Hilfe der Meditationspraktiken aus dem 7. Kapitel eine liebevolle, unterscheidende Achtsamkeit in jeden Aspekt unserer gefühlten Emotionen ein, so gut wir es eben können. Vielleicht nehmen wir von Augenblick zu Augenblick Veränderungen wahr – beispielsweise die Verwandlung eines Wutgefühls in ein Gefühl von Verletztheit und Schmerz und dann in ein weicheres Gefühl von Traurigkeit. Wir werden uns im 9. und im 10. Kapitel noch einmal dieser Arbeitsweise zuwenden.

> Der Schlüssel dafür, aus den Fesseln der Angst zu erwachen, liegt darin, aus unseren geistigen Geschichten heraus- und in den unmittelbaren Kontakt mit den Empfindungen der Angst hineinzugehen – ins Drückende, Beengende, Brennende, Zitternde … In Wahrheit kann die Geschichte, so lange wir bewusst bleiben und uns nicht in ihr verlieren, zu einem nützlichen Tor zur nackten Angst selbst werden. Während der Verstand weiterhin Gedanken über das erzeugen wird, was uns Angst macht, können wir diese Gedanken als das sehen, was sie sind, und uns wieder und wieder unter sie fallen lassen, um uns mit den Gefühlen in unserem Körper zu verbinden.
>
> Tara Brach,
> *Mit dem Herzen eines Buddha. Heilende Wege zu Akzeptanz und Lebensfreude*

Die Erforschung der Ökologie unserer Gedanken und Gefühle ist besonders schwierig, wenn unsere Gedanken um ein schmerzhaftes Ereignis aus der Vergangenheit oder um ungelöste Fragen aus der Gegenwart kreisen, die scheinbar nach sofortigem Handeln schreien. Dann scheinen die Gedanken große Macht über uns zu besitzen. Ein sinnvolles Verhalten ist es, sie nicht zu ignorieren, sondern sie klar und bewusst zu sehen. Wenn wir sie kommen und gehen lassen, können wir frei entscheiden, welche Gedanken angemessen sind, ja sogar weise und gesund; welchen wir zuhören, glauben und danach handeln sollen; und welche wir einfach als nicht hilfreich ansehen und vorüberziehen lassen wollen.

Bei dieser Arbeit lernen wir, wie wichtig es ist, besonders dort Achtsamkeit aufzubringen, wo wir auf die Anwesenheit von unangenehmen Gedanken und Gefühlen aufmerksam werden. Dann ist die Versuchung groß, unsere Aufmerksamkeit sofort umzulenken, sobald wir entdecken, dass die Gedanken oder Gefühle unangenehmer Natur sind, und unseren Fokus wieder auf den sicheren Hafen des Atems zurück zu richten. Geschickter ist es jedoch, wenn wir lange genug innehalten, um ihnen eine Haltung sanfter Neugier und Erkundigung entgegenzubringen, ein untersuchendes Gewahrsein: *Aha, da bist du; lass mich sehen, wer du bist.* Auf diese Weise entwickeln wir nicht nur eine neue Perspektive ihnen gegenüber und sehen sie in zunehmendem Maße als vorübergehende Phänomene des Geistes an, sondern wir sind auch viel eher dazu in der Lage, uns mit den *Inhalten* der wiederkehrenden Botschaften vertraut zu machen. Außerdem wird diese Haltung der Offenheit, Neugier und Erkundung den Annäherungsmodus von Gehirn und Geist aktivieren. Und dieser wird dem Vermeidungsmodus direkt entgegenwirken und so einen weiteren ausgleichenden Einfluss ausüben, der verhindern kann, dass wir uns in all unseren imaginären Vorstellungen verstricken und mit ihnen mitgerissen werden.

> Es ist besonders schwierig, klar zu sehen, dass unsere Gedanken geistige Vorkommnisse sind, wenn sich diese auf ein schmerzhaftes Geschehen in der Vergangenheit beziehen oder wenn das Gehirn uns sagt, dass es sich bei ihnen um dringliche ungelöste Probleme handelt.

Unsere wiederkehrenden Gedankenmuster zu identifizieren und ihnen einen Namen zu geben ist eine Möglichkeit, wie wir die „Tonbänder im Gehirn“ als das sehen können, was sie sind. Wenn wir erkennen, dass sie sich in Gang setzen, haben wir die Möglichkeit zu sagen: „Ach, ich kenne dieses Tonband; es ist mein ‚Ich bin ein totaler Versager-Band‘ oder mein ‚Ich werde nie glücklich sein-Band‘.“ Dadurch wird das Band nicht unbedingt abgeschaltet, oder wenn es so scheint, wird es mit großer Sicherheit bald wieder einsetzen. Der Unterschied wird in der Art und Weise bestehen, wie wir uns darauf beziehen – als einer Tatsache, an der wir nicht viel ändern können bzw. als eines in hohem Maße konditionierten und inakkuraten „Tonbandes“, das im Gehirn abgespult wird und das weiterhin ein Ärgernis sein wird, bis die „Batterien“ leer sind und es von selbst aufhört.

Erstaunlicherweise kann dieses Aufhören auf der Ebene des Geistes ganz von selber kommen, ohne Gewaltanwendung oder Kampf, sofern wir in der Lage sind, mit Klarheit und Selbstannahme zu sehen, zu begreifen und zu verstehen, was vor sich geht. Im Prozess des Verstehens liegen die Lösung und das Aufhören. Das ist das Hauptmerkmal von Achtsamkeit und klarem Sehen. Es wird durch das Geschenk der Achtsamkeitspraxis verkörpert und umgesetzt, ein Geschenk, das wir uns immer wieder selbst machen können. Ja, das erfordert ein großes Maß an Selbstdisziplin, aber diese Disziplin an sich, die Bereitschaft, hinzuschauen und wirklich zu sehen, ist in der Tat ein wertvolles Geschenk, das wir uns selbst geben können.

Jenseits von Gedanken und Gefühlen: Offenes Gewahrsein

Bisher haben wir die Praktiken der Achtsamkeitsmeditation in der Reihenfolge beschrieben, wie sie im Achtsamkeitsprogramm gelehrt werden – eine nach der anderen: Achtsamkeit auf das Schmecken, Achtsamkeit auf die Bewegung des Atems, Achtsamkeit auf die Empfindungen im Körper im Liegen, beim Dehnen, in der Bewegung und beim Gehen, Achtsamkeit auf angenehme, unangenehme und neutrale Gefühle, Achtsamkeit auf die Aversion, Achtsamkeit auf Geräusche und schließlich Achtsamkeit auf Gedanken und Emotionen. Bei jeder dieser Praktiken werden wir wiederholt dazu angewiesen, den Fokus unserer Aufmerksamkeit in ganz spezifischer Weise auf einen bestimmten Aspekt unserer Erfahrung zu richten. Auf diese Weise kultivieren wir fortlaufend unsere Fähigkeit, achtsam zu sein und diejenigen Fertigkeiten zu entwickeln, die uns von Unzufriedenheit und Depression befreien können.

All die unterschiedlichen Praktiken, die wir bisher kennen gelernt haben, kultivieren Achtsamkeit in Bezug auf einen bestimmten Gegenstand unserer Aufmerksamkeit. Sie beleuchten unterschiedliche Aspekte unseres äußeren und inneren Lebens. Doch diese Unterscheidungen sind in gewissem Sinne willkürlich; die Achtsamkeit, die wir dabei kultiviert haben, ist die gleiche, ob sie nun auf dem Atem ruht, auf dem Schmecken, auf körperlichen Empfindungen oder auf Gefühlen und Gedanken.

Bei der nächsten Praxis werden all diese getrennten Stränge des Achtsamkeitstrainings vereint, und es zeigt sich, dass sie in Wahrheit Elemente eines einzigen nahtlosen Ganzen sind. Das ist die Praxis des offenen Gewahrseins. Es ist die letzte längere formale Praxis, die wir hier vorstellen werden. Im folgenden Kapitel werden wir dann untersuchen, wie unsere in Entwicklung begriffenen Fähigkeiten zur Achtsamkeit aus dem geschützten formalen Bereich in die schwierigeren informellen Übungsbereiche des täglichen Lebens übertragen werden können. Dort benötigen wir sie am dringendsten und dort können sie den größten Nutzen haben.

Wir können beginnen, offenes Gewahrsein in formaler Praxis zu kultivieren, indem wir es einige Minuten lang am Ende jeder anderen Praxis üben, so wie es gegen Ende der online-Anleitung Titel Nr. 7 *(Achtsamkeit auf Geräusche und Gedanken)* der Fall ist. Es ist jederzeit in jedem Augenblick möglich, zu offenem Gewahrsein überzugehen, indem man einfach jeglichen Gegenstand der Aufmerksamkeit loslässt. Das klingt ganz einfach, ist aber in Wirklichkeit eine sehr anspruchsvolle Praxis, weil es nichts Konkretes gibt, worauf wir den Fokus unserer Aufmerksamkeit richten können. Wir verweilen in der Achtsamkeit selbst, ohne jeglichen Versuch, unsere Aufmerksamkeit auf irgendetwas anderes zu richten als auf die Achtsamkeit selbst. Es ist nicht notwendig zu denken, dass wir am Meditieren sind, ja nicht einmal, dass es ein „Ich" gibt, das meditiert. Selbst solche Gedanken werden in der Achtsamkeit als Gedanken gesehen und erkannt, und in diesem Sehen, diesem Erkennen wird erlebt, wie sie wieder verschwinden, so wie Seifenblasen, wenn man sie berührt hat.

Offenes Gewahrsein

In den frühen Phasen dieser Praxis könnte es ratsam sein, für jeweils kurze Zeit nur mit ihr zu „spielen" und dann wieder zum Atem oder zu irgendeinem anderen Objekt der Aufmerksamkeit, das man sich ausgesucht hat, zurückzukehren. Es klingt so einfach, „nur zu sitzen", ohne sich auf einen bestimmten, ausgewählten Gegenstand zu beziehen – einfach nur die Achtsamkeit selbst, das Bewusstsein selbst, zu sein. So einfach ist es allerdings nicht. Dennoch kann sich die Praxis des offenen Gewahrseins mit der Zeit und mit der richtigen Motivation immer mehr festigen und immer ernsthafter werden.

Wir beginnen, indem wir uns einige Minuten lang auf den Atem konzentrieren, und lassen das Feld des Gewahrseins dann, wenn wir möchten, weiter werden, so dass es auch eines oder alle der folgenden Elemente umfasst: Körperempfindungen (einschließlich des Atems), Geräusche, Gedanken und Gefühle.

Wann immer wir uns dazu bereit fühlen, schauen wir nun, ob es uns möglich ist, ein bestimmtes Objekt der Aufmerksamkeit, wie etwa den Atem, loszulassen, oder eine Gruppe von Objekten der Aufmerksamkeit, wie etwa Geräusche oder Gedanken, und lassen das Feld des Gewahrseins offen sein für alles, was in der Landschaft des Geistes, des Körpers und der Außenwelt vorkommt. Wir ruhen in der Achtsamkeit selbst und nehmen mühelos alles wahr, was sich von Augenblick zu Augenblick zeigt. Das können unter anderem der Atem, Körpergefühle, Geräusche, Gedanken oder Gefühle sein. So gut wir es vermögen, sitzen wir einfach, vollkommen wach, halten an nichts fest, suchen nichts, haben nichts anderes vor, als nur Wachheit zu verkörpern.

Diese Praxis lädt uns ein, vollkommen offen und empfänglich für alles zu sein, was sich im Feld des Gewahrseins zeigt, so wie ein leerer Spiegel, der einfach nur widerspiegelt, was vor ihm erscheint, nichts erwartend und an nichts festhaltend; das Bewusstsein selbst, das in vollkommener Ruhe das gesamte Feld der gegenwärtigen Erfahrung aufnimmt.

Wenn wir uns auf diese Praxis einlassen, wird uns vielleicht immer mehr bewusst, welch ein Unterschied besteht zwischen den Gegenständen, auf die wir unsere Aufmerksamkeit richten können, wenn wir wollen, und dem Raum des Gewahrseins, in dem all unsere Erfahrungen erscheinen. Die Gegenstände könnte man sich so wie Himmelskörper vorstellen, die im Weltraum hängen. Im offenen Gewahrsein werden wir selbst zu dem Raum, der alles hält, was im jeweiligen Moment dort erscheint. Das Gewahrsein ist grenzenlos wie der Weltraum, es hat keine Grenzen oder Enden. Wir sind eingeladen, uns in diesem Gewahrsein niederzulassen; das Wissen zu *sein*, das nicht begriffliche Wissen, das reine Achtsamkeit in Wirklichkeit ist. Achtsamkeit selbst unterliegt nicht dem Schmerz, obwohl sie tief und mitfühlend Zeugnis von Schmerzen ablegt. Und wenn wir einmal vertrauter mit ihr geworden sind, mag es uns leichter fallen, selbst die schwersten und schmerzhaftesten Erfahrungen einfach in Achtsamkeit zu bergen. Vielleicht machen wir sogar die seltsame, jedoch tiefgründige Entdeckung, dass Achtsamkeit bereits frei, von ihrem Wesen her heil und von tiefstem Wissen ist.

9

Achtsamkeit im Alltag

„Sich eine Atempause gönnen"

> Achtsamkeit ist weder schwierig noch kompliziert;
> Daran zu denken, achtsam zu sein:
> Das ist die große Herausforderung.
>
> Christina Feldman

Diejenigen, die sich bemühen, in ihrem Leben mehr Achtsamkeit zu kultivieren, finden früher oder später heraus, dass es genau in jenen Zeiten am schwierigsten ist, achtsam zu sein, wenn Achtsamkeit am hilfreichsten wäre. Wenn der Druck groß ist, wenn wir uns schlecht fühlen, wenn wir scheinbar keinen Moment zu erübrigen haben, genau dann kann das Achtsamsein zu einer großen Herausforderung werden. Das sind jedoch genau die Zeiten, in denen wir es am dringendsten brauchen.

Beim Thema Achtsamkeit geht es mindestens ebenso um unser normales Alltagsleben wie darum, sich Zeit und Ruhe für die formale Praxis zu nehmen. Ja, wir können sogar sagen, dass im Endeffekt das Leben selbst die Praxis ist; es gibt keinen wachen Moment, in dem wir nicht lebendiger und präsenter wären, wenn wir mehr Achtsamkeit walten ließen. Die wahre Arbeit der Achtsamkeit beginnt also mit dem Leben selbst, mit all seinen Irrungen und Wirrungen, in all seinen Kleidern und Gewändern. Ganz besonders gilt das, wenn das Leben besonders schwierig ist, wenn es Härten gibt, wenn wir vollkommen außer uns sind. In solchen Zeiten brauchen wir die Stabilität, die Klarheit und die Einsicht am dringendsten, die die Achtsamkeit uns bietet. In diesem Kapitel nehmen wir die Fäden all dessen auf, was wir bisher gelernt haben, um zu schauen, wie wir unsere Entdeckungen in unser tägliches Leben hineinweben können.

Von Anfang an wird sowohl beim achtsamkeitsbasierten Stressreduktionsprogramm (MBSR) als auch beim achtsamkeitsbasierten kognitiven Therapieprogramm (MBCT) betont, wie wichtig es ist, Achtsamkeit ins tägliche Leben zu bringen. Wir werden eingeladen, auf Routinetätigkeiten zu achten, z. B. wenn wir uns die Zähne putzen, die Katze füttern oder den Müll hinaustragen (3. Kapitel); achtsam zu gehen, wenn wir unterwegs sind (4. Kapitel); Empfindungen in unserem Körper als Möglichkeit zu nutzen, in jedem Augenblick bewusst und präsent zu bleiben (6. Kapitel); und das Gewahrsein jeder Erfahrung zu unterstützen, indem wir „mit ihr atmen“ (6. Kapitel). Das MBCT-Programm bietet auch ein spezielles Handwerkszeug, das darauf ausgerichtet ist, Achtsamkeit in den Alltag hineinzubringen, insbesondere an den Punkten, wo unsere Stimmung umzukippen droht. Dieses Werkzeug ist eine Mini-Meditation, die sich „dreiminütiger Atemraum“ nennt. Beim MBCT wird sie stets als erster Schritt im Umgang mit schwierigen Situationen und Gefühlen verwendet.Im Atemraum ist der gesamte Inhalt der MBCT-Lehre in drei Schritten komprimiert. Viele, die an dem Programm teilgenommen haben, haben diese Praxis als nützlichstes Element des ganzen Kurses herausgegriffen. Wenn so viele unserer täglichen Pflichten das kritische Denken des Tun-Modus zu erfordern scheinen, dann bietet diese Praxis einen schnellen, überraschend wirkungsvollen Weg, um in den Seins-Modus überzuwechseln, wenn wir dies am nötigsten haben.

> Der „dreiminütige Atemraum“ wird als erster Schritt verwendet, um auf schwierige Situationen und Gefühle einzugehen, die in einem beliebigen Moment vorkommen.

Sie können ein wenig damit experimentieren, indem Sie sich zunächst die folgenden Anweisungen durchlesen, dann mitmachen und jetzt gleich einen „dreiminütigen Atemraum“ nehmen. Sie können auch den Anleitungen des Audiotitels Nr. 8 folgen. Es könnte hilfreich sein, ca. eine Minute mit jedem der drei Schritte zuzubringen; Sie können die Dauer jedoch auch variieren (indem Sie z. B. etwas länger beim 2. Schritt verweilen).

Praktizieren Sie diese Atempause am Anfang dreimal am Tag zu bestimmten Zeiten, jeweils drei Minuten lang, auf eher formale Weise. Sobald Sie wissen, wie es geht, können Sie sie dann überall und zu jeder Zeit anwenden, und zwar für die Dauer von ein bis zwei Atemzügen, bis hin zu fünf bis zehn Minuten, je nachdem, wie es die Umstände erlauben. Vielleicht stellen Sie bald fest, dass Sie sie in der einen oder anderen Weise in vielerlei Situationen anwenden, etwa wenn Sie unangenehme Gefühle bemerken oder ein Gefühl der Anspannung oder des Festhaltens im Körper, oder das Gefühl, von den Ereignissen überrollt zu werden. In solchen Situationen, wenn uns eine gedrückte Stimmung zu überwältigen droht, erlaubt uns der Atemraum, uns zu stabilisieren. Er erlaubt uns durch unmittelbares Erfahren, klar und deutlich zu sehen, was geschieht. Er bietet uns einen Ort, von dem aus wir bewusst entscheiden können, welche Schritte in der Situation, in der wir uns befinden, als Nächstes erforderlich sind.

Der „dreiminütige Atemraum“

1. Schritt: Bewusst werden

Beginnen Sie, indem Sie bewusst eine aufrechte, würdevolle Haltung einnehmen, ob Sie nun sitzen oder stehen. Wenn möglich, schließen Sie die Augen. Bringen Sie Achtsamkeit in Ihr inneres Erleben und fragen Sie sich: Was erfahre ich in diesem Moment?

- Welche *Gedanken* gehen mir durch den Kopf? Sehen Sie die Gedanken, soweit es Ihnen möglich ist, als Vorkommnisse im Geist. Fassen Sie sie vielleicht in Worte.

- Welche *Gefühle* sind da? Wenden Sie sich jeglicher Empfindung von emotionalem Unbehagen oder unangenehmen Gefühlen zu und erkennen Sie deren Vorhandensein an.
- Welche *Empfindungen im Körper* sind da? Gehen Sie vielleicht rasch den Körper durch, um jegliche Gefühle von Anspannung oder Verkrampfung zu erfassen.

2. Schritt: Sich sammeln

Richten Sie Ihre Aufmerksamkeit dann neu aus, indem Sie sie auf die körperlichen Empfindungen beim Atmen lenken, der sich selbst atmet.

Gehen Sie ganz nah an das Empfinden des Atems im Bauchraum heran ... spüren Sie, wie sich die Bauchdecke weitet, wenn der Atem hineinströmt ... und wie sie zurücksinkt, wenn der Atem ausströmt. Folgen Sie dem Atem den ganzen Weg hinein und hinaus und nutzen Sie ihn als Anker, um sich im Hier und Jetzt zu sammeln.

3. Schritt: Ausweiten

Weiten Sie nun das Feld Ihres Bewusstseins um Ihren Atem herum aus, so dass es neben den Atemempfindungen auch ein Empfinden von Ihrem Körper in seiner Gesamtheit, Ihrer Haltung und Ihrem Gesichtsausdruck umfasst. Wenn Sie irgendwelche Gefühle von Unbehagen, Spannung oder Widerstand spüren, gehen Sie ganz dicht zu diesen hin, indem Sie mit jedem Einatmen in sie hineinatmen und mit jedem Ausatmen aus ihnen herausatmen und dabei weich und offen werden. Wenn Sie möchten, können Sie mit dem Ausatmen zu sich selbst sagen: *„Es ist in Ordnung ... was auch immer da ist, es ist bereits da: Möge ich es fühlen."* Bringen Sie diese größere Achtsamkeit, so gut Sie es können, in alle weiteren Momente Ihres Alltags hinein.

Beim ersten Schritt des Atemraums werden wir aufgefordert, ganz in den gegenwärtigen Moment zu kommen und aus dem Autopiloten, dem Tun-Modus, auszusteigen. Wir heben unsere Angewohnheit der selbstkritischen Beurteilung bewusst auf; wir geben es auf, irgendwo anders hin zu wollen als dorthin, wo wir bereits sind. Wir üben es, unsere gewohnte Tendenz im Zaum zu halten, das in Ordnung zu bringen, was der Geist des Tuns für reparaturbedürftig hält. Wir erkennen einfach nur an und bringen Achtsamkeit in das, was in diesem Augenblick bereits da ist, so wie es ist.

Diese offene Haltung des Anerkennens und Achtens kann sehr schwer aufrechtzuerhalten sein. Alte Denkgewohnheiten besitzen eingefahrene Spuren, die uns rasch wieder abbringen können. Deshalb machen wir den nächsten Schritt und sammeln und richten unseren Geist auf einen einzigen Gegenstand: auf die Empfindungen beim Atmen – auf dieses jetzige Einatmen, dieses jetzige Ausatmen. Auf diese Weise geben wir uns die Möglichkeit, den Geist zu stabilisieren und im Hier und Jetzt zu bleiben.

Wenn wir uns so gesammelt haben, machen wir den dritten Schritt. Wir lassen das Feld unseres Gewahrseins größer werden, so dass es den ganzen Körper einbezieht. Wir treten in die Weite des Seins-Modus ein und erlauben es dieser größeren Dimension des Seins, so gut wir es können, bei uns zu bleiben, wenn wir zu dem zurückkehren, mit dem wir vorher beschäftigt waren. Diese drei Schritte helfen uns dabei, nahtlos vom Modus des Tuns in den Modus des Seins überzugehen.

Für viele Menschen kann es sich als eine große Herausforderung erweisen, Achtsamkeit in die Geschäftigkeit des täglichen Lebens einzubringen. Der Atemraum ist entwickelt worden, um in jedem Augenblick *bewusst eine veränderte Haltung gegenüber dem, was geschieht,* möglich zu machen. In einer potentiell schwierigen Situation kann solch eine Verlagerung im Modus ausschlaggebend für eine wirkungsvolle, angemessene Reaktion sein. Aus diesem Grunde ist der „dreiminütige Atemraum“ stärker durchstrukturiert und gelenkt als viele der anderen bisher beschriebenen Praktiken. Im Besonderen beginnen wir hier mit einer klaren Veränderung in unserer Körperhaltung und vergegenwärtigen uns, dass die Praxis drei verschiedene Schritte enthält (indem wir beispielsweise die Begriffe „Schritt 1“, „Schritt 2“ und „Schritt 3“ verwenden). Die Verwendung eines solchen ausdrücklich strukturierten Vorgehens bei den Anweisungen ist kein

Zufall. Je kürzer eine Praxis, desto größer ist nämlich die Wahrscheinlichkeit, dass sie lediglich zu einer kurzen Auszeit wird, die man sich inmitten einer anhaltenden Krise nimmt, anstatt dass sie zu einer größeren Verlagerung in unserem geistigen Modus führt – der vom Tun zum Sein.

Es könnte helfen, wenn Sie sich den Weg, den Ihre Aufmerksamkeit im Atemraum nimmt, in der Form einer Sanduhr vorstellen. Eine Sanduhr hat eine weite Öffnung, einen engen Hals und eine breite Basis. Dieses Bild kann uns daran erinnern, dass wir uns beim 1. Schritt der Erfahrung öffnen, beim 2. Schritt unsere Aufmerksamkeit sammeln und auf den Atem richten, und uns beim 3. Schritt einer Erfahrung des Körpers als Ganzem öffnen.

Stellen Sie sich während des Atemraums vor, dass Ihre Aufmerksamkeit einen Weg nimmt, der wie eine Sanduhr geformt ist.

Der Atemraum muss die Qualität eines scharfen, unterscheidenden Schwerts besitzen; mit Mitgefühl angewandt, kann er den Tun-Modus durchschneiden, um uns eine kraftvolle, heilende Alternative zu gewähren. Diese Praxis kann uns eine neue Freiheit und Wahlmöglichkeit eröffnen, wie wir am besten auf das eingehen können, was in unserem Leben innen und außen geschieht, während es geschieht.

Der Atemraum schafft eine explizite Verbindung zwischen den in den vorigen Kapiteln beschriebenen formalen Praktiken und dem täglichen Leben. Sie nimmt wie eine Sticknadel die Fäden des Lernens auf, die sich während der regelmäßigen formalen Praxis ganz natürlich ergeben, und stickt sie in das Gewebe des täglichen Lebens ein. Schritt 2 bei der Atempause, „Sammeln“, ist wie eine konzentrierte Version der Achtsamkeit auf den Atem (4. Kapitel). Schritt 3, „Ausweiten“, spiegelt die formalen Praktiken des Ausweitens der Aufmerksamkeit vom Atem auf den ganzen Körper (6. Kapitel) und das Einladen einer Schwierigkeit (7. Kapitel) wider. Die Bedeutung des ersten Schrittes mag weniger offensichtlich sein, weshalb wir uns diesen Aspekt etwas näher ansehen wollen.

Achtsam sein und Anerkennen

Bewusst zu werden ist der erste Schritt, wenn wir eine sinnvolle Atempause einlegen wollen. Ziel dieses Schrittes ist es, die Kraft der Achtsamkeit zu nutzen, um

- uns selbst aus dem machenden und grübelnden Modus zu befreien
- in einen fühlenden/spürenden/wissenden/seienden Modus zu gelangen
- unsere Gedanken, Gefühle und körperlichen Empfindungen anzuerkennen oder zu bezeugen, während wir uns ihrer gewahr sind und in diesem Gewahrsein verweilen.

Vielleicht weil diese Praxis „Atemraum" genannt wird, besteht die Tendenz, sich gleich dem Atem zuzuwenden. Doch in der Anleitung zum ersten Schritt wird der Atem noch nicht erwähnt. Vielmehr werden wir aufgefordert, uns unserer Körperhaltung bewusst zu werden und ihr zu gestatten, ein Gefühl von Würde auszudrücken, ein Gefühl, dass wir in unserem eigenen Leben, in unserem eigenen Körper, einen Standpunkt einnehmen, in welchem Maße das in diesem Moment auch immer möglich sein mag. Auf diese Weise „stimmen wir das Instrument darauf ein", aus dem automatischen Autopiloten herauszugehen und anzuerkennen, was in diesem Moment abläuft. Dieses Herausgehen aus dem Autopiloten und Hineingehen in die Achtsamkeit ist untrennbar miteinander verwoben.

Die Anleitungen zu Schritt 1 weisen uns als Nächstes dazu an, unsere Aufmerksamkeit nach innen zu lenken und die Erfahrung unserer Gedanken, Gefühle und körperlichen Empfindungen in genau diesem Augenblick *eines nach dem anderen* anzuerkennen. Wir beginnen mit den Gedanken, weil dies der Bereich ist, auf den unser Geist am Anfang der Atempause am ehesten fixiert ist. Auf die Wahrnehmungen im Körper konzentrieren wir uns als Letztes, weil dies einen natürlichen Übergang zur Konzentration auf die Körperempfindungen beim Atmen im 2. Schritt bildet. Es mag überraschend sein, dass dieses Sortieren oder Aufteilen von Erfahrungen in diese drei Bereiche – Gedanken, Gefühle und Empfindungen im Körper – bereits für sich genommen von großer Bedeutung ist. Obwohl wir eine unangenehme Erfahrung anfangs vielleicht als eine undifferenzierte

„schlimme oder böse Sache" wahrnehmen, als eine große schwarze Masse, die wir einfach nur los sein wollen, werden wir, wenn wir genauer darauf achten, in der Regel feststellen, dass sie als ein verkettetes Muster von Gedanken, Gefühlen und körperlichen Wahrnehmungen gesehen werden kann. Allein schon sich der separaten Bestandteile dieses Musters auf diese Weise bewusst zu werden, kann an und für sich von großem Wert sein: Der Geist wird auf die Wahrnehmung eines komplexen Mosaiks aus einzelnen Erfahrungen anders – auf neue und potentiell kreativere Art und Weise – eingehen, als er auf die Wahrnehmung eines gleichförmigen, verhassten Dings reagieren wird.

Wie viele andere Programmteilnehmer auch wurde sich Malcolm der Kraft des Zerlegens seiner Erfahrung zum ersten Mal bewusst, als er den im 6. Kapitel beschriebenen Kalender für angenehme und unangenehme Ereignisse benutzte. Da Malcolm ein Psychologe ist, wusste er vom Verstand her sehr wohl, dass emotionale Erfahrung in diese drei Aspekte aufgebrochen werden kann. Aber als er die einfache Übung unternahm, sich jeder der drei Komponenten einzeln zuzuwenden, staunte er darüber, welchen Unterschied es ausmacht, dies auch *anhand eigener Erfahrung* zu wissen. Plötzlich war er in der Lage, sich auch wirklich auf unangenehme Erfahrungen als bloße Bündel von Gedanken, Gefühlen und körperlichen Empfindungen *zu beziehen.* Da er sich weniger persönlich mit seiner Reaktion auf unangenehme Ereignisse identifizierte, stellte er fest, dass die ganze Situation leichter, weiter und freier wurde. Der erste Schritt des dreiminütigen Atemraums bietet uns eine Möglichkeit, den gleichen Perspektivwechsel zu einem gewissen Grad auch auf jeden anderen Aspekt unseres Erlebens anzuwenden.

> Wenn man eine unangenehme Erfahrung bewusst in Gedanken, Gefühle und körperliche Empfindungen aufteilt, kann der Geist auf kreativere Art und Weise antworten, als wenn er ein Geschehnis als monolithisch, undurchdringlich und überwältigend wahrnimmt.

Der erste Schritt beim Atemraum bietet uns auch die Gelegenheit, unser Erleben im jeweiligen Augenblick *vollständig* anzuerkennen, wie Matthew entdeckt hatte:

„Ich befand mich einmal auf Geschäftsreise und meine Frau war mitgekommen. Am Abend vor der Tagung war ich damit beschäftigt, Hemden zu bügeln, und meine Frau saß auf der anderen Seite des Zimmers und las ein Buch. Ich war müde und etwas besorgt darüber, wie der nächste Tag wohl laufen würde. War ich auch genügend vorbereitet?

Ich stellte fest, dass sich eine gewisse Verärgerung in mir breitmachte. Hier stand ich und bügelte, während ich mich doch genauso gut auf morgen vorbereiten könnte, wenn mir meine Frau nur ein bisschen unter die Arme greifen würde. Doch sie saß einfach da und las. Ich erkannte, dass dies kein sehr hilfreicher Gedankengang war – ich halte mich für einen ‚modernen Mann', der für sich selbst sorgen kann. Ich sagte mir, dass meine Frau jedes Recht habe, ihren Urlaub zu genießen, und dass es daher nur recht und billig sei, dass ich selbst die Verantwortung für meine Kleidung übernehme. Doch ein Teil von mir gab sich irgendwie nicht damit zufrieden. Bald erschien ein weiterer Gedanke: *Aber das ist eine sehr wichtige Konferenz – und das ist nun mal ein Umstand, wo ich nicht sollte bügeln müssen, wenn ich mich genauso gut vorbereiten könnte. Warum kann sie meine Notlage nicht sehen und mir ihre Hilfe anbieten?* Mein Ärger und Groll wurden immer größer.

Der vietnamesische Meditationslehrer Thich Nhat Hanh spricht davon, Tätigkeiten nur um ihrer selbst willen auszuführen – zum Beispiel das Geschirr zu spülen, nur um das Geschirr zu spülen (und nicht, um es hinter sich zu bringen und zur nächsten Tätigkeit zu eilen). Hier war die perfekte Chance, seine Lehre anzuwenden. Also gut. Konzentration auf das Bügeln … auf die Struktur des Stoffes, den Geruch von Wasserdampf, die Bewegungen des Bügeleisens. Dann kam der nächste Gedanke: *Nein! Ich sollte es nicht nötig haben, meine Achtsamkeitspraxis dazu zu verwenden, mit dieser Bügelei klarzukommen. Ich sollte überhaupt nicht selbst bügeln müssen!* Ich versuchte erneut, mich zu konzentrieren, und biss im Geiste die Zähne zusammen. *Konzentriere dich auf das Bügeln, den Wasserdampf, das Gefühl für den Stoff!* Es hatte keinen Sinn. Die Gedanken kamen mit aller Macht zurück.

Genau in diesem Moment erinnerte ich mich an den Atemraum. Der erste Schritt ist ja nicht das Konzentrieren, sondern das Anerkennen. Mir wurde klar, dass ich versuchte, die Meditation zu nutzen, um etwas zu ändern; ich hatte die Situation nicht voll und ganz akzeptiert! Aber das Bügeln war da, der Ärger war da, die Gedanken waren da. Akzeptieren bedeutet, alles so da sein zu lassen, wie es ist, und, während sich der

Atemraum entfaltet, mir selbst innerlich sagen zu können: *Es ist in Ordnung: Was immer es ist, es ist bereits da.* Für mich bedeutete das, meinen Kampf aufzugeben, ‚gut' und politisch korrekt sein zu wollen, und anzuerkennen, dass ich in diesem Moment wirklich Ärger verspürte – und zu sagen: *Es ist in Ordnung, dass du das empfindest.* Natürlich fühlte sich das gefährlich an, so als ob es dazu führen könnte, dass mein Ärger außer Kontrolle geriet.

Aber erstaunlicherweise verschwand der Ärger vollkommen. Wie das? Weil ich wahrscheinlich zum ersten Mal in dieser kleinen Szene alles anerkannt hatte: Ich hatte wahrgenommen, was wirklich vor sich ging, anstatt mir Gedanken darüber zu machen, was meiner Meinung nach vor sich gehen *sollte*.

Wie sich herausstellte, hätte ich mir gar keine so großen Sorgen darüber zu machen brauchen, ob ich vorbereitet war oder nicht. In dieser Nacht drangen Diebe in unser Hotelzimmer ein, während wir schliefen, und stahlen fast alles, was wir dabeihatten, einschließlich unserer Computer, unserer Terminkalender, unserer Kreditkarten und unseres Geldes. Bei der Konferenz am nächsten Tag waren also das Bügeln oder meine Vorbereitungen kein großes Thema mehr."

Matthew berichtete später, dass er ursprünglich gedacht habe, er würde das, was vorging, anerkennen, und entsprechend handeln. Doch dann, so sagte er, habe er erkannt, dass er nicht alles, sondern nur Teile anerkannt habe. Er habe versucht, die Praxis dazu zu benutzen, seiner schlechten Laune zu entkommen, sie zu beheben oder sie zu vertreiben. Seine Stimmung habe sich erst geändert, als er zum ersten Mal in der Lage und bereit gewesen sei, *alle* Aspekte dessen, was geschah, mit Gewahrsein zu betrachten, auch seinen Ärger, und es vollständig anzuerkennen. Wie wir im 7. Kapitel gesehen haben, ist es wesentlich, von der Ablehnung einer Situation oder Bedingung dazu überzugehen, sie so anzunehmen, wie sie ist, *weil* sie bereits so ist, wie sie ist, um geschickt und klug auf schwierige oder unangenehme Situationen eingehen zu können. Oftmals ist es vielleicht nur notwendig, das vorbehaltlos anzuerkennen, was bereits

> Um unser Erleben zu verändern, ist es manchmal nur nötig, das anzuerkennen, was tatsächlich geschieht, anstatt auf dem zu beharren, was geschehen „sollte".

da ist, wie Matthew von alleine herausfand, indem er dabeiblieb. Der erste Schritt des Atemraums bietet einen strukturierten, systematischen Weg, um genau das zu tun – nämlich vorbehaltlos das anzuerkennen, was bereits der Fall ist. Der zweite und der dritte Schritt führen zu einer Stabilisierung und Vertiefung dieses Perspektivenwechsels.

Wie wir den Atemraum anwenden

Wir müssen uns vor einer möglichen Falle im Gebrauch des Atemraums in Acht nehmen: Leicht könnte man ihn lediglich als eine Auszeit betrachten, als einen kurzen Augenblick, in dem man sich zurückziehen und entspannen kann, ehe man sich wieder in die Geschäftigkeit des Alltags hineinstürzt. Obwohl dieser Auszeit-Gedanke einen gewissen Kurzzeitnutzen haben kann, ist er auf lange Sicht gesehen nicht so hilfreich wie der Wechsel vom Tun- in den Seins-Modus, weil er an unserem Gefühl, permanent unter Stress und unter Druck zu stehen, nichts ändert. Es ist besser, den Atemraum als eine Möglichkeit zu sehen, Achtsamkeit in all das hineinzubringen, was in diesem Moment vor sich geht; die Routine, in der wir uns verfangen haben, zu erkennen und aus ihr auszusteigen, so dass wir uns anders verhalten können, wenn eine Schwierigkeit auftaucht.

Was ist der Unterschied zwischen einer Pause und einem Atemraum? Hier kann ein Vergleich helfen. Viele von uns sind schon einmal von einem heftigen Regenschauer überrascht worden und mussten rennen, um sich irgendwo unterzustellen, zum Beispiel in einem Ladeneingang. Manchmal sind wir einfach froh, nicht mehr im Regen zu stehen. Wir warten eine Weile und hoffen, dass der Regen aufhört. Im Moment sind wir noch trocken, aber da es immer weiterregnet, wissen wir, dass wir früher oder später wieder ins Nasse hinausmüssen; das, wovor wir weglaufen wollten, ist immer noch da. In einem Szenario treten wir schließlich murrend wieder in den Regen hinaus; verfluchen vielleicht sogar unser Pech, während wir klatschnass werden.

Zu einer anderen Zeit könnte ein anderes Szenario bei uns ablaufen. Vielleicht suchen wir auf ganz andere Weise Schutz. Wir stehen eine Zeit lang in einem Eingang, um die Aussicht wissend, dass wir durchnässt werden könnten, und das gefällt uns nicht besonders. Wir nehmen wahr, dass wir hoffen, es möge aufhören, aber da wir keine Anzeichen dafür sehen, dass es aufhört, erkennen wir, dass unser Unbehagen nur noch größer wird, wenn wir uns darüber aufregen und Sorgen machen, wie durchnässt wir sein werden. Deshalb klammern wir uns nicht länger an die Hoffnung, dass es aufhören möge zu regnen, sondern treten in den Regen hinaus. Wir lassen uns nass werden und akzeptieren, dass dies in diesem Moment geschieht. Wenn wir die Situation auf diese Weise angehen, können wir vielleicht sogar den Regen selbst erfahren. Wir stellen vielleicht fest, dass es ganz faszinierend zu beobachten ist, wie die Regentropfen klatschend auftreffen. Der Regen hat nicht aufgehört. Eventuell werden wir immer stärker durchnässt. Aber unsere veränderte Einstellung zu dem, was geschieht, hat unser gesamtes Erleben umgewandelt.

Die Analogie des Schutzsuchens bei einem Gewitter zeigt deutlich auf, wie unterschiedlich eine jede Meditationspraxis genutzt werden kann – entweder als clevere Art und Weise, sich vor schwierigen Erfahrungen zu drücken, in der Hoffnung, dass sie weggehen werden, oder als eine Möglichkeit, sich umzudrehen und sie anzuschauen und so das eigene Verhältnis zu ihnen zu verändern. Der Atemraum ist mehr als eine Auszeit, als ein Moment, wo wir Schutz suchen, die Zähne zusammenbeißen und hoffen, dass das Gewitter vorüberziehen wird. Indem wir aus unserem Autopiloten aussteigen, erlauben wir uns selbst, im Hier und Jetzt alles als Objekte unserer Aufmerksamkeit wahrzunehmen. Das beinhaltet auch unseren Atem, unsere Körperempfindungen und das Wirrwarr unserer Gefühle und Gedanken. Während wir das tun, bemerken wir vielleicht, dass unser Gewahrsein dieser Gefühle oder Gedanken eine frische, verwandelnde Perspektive mit sich bringt. Plötzlich ruhen wir in einer weiteren Sichtweise von unserer Erfahrung, statt derartig in ihr verstrickt zu sein. Das war auch Elisas Erfahrung mit dem Atemraum.

> Sich einen Atemraum zu nehmen heißt nicht einfach, sich eine Pause zu nehmen.

„Ich nutze ihn besonders dann, wenn ich unter Druck stehe und die Dinge sich überschlagen und ich in meine Mitte finden will … *Ach, da ist er ja, mein Atem* … und dann trete ich in ihn ein. Letzte Woche musste ich ihn einige Male ganz bewusst machen, nachdem ich fast unwillkürlich in eine schlechte Stimmung geraten bin – in eine Negativität, die mich normalerweise depressiv macht und die alles so düster und so schlimm erscheinen lässt. Um mich also wieder da rauszuziehen, halte ich erst einmal für eine Sekunde inne. Ich nutze den Atem, damit ich dableiben kann, wo ich bin – anstatt auf die Situation zu reagieren, tatsächlich in ihr zu bleiben."

Elisa hat festgestellt, dass sie sich nicht auf ihre düstere Stimmung einzulassen und nicht anzunehmen braucht, dass diese ihr die Wahrheit über das Kommende sagt:

„Wenn ich mich früher überwältigt gefühlt und gedacht habe: *Mir wird es nie wieder besser gehen; es wird immer so weitergehen*, war ich der Ansicht: *So wird es sein ... jetzt ist alles vorbei.* Jetzt ist das irgendwie anders ... das heißt, ich kann erkennen: *Moment mal, es ist noch nicht vorbei.* Manchmal hat es ja noch nicht einmal richtig angefangen, also *lass mich einfach mal dabeibleiben und schauen, was eigentlich wirklich passiert* – also, das zu tun, und nicht einfach meinen Kopf für mich entscheiden zu lassen!"

Es erfordert einige Übung, bis uns der dreiminütige Atemraum als wirkungsvolle und praktische Möglichkeit zur Verfügung stehen kann, inmitten einer aufwühlenden Situation innezuhalten und uns zu sammeln. Aus diesem Grunde ist es sinnvoll, anfangs für eine Woche drei spezifische Zeitpunkte am Tag für einen Atemraum festzusetzen. Dadurch werden wir bereit, ihn nicht nur zu festgelegten Zeiten, sondern auch dann anzuwenden, wenn wir das Gefühl haben, ihn am dringendsten zu brauchen, etwa dann, wenn wir unter besonders großem Stress stehen.

Das Ziel besteht darin, den dreiminütigen Atemraum zu einem wichtigen Vehikel werden zu lassen, um die stetig wachsende Kraft unserer formalen Meditationspraxis in unseren Alltag hineinzubringen. Obwohl wir es den „dreiminütigen" Atemraum nennen, ist es wichtig zu wissen, dass die genaue Form und die Dauer des Atemraums auf die Bedingungen einer jeden Situation zugeschnitten werden können, in der wir uns gerade befinden. Wenn es Ihnen möglich ist, einen ruhigen Ort, etwa die Toilette, aufzusuchen, dann können Sie den Luxus einer vollständigen dreiminütigen Mini-Meditation genießen und dabei sogar die Augen schließen, wenn Sie das möchten. Wenn Sie sich jedoch mitten in einer erhitzten Diskussion befinden, im Verkehrsstau stecken, in einer Besprechung sitzen oder beim

Einkaufen im Supermarkt sind, werden Sie sich kreativ und flexibel auf die Realitäten einstellen müssen, die um Sie herum stattfinden. Sie müssen dann vielleicht die Augen offen lassen, die Übungsabfolge in weniger als einer Minute unterbringen oder Ihre zerstreute Aufmerksamkeit auf die Straße richten, wenn Sie zu Fuß unterwegs sind, anstatt sich auf den Atem konzentrieren zu können. Das Wichtigste ist, dass wir selbst genau wissen, was wir vorhaben; dann können wir mit so vielen Formen des Atemraums experimentieren, wie sie unser Leben erfordert. Allein schon der Gedanke, dass uns jederzeit ein Atemraum zur Verfügung steht, kann einen tiefen Einfluss auf viele Aspekte unseres Lebens haben.

Wenn Sie den Atemraum regelmäßig praktizieren, werden Sie vielleicht feststellen, dass das Aussteigen aus dem Modus des Autopiloten, gefolgt von einer bewussten Umsetzung der drei Schritte, zu einem großen Verbündeten bei Ihrem Vorhaben wird, Achtsamkeit in Ihr tägliches Leben zu bringen. Er kann uns dabei helfen, mit den schwierigen, belastenden Angelegenheiten des Lebens besser fertig zu werden sowie in all diesen Momenten die vielen positiven Seiten unseres Lebens mehr zu schätzen zu wissen, die ansonsten spurlos an uns vorübergehen würden.

Nicht versuchen, Dinge in Ordnung zu bringen

Wie alle Meditationspraktiken erfordert auch der dreiminütige Atemraum ein gewisses Bemühen. Wenn wir jedoch allzu zielorientiert herangehen, kann gerade unser Bemühen unsere Schwierigkeiten noch verstärken, wie Tara feststellen musste. In ihrem Falle lag das daran, dass sie den Atemraum als zu kurz empfand. „Ich muss immer daran denken, dass es nur drei Minuten dauern soll", erklärte sie, „deshalb habe ich das Gefühl, als ob ich mich beeilen und ständig daran denken soll, was – na ja, was eben zu bedenken ist; dass man zur Ruhe kommt, und dann gerate ich irgendwie in Panik, dass die drei Minuten zu schnell vorbei sind. Ich kann mich überhaupt nicht entspannen."

Der Atemraum selbst kann zu einer Quelle von Aversion werden, wenn er in einer Haltung praktiziert wird, in der man etwas in Ordnung bringen will. Tara erkannte das von selbst, als sie bemerkte, dass sie die Erwartung hatte, sie müsse es „*richtig* machen", wenn es „funktionieren" und sie zur Ruhe bringen sollte. Sie beschloss, einen anderen Weg zu gehen und sich zu sagen: *Gut, denk daran, dass es hier kein Ziel gibt. Alles, was ich tun muss, ist im Inneren zur Kenntnis zu nehmen, was vor sich geht – die Gedanken, Gefühle, Körperempfindungen –, meinen Geist auf meinen Atem und den Bauchraum zu richten und dann auf ein erweitertes Gewahrsein, das den ganzen Körper einbezieht. Wenn ich das getan habe, ist es gut. Alles andere kommt von allein.*

Für Tara und für jeden anderen von uns besteht die Herausforderung und unsere Verantwortung bei dieser einfachen Praxis darin, dass wir uns ihr, so gut wir können, einfach hingeben, und daran denken, dass das Wichtigste dabei unsere Ausrichtung auf den jeweiligen Augenblick ist – auf *das, was wir in ihn mitbringen.* Was wir dafür bekommen, liegt nicht in unserer Macht. Es ist Teil des Abenteuers, einfühlsam wahrzunehmen, so gut wir es können, und zu sehen, was sich ergibt, wenn wir auf diese Weise mitten im Alltag innehalten und unserem Inneren einen Besuch abstatten. Das ist alles. Auf diese Weise erkennen wir, wenn uns Gedanken plagen wie etwa „es funktioniert nicht" oder „ich habe keine Zeit" oder „anscheinend mache ich es nicht richtig", dass *solche Gedanken genau das sind, was bemerkt werden will, und genau das, was anerkannt werden will.* Wenn wir motiviert sind und die Herausforderung annehmen, zu unserem Leben zu erwachen, brauchen wir bloß daran zu denken, uns die Zeit für den Atemraum zu nehmen, und uns ihm dann zu überlassen, so gut wir es im jeweiligen Augenblick eben vermögen. Man könnte es so ausdrücken, dass jeder von uns selbst für den *Input* verantwortlich ist. Über das Ergebnis brauchen wir uns keine Sorgen zu machen, am wenigsten darüber, ob es „funktioniert". Wir sind eingeladen, Geduld zu haben, beharrlich mit der Praxis weiterzumachen und zu sehen, was geschieht.

Als Tara in der darauffolgenden Woche wieder den Atemraum übte, beschloss sie, dass es den Versuch wert sei, eine Haltung des *Zulassens* in die Übung einzubringen. Sie beschloss, dass sie es nicht mehr „gut zu machen" oder ein bestimmtes Ergebnis zu erreichen brauche. Es sollte genügen, die Übung einfach auszuführen. Als sie in die nächste Kursstunde kam, berichtete sie

> Wie bei allen Meditationspraktiken werden wir, wenn wir merken, dass wir uns beim Atemraum Ziele setzen, vom Modus des Seins wieder in den Modus des Tuns zurückfallen.

fasziniert von dem, was geschehen war. „Ich habe Empfindungen wahrgenommen“, sagte sie. „Ob sie nun schon die ganze Zeit da waren und ich sie nicht bemerkt habe oder ob sie neu sind, weiß ich nicht. Aber ich kann mit Sicherheit jetzt die körperlichen Empfindungen bei Angst und Sorge wahrnehmen, wie ich sie vorher nicht gespürt habe. Ich vermute, sie waren schon immer da.“

An diesem Punkt in ihrem Bericht war noch nicht klar, wie sich die Dinge bei Tara entwickeln würden, doch ihre Erfahrungen deuteten darauf hin, dass ihr achtsames Zulassen ihr die Möglichkeit gab, die körperlichen Empfindungen bei Angst und Sorge auf neue Weise kennen zu lernen und dadurch neue Aspekte an diesen Emotionen zu sehen. Sie nannte sie ihre „Ebbe und Flut“.

„Ich glaube, mein Körper macht mich darauf aufmerksam“, sagte Tara. „Dann kann ich mich darauf konzentrieren und fühlen, was vor sich geht. Ich habe vorher nie richtig darauf geachtet, was sich in meinem Körper abspielt. Ich wusste zwar schon, wie man auf die Gedanken achtet, aber nicht, wie man auf die Körperempfindungen achtet. Das verändert alles! Es macht die Dinge nicht unbedingt besser oder schlimmer, aber da ist eine Ebbe und Flut, eine ständige Veränderung in der Struktur und im Fühlen.“

Der Atemraum hat Tara an eine der zentralen Botschaften des gesamten Achtsamkeitsprogramms erinnert: zu lernen, wie man sich anders auf die sich ständig verändernden Muster in Körper und Geist beziehen kann; die wiederkehrenden Muster von Körper und Geist in der akzeptierenden, offenherzigen Annahme des Gewahrseins zu halten, insbesondere zu jenen Zeiten, wo wir müde, niedergeschlagen oder besorgt sind, wo uns die Reaktivität und die alten Angewohnheiten des Geistes mit großer Wahrscheinlichkeit überwältigen werden. Taras Worte fassen das alles sehr gut zusammen: „Ich kann den Wert sehen, der darin liegt wahrzunehmen, dass es Ebbe und Flut gibt und sie sich von alleine verändern und dass ich sie nicht in Ordnung bringen muss. Ich kann dabei sein und muss keine Angst mehr davor haben.“

Wenn es hektisch wird

Hana stellte fest, dass sie den Atemraum üben konnte, wenn sie sich ruhig fühlte, dass es ihr jedoch weit schwerer fiel, wenn es hektisch wurde. „Wenn ich relativ ruhig bin, ist es leicht. Es geht auch noch, wenn man eine große schwarze Wolke kommen sieht und sich selbst bei der Hand nimmt und den Atemraum macht. Aber gestern und heute bin ich wirklich sehr im Stress gewesen. Alle waren in Eile, und ich bin hin und her und mit dem Aufzug rauf und runter gehetzt."

Hana spürt, dass um sie herum alles hektisch ist. In dieser Situation gerät die Praxis unbemerkt mit in den Strudel all ihrer anderen Aufgaben hinein, und sie übt Kritik an sich selbst, dass sie nicht daran gedacht habe, sie zu nutzen. „Es war schlimm", meinte sie, „und ich hätte atmen und mich zur Ruhe bringen sollen, aber es war alles zu hektisch, und heute habe ich nicht mal daran gedacht. Alles ist mir über dem Kopf zusammengeschlagen."

Indem sich Hana „Soll"-Bestimmungen aufstellt, erzeugt ihr Geist des Tuns eine Spannung bei allen Entscheidungen, die sie darüber treffen könnte, ob sie praktizieren will oder nicht. Anstatt einfach einen dreiminütigen Atemraum zu praktizieren, wenn der Impuls dazu aufkommt, *denkt* sie schließlich bloß *darüber nach*. Hier erleben wir den Tun-Modus in seinem vollen Glanze: das Ausmessen der Lücke zwischen dem, wie die Dinge sind, und dem, wie sie „sein sollten", und dann den Versuch, die Lücke zu schließen. Die Praxis ist zu einem Opfer von Denken und Streben geworden.

Achtsamkeit ist einladend und verzeihend

Jetzt kommen wir an einen kritischen Punkt. Achtsam zu sein erscheint am leichtesten zu jenen Zeiten, wenn wir es am wenigsten brauchen. Doch dann, wenn wir es am meisten brauchen, scheint sich unsere Fähigkeit, dem Augenblick mit Achtsamkeit zu begegnen, in Luft aufzulösen. Wenn wir diesem Teufelskreis entgehen wollen, müssen wir neue Ansätze aufbauen, die ein Gegengewicht zu unseren alten Gewohnheiten bilden. Wann immer wir uns bedrängt fühlen, ist *das* der richtige Moment, um uns Zeit zum Atmen zu nehmen. Auch wenn wir das erst nach dem Geschehnis schaffen, anstatt schon während des Geschehens, werden wir uns dadurch neue Wege erschließen, um anstrengende Situation klarer zu erkennen und besser damit umzugehen. Das kann bedeuten, dass wir einen Atemraum *nach* jenem belastenden Telefongespräch einlegen, wenn es nicht währenddessen geht, oder während wir im Geiste irgendeinen schwierigen Vorfall erneut durchspielen, von dem wir gewünscht hätten, dass er anders verlaufen wäre. Selbst wenn uns also am Ende des Tages bewusst wird: ‚*Du meine Güte, es ist acht Uhr abends und ich bin heute nicht ein einziges Mal mit meinem Körper oder meinem Atem in Kontakt gewesen!*', können wir auf der Stelle, genau in jenem Moment und sobald es uns bewusst wird, den Atemraum praktizieren. *Jener Moment ist ein Moment der Bewusstwerdung und ist jetzt der perfekte Moment, um den Atemraum auszuüben und anzuwenden.* Ohne dass wir uns darüber Gedanken machen oder es erzwingen müssten, wird die Praxis selbst in kleinen und gar nicht so kleinen Schritten unsere Beziehung zur Art, wie unser Leben abläuft, beeinflussen. Mit kontinuierlicher Praxis werden sich die Gewohnheiten einer ganzen Lebenszeit, die im Tun-Modus verbracht wurde, abschwächen und in der weiten, annehmenden Umarmung der Achtsamkeit auflösen. Jedes Mal, wenn wir uns Raum zum Atmen nehmen, bauen wir dadurch die Grundlagen des neuen Lernens weiter auf.

Auch wenn Sie also denken: ‚*Oh je, ich habe schon mehrere Tage meine Praxis nicht gemacht*', können Sie genau jenen Moment beim Schopfe packen, um zu praktizieren. Vielleicht denken Sie: ‚*Es hat keinen Zweck; ich habe zu viel verpasst; ich kann es genauso gut sein lassen und aufgeben.*' Genau diese Gedanken können dann als Ihr Stichwort dienen – als Erinnerung zum Praktizieren. Anderenfalls bekommt die Spirale des Grübelns eine Gelegenheit, hier und jetzt Fuß zu fassen, indem Sie sich selbst dafür tadeln, dass Sie nicht das machen, was Sie eigentlich machen „sollten". Ironischerweise könnte es sein, dass dieser Kreislauf des Grübelns mindestens drei Minuten lang dauert! Ein weiteres Beispiel, wie man der „Könnte-sollte-würde-müsste-Mentalität" unterliegt – oder sich entschließt, ihr nicht zu unterliegen.

> Immer dann, wenn wir uns bedrängt fühlen, ist es hilfreich, sich Raum zum Atmen zu nehmen – selbst wenn wir es erst nach dem Geschehnis schaffen.

Die Achtsamkeitspraxis ist eine sehr verzeihende. Sie bittet uns, immer und immer wieder neu anzufangen, ohne uns für diejenigen Male zu tadeln, wo wir vergessen haben, uns unserem Inneren zuzuwenden. Daher tun wir es, wann immer und wo immer wir können, als eine Geste der Güte uns selbst gegenüber. Diese Einstellung und eine anhaltende Bereitschaft, hier und jetzt zu praktizieren, was auch immer in dieser Hinsicht in der Vergangenheit der Fall war oder nicht der Fall war, wird die Wahrscheinlichkeit verstärken, dass beim nächsten Mal, wenn es wirklich „notwendig" ist, dass wir vollkommen präsent sind, sich der Atemraum sofort als eine geschickte Option zur Verfügung stellen wird.

Entscheidungen, die wir treffen können, nachdem wir uns Raum zum Atmen genommen haben

Es ist hilfreich, sich den Atemraum als eine Tür vorzustellen, durch die wir von den aufgeheizten, düsteren, drangvoll engen, „gehetzten" Orten in unserem Geist in einen helleren, kühleren, einladenderen Raum eintreten können. Wenn wir den Atemraum immer als den ersten Schritt einer achtsameren Antwort auf unangenehme Gefühle von Niedergeschlagenheit, Wut, Angst und dergleichen sehen, dann braucht unser Fokus am Anfang nur auf dieser einen Tür zu ruhen. Doch sobald wir einmal durch diese Tür hindurch sind, sobald wir einen anderen Raum in unserem Geist betreten haben, liegen eine Reihe neuer Türen vor uns und führen uns weiter. Jede dieser Türen bietet uns eine weitere Möglichkeit, weiterhin achtsam zu reagieren, und wir sind eingeladen, uns bewusst zu entscheiden, welche Tür wir als nächste öffnen wollen. Unsere Möglichkeiten sind vielleicht durch die Situation, in der wir uns befinden, stark eingeschränkt. Trotz alledem haben wir immer die Wahl, später zu diesen Möglichkeiten zurückzukehren, um so unsere Praxis zu erweitern und zu vertiefen.

Option Nr. 1: Wieder hineingehen

Die einfachste Möglichkeit, nachdem wir den dritten Schritt des Atemraums abgeschlossen haben, besteht darin, es dabei zu belassen. Mit einem fest verankerten neuen geistigen Modus begeben wir uns mental erneut in die schwierige Situation hinein, die uns dazu veranlasst hat, Atemraum zu praktizieren. Wir stellen vielleicht fest, dass die negativen Gedanken, die unangenehmen Gefühle, die intensiven körperlichen Empfindungen, der brüllende Chef oder das schreiende Kind immer noch da sind. Doch die Tatsache, dass wir uns ihnen nunmehr im Seinsmodus – von einer gesammelten, bewussten, breiteren und weniger auf uns selbst bezogenen Perspektive aus – annähern, kann einen großen Unterschied machen.

Wir können ihnen jetzt sachlich begegnen und geschickter auf die Erfordernisse des Augenblicks eingehen, anstatt automatisch so zu reagieren, dass wir die Schwierigkeiten, die wir erfahren, noch stärker festklopfen. Wenn wir uns einmal in diesem Geistesmodus befinden, kann die ihm eigene Weisheit den nächsten Schritt, den wir tun müssen, sehr viel klarer erscheinen lassen. Und wir können diesen weiseren Geistesmodus unterstützen, indem wir bewusst und präsent bleiben, so gut wir können, und *uns in jedem Augenblick im Gewahrsein unserer körperlichen Erfahrung gründen.*

Manchmal ist die Veränderung eine sehr unterschwellige. Ein Teilnehmer berichtete: „Als ich am Mittwoch aufgewacht bin, habe ich mich scheußlich gefühlt. Ich hatte nicht gut geschlafen, ich war müde und hatte einen schweren Kopf. Ein langer Arbeitstag lag vor mir. Ich spürte, wie die altvertrauten Gefühle der Verzweiflung wieder in mir aufstiegen. Als ich so dalag und mich elend fühlte, erinnerte sich irgendein Teil in mir an meinen Atem und ich übte den Atemraum. Danach lag ich noch eine Weile im Bett, achtete einfach auf meinen Atem und spürte in die Empfindungen in meinem Körper hinein. Es ist komisch, aber danach fühlte ich mich anders – immer noch müde, mit schwerem Kopf und erschöpft, aber es schien irgendwie nicht mehr so die Katastrophe zu sein wie vorher!"

Auch wenn sich die Gefühle nur um eine Nuance verschoben haben mögen, kennzeichnet diese Verschiebung doch eine gewaltige und entscheidende Veränderung im Geistesmodus. Und jede kleinste Verlagerung dieser Art, ganz gleich, wie subtil, kann neue Möglichkeiten für das eröffnen, was als Nächstes geschieht.

Es kann bedeuten, dass Sie auf Ihrer Aufgabenliste eine Aufgabe nach der anderen abarbeiten, anstatt sich von all den unerledigten Pflichten überwältigen zu lassen. Es kann bedeuten, dass Sie ein belastendes Telefongespräch mit einem Gefühl von Frustration beenden, ohne sich jedoch erniedrigt oder respektlos behandelt zu fühlen. Es kann bedeuten, dass Sie es bedauern, einen Kollegen angefahren zu haben, ohne dabei das Gefühl zu haben, Sie müssten sich den ganzen Tag lang immer wieder Vorwürfe deswegen machen. Vielleicht bedeutet es einfach, dass Sie sich niedergeschlagen fühlen, wenn irgendetwas Sie an einen kürzlich erlittenen Verlust erinnert, dass Sie aber keinen Ärger über diese Situation oder über sich selbst hinzufügen und nicht in die düstere Prophezeiung des „Ich werde nie darüber hinwegkommen" verfallen.

Natürlich haben wir, sofern es uns die Zeit erlaubt, stets die Möglichkeit, auf diesem neu Erlernten aufzubauen, indem wir wieder von vorne anfangen und einen weiteren Atemraum ausüben, um so den Übergang in den neuen, achtsameren Geistesmodus zu stabilisieren. Hier besteht jedoch die Gefahr, dass wir den Atemraum am Ende auf eine zielorientierte Weise nutzen könnten – als Werkzeug, um eine schwierige Situation „in Ordnung zu bringen". So gesehen, könnten wir, wenn der erste Atemraum nicht „funktioniert" und uns nicht von unerwünschten Gefühlen befreit hat, versucht sein, es noch einmal zu probieren, diesmal vielleicht sogar noch angestrengter. Hierbei besteht das Risiko, dass der Versuch, etwas zu reparieren, selbst zu einem Teil des Problems wird. Das „Scheitern" beim ersten und möglicherweise bei weiteren Versuchen, negative Gefühle loszuwerden, erzeugt noch mehr negative Gefühle. Das ist genau das Gegenteil von Achtsamkeit.

> Wenn wir beschließen, den Atemraum zu wiederholen, müssen wir sichergehen, dass wir ihn nicht als schnelle Lösung benutzen wollen – das Gegenteil von Achtsamkeit.

Vielleicht werden wir feststellen, dass wir uns selbst recht oft ausdrücklich daran erinnern müssen, dass das Ziel des dreiminütigen Atemraums nicht darin besteht, alle negativen Zustände sofort oder später loszuwerden, sondern darin, uns in einen geistigen Modus kommen zu lassen, in dem wir sinnvoller und mit größerer Klarheit mit ihnen sein können. Obwohl sich dadurch das, was wir nicht länger haben wollen, nicht unmittelbar auflöst, schenkt er uns die Freiheit und die Weisheit, uns so zu verhalten, dass sich unangenehme Gefühle und schwierige Situationen eher von selbst auflösen können, statt sich zu vermehren. Zumindest können wir aufhören, sie noch zu füttern und das Leiden zu verfestigen.

Wenn wir die Möglichkeit erkunden wollen, mehrere Atemräume hintereinander anzuwenden, wäre es klug, uns auf jeweils zwei Zyklen pro Situation zu beschränken. *Wir sollten im Gedächtnis behalten, das der Atemraum, richtig angewandt, lediglich eine Methode ist, die uns daran erinnern soll, was es heißt und wie es sich anfühlt, wenn man Achtsamkeit verkörpert im Angesicht von allem, was auch immer geschieht.*

Option Nr. 2: Die Körpertür

Wie wir bereits viele Male betont haben, bringen beunruhigende Erfahrungen eine unangenehme Gefühlsqualität mit sich. Es treten negative Gefühle wie Furcht oder Traurigkeit auf, oftmals begleitet von einer Aversions- oder Widerstandsreaktion, die sich üblicherweise in Veränderungen in der Gesichts- oder Körpermuskulatur ausdrückt, so etwa im Stirnrunzeln, in einer Anspannung in der Nacken-, Kiefer- und Schultermuskulatur oder in Verspannungen im unteren Rücken. All das kann direkt wahrgenommen werden und unsere Hauptstrategie zur Umwandlung unserer Beziehung zu schwierigen Emotionen besteht darin, in dieser Sphäre des Gewahrseins zu arbeiten (s. Kap. 7). Wenn wir also nach einem anfänglichen Atemraum beschließen, weiter an unseren Emotionen zu arbeiten, dann ist es ganz natürlich, dass wir unsere Aufmerksamkeit auf das richten, was wir in unserem Körper wahrnehmen.

Als ersten Schritt lenken wir, so gut wir können, eine freundliche, offene Aufmerksamkeit in denjenigen Körperbereich, wo wir die stärksten körperlichen Empfindungen wahrnehmen. Eine Möglichkeit, das zu tun, besteht darin, den Atem zu nutzen, um die Aufmerksamkeit dorthin zu bringen, und mit jedem Einatmen in diesen Bereich hinein, mit jeder Ausatmung aus diesem Bereich auszuatmen, so wie wir es beim Body

Scan gelernt haben. Mit jedem Ausatmen können sich Gefühle von Anspannung, Verkrampfung oder Widerstand von selbst lösen oder nachlassen. Dabei lösen sich die Spannung und das Gefühl des Festhaltens häufig mit dem Ausatmen auf, obwohl wir keineswegs versuchen, dies bewusst geschehen zu machen. Wenn es geschieht, ist es gut, aber es ist genauso gut, wenn es nicht geschieht. Es genügt, einfach Gewahrsein ins Gefühl der Aversion und des Widerstands zu bringen, ohne darauf fixiert zu sein, Entspannung zu erreichen. Vielleicht hilft es uns, wenn wir uns an den allgemeinen Vorsatz erinnern, unsere Erfahrung zuzulassen und anzunehmen, und uns im Geiste zu sagen: weich werden, sich öffnen, bereitwillig annehmen.

Wenn wir einmal unsere Aufmerksamkeit zu den physischen Manifestationen von Widerstand oder Abneigung gelenkt haben, welche wir vielleicht empfinden, dann können wir eine Reihe von Möglichkeiten erforschen, wie wir mit unseren Gefühlen verbunden bleiben können. Wenn wir mit ihnen in Kontakt bleiben, ergibt sich nämlich die Möglichkeit, dass wir ihnen auf ganz neue und andere Weise begegnen und sie halten können. Eine davon besteht darin, einfach im Gewahrsein der Empfindungen weiterzuatmen und dabei vielleicht das Gefühl zu haben, sie in einer weichen, weiten Achtsamkeit zu halten. Eine andere Option besteht darin, mit einer engeren, bewusst fokussierteren Aufmerksamkeit genauer zu untersuchen, wo der Bereich der intensiven Empfindungen beginnt, wo seine Grenzen sind, wo die Empfindungen am stärksten sind, wie sich, falls überhaupt, die Empfindungen vom einen Augenblick zum nächsten verändern. Bei jeder dieser Möglichkeiten sollten wir uns bemühen, unser Gewahrsein aufrechtzuerhalten und zu fördern. Das können wir ganz bewusst, indem wir Eigenschaften wie Interesse, Forschergeist, Wohlwollen und Mitgefühl einfließen lassen. Wenn wir feststellen, dass wir in eine Haltung des Erzwingens oder Erstrebens hineingeraten sind, können wir uns sanft, aber bestimmt wieder davon lösen. Außerdem können wir unseren Geist jederzeit erfrischen und beleben, indem wir das Feld unseres Bewusstseins offener und weiter machen, so dass es

> Die Anspannung, die wir in einem bestimmten Bereich unseres Körpers wahrnehmen, kann sich beim Ausatmen von selbst lösen, wenn wir nicht versuchen, dies zu erzwingen.

auch andere Sinneseindrücke des jeweiligen Moments mit einschließt: Geräusche, den Geruch der Luft oder deren Gefühl auf unserer Haut.

Auf diese Art können wir auch an jegliche negativen Gefühle herangehen. Wir können uns selbst daran erinnern, ein akzeptierendes, zulassendes Verhältnis zu diesen Gefühlen zu kultivieren, indem wir uns sagen: *Es ist in Ordnung. Was immer es ist, es ist bereits da; möge ich dafür offen sein.* Wir können auch ganz besonders auf Veränderungen in der Gefühlsqualität dieser Wahrnehmungen achten, während wir sie im Gewahrsein halten.

Bei sehr starken unangenehmen Gefühlen werden wir es vielleicht hilfreich finden, die Strategie der „Arbeit mit den Grenzen" zu verwenden. Wie bereits erklärt wurde, bedeutet das, dass man seine Aufmerksamkeit so weit in die Intensität der Wahrnehmung hineinbringt, wie man kann, und sie dann Moment für Moment, so gut man es kann, mit einem leichten Kontakt aufrechterhält. Wenn man das Gefühl hat, die Intensität drohe einen zu überwältigen, kann man seine Aufmerksamkeit sanft und im Geiste des Mitgefühls Stückchen für Stückchen in Richtung eines anderen, stabilisierenden und milderen Brennpunkts rücken. So könnten wir uns etwa wieder festigen und sammeln, indem wir uns auf die Atembewegung konzentrieren, bis wir uns bereit fühlen, wieder zum Bereich größerer Intensität hinzugehen. Dazu können wir uns entweder nur auf den Atem konzentrieren oder auf den Atem zusammen mit dem Gewahrsein der unangenehmen Gefühle und Empfindungen im Hintergrund („Atmen mit…"). Wenn wir auf diese Weise das Terrain sondieren, können wir eine zunehmende Beziehung des Annehmens gegenüber sehr unangenehmen Erfahrungen entwickeln. Das an sich ist schon ein Weg von Weisheit und Mitgefühl.

Michelle empfand bereits beim bloßen Gedanken an ein bevorstehendes Familientreffen große Erschöpfung. „Ich sage mir immerfort, dass es doch schön sein sollte, alle nach so langer Zeit wiederzusehen", meinte sie, „aber wenn ich daran denke, dass ich meinen Flug buchen muss, habe ich das Gefühl, ich schaffe es nicht." Am nächsten Tag kam ihr zu Hause der Gedanke „Ich sollte endlich buchen" wieder in den Sinn. Aber statt sich zu zwingen, sofort beim Reisebüro anzurufen, beschloss sie, sich erst einmal eine Atempause zu nehmen. Einige Minuten, nachdem sie angefangen hatte, bemerkte Michelle einen wachsenden Druck in ihrem Brustkorb und eine Verengung in ihrer Kehle. Der Gedanke, dass ihr Vater zu diesem Treffen seine neue Partnerin Jean mitbringen würde, schien diese Empfindungen zu verstärken. Normalerweise hätte Michelle es vermieden, sich dieses Gedankenmuster näher anzuschauen. Sie hätte sich vielmehr gesagt, es sei ihre Pflicht, „für die Familie das Richtige zu tun". Diesmal jedoch war sie in der Lage, ihre Aversion als eine ihr nur allzu bekannte Reaktion zu entlarven, und beschloss, sich stattdessen der Grenzen ihres Unbehagens zu nähern. Als sie sich mit ihrem Atem im Bauchraum verbunden hatte, lenkte sie ihre Aufmerksamkeit auf die Kehle und fing an, in die Enge hineinzuatmen. Sie entdeckte, dass diese Empfindungen nicht statisch waren, sondern kamen und gingen. Die Enge in der Kehle wich einem Gefühl der Verspannung ihrer Nackenmuskeln, und diese wurden zeitweise etwas weicher, wenn sie aus diesem Bereich ausatmete. Sie stellte fest, dass der Gedanke „du solltest Jean in die Familie aufnehmen" schnell gefolgt wurde von dem Gedanken „wie konnte er nur so gefühllos sein? Es ist doch erst ein halbes Jahr her, dass Mutter gestorben ist." Jetzt fühlte sich ihre Kehle irgendwie blockiert und wie zugeschnürt an. Dennoch atmete sie weiter, während sie im Geist ihre Wut und Verletztheit registrierte und dann ihre Trauer und Verlustgefühle wegen ihrer Mutter. „Auch wenn ich noch nicht weiß, was ich am Ende machen werde", sagte sie, „kann ich für mich da sein, indem ich einfach dieses Zeugs jetzt zulasse. Vielleicht ist das ein Anfang."

An den Grenzen zu arbeiten ist eine gute Möglichkeit, das Terrain zu sondieren, wenn eine Erfahrung so unangenehm ist, dass sich höchstwahrscheinlich Aversion einstellt.

Option Nr. 3: Die Gedankentür

Beim ersten Schritt des Atemraums werden wir uns vielleicht bewusst, dass emotional aufgeladene Gedanken der hervorstechendste Aspekt unserer Erfahrungen sind. In Kapitel 8 erkennen wir eventuell einige unserer beständig wiederkehrenden negativen Gedankenmuster. Wenn solche Gedanken immer noch ein dominantes Element in Ihrer Erfahrung sind, nachdem Sie den 3. Schritt des Atemraums beendet haben, können Sie die „Gedankentür" öffnen, indem Sie bewusst die Entscheidung treffen, sich anders zu Ihren Gedanken zu verhalten. Das könnte bedeuten, dass Sie

- die Gedanken niederschreiben
- beobachten, wie die Gedanken kommen und gehen
- Ihre Gedanken als geistige Erscheinungen sehen, statt als Tatsachen
- sich auf Gedanken so beziehen, wie Sie sich auf Geräusche beziehen würden
- ein bestimmtes Gedankenmuster als eine Ihrer alten eingefahrenen Gedankenschleifen erkennen
- sich sanft die Frage stellen

  Bin ich übermüdet?
  Ziehe ich voreilige Schlüsse?
  Denke ich in Schwarzweiß-Mustern?
  Erwarte ich, perfekt zu sein?

Die Grundidee ist die, dass wir, gestützt auf unsere vorausgehende Meditationserfahrung, wahrscheinlich schon einige wirkungsvolle Möglichkeiten entdeckt haben werden, wie wir uns anders und kreativer auf negative Gedanken beziehen können, wenn solche aufkommen. Im Atemraum können wir uns diese verschiedenen Ansätze nun zu Nutze machen, um uns daran zu erinnern, dass wir nicht unsere Gedanken sind und dass Gedanken keine Tatsachen sind (nicht einmal diejenigen, die das von sich behaupten!). Diese Erinnerungshilfe allein kann schon tiefe Auswirkungen haben, die sich mit der Zeit verstärken.

Option Nr. 4: Die Tür des klugen Handelns

Eine vierte Wahl, die wir nach dem Atemraum treffen können, besteht darin, die Tür des klugen Handelns zu öffnen. Wir haben bereits betont, wie wichtig es ist, schwierigen und unangenehmen Erfahrungen eine akzeptierende, zulassende Achtsamkeit entgegenzubringen (s. Kapitel 7). Diese neue Orientierung bedeutet jedoch nicht, dass wir passiv sein müssten. Oftmals besteht die angemessenste Antwort auf unangenehme Gefühle, sobald wir uns diese einmal eingestanden haben, darin, bedacht zur Tat zu schreiten und auf der Grundlage von bewusster Entscheidung zu handeln.

Die Motivation, die unseren Handlungen an diesem Punkt zugrunde liegt, wird entscheiden, ob die Handlungen hilfreich oder nicht hilfreich sind. Wie wir beim Experiment mit der Maus im Labyrinth gesehen haben (Kapitel 6), kann ein und dieselbe Handlung ganz ungleiche Konsequenzen haben, je nachdem, ob sich unsere Motivation auf Vermeidung oder ob sie sich auf eine Offenheit für neue Erfahrungen gründet. Wenn wir uns getrieben fühlen, die unangenehmen Gefühle loszuwerden, werden unsere Handlungen höchstwahrscheinlich das Gegenteil bewirken und uns noch tiefer in die Unzufriedenheit hineintreiben. Wenn wir andererseits durch den ehrlichen Wunsch motiviert sind, uns besser um uns selbst zu kümmern, können unsere Handlungen ein geschickter Weg sein, uns Linderung und Erleichterung zu bringen.

Betty hat den Atemraum genutzt, um sich in einem stressreichen Arbeitsalltag mehr Raum für ihre Bedürfnisse zu verschaffen. Als Bilanzbuchhalterin fühlte sie sich während der Steuersaison und am Ende des Rechnungsjahres am anfälligsten. Diese Zeiten bedeuteten für sie oft lange Tage und Wochenenden im Büro mit wenig Freizeit. Da Betty erkannt hatte, dass ihre letzte Depression genau unter diesen Umständen begonnen hatte, entschloss sie sich bewusst dafür, nachmittags ins Cafe zu gehen, sich ihren Lieblingskaffee zu bestellen und auf einem der hohen Barhocker sitzend die anderen Gäste zu beobachten. Manchmal holte sie sich auch ein Abendessen im Bistro um die Ecke, damit sie zu Hause nicht mehr kochen musste. „Früher bin ich erst rausgegangen, bis der ganze Stapel Arbeit, der vor mir lag, abgearbeitet war“, sagte sie. „Neu ist jetzt, dass ich erkannt habe: *jetzt und nicht erst später,* dass ich langsamer machen muss und mir in den Momenten, die wirklich wichtig sind, Zeit für mich selbst nehme.“

Eine gedrückte Stimmung beeinträchtigt insbesondere zwei Arten von Aktivitäten: Sie lässt diejenigen Dinge, die uns früher Freude gemacht haben, weniger erfreulich erscheinen, so dass wir das Interesse an ihnen verlieren oder sie ganz aufgeben. Sie macht es auch schwierig, die Aufgaben des täglichen Lebens zu erledigen, die uns zwar nicht viel Vergnügen bereiten, uns aber doch das Gefühl geben, verantwortungsbewusste Menschen zu sein, die ihr Leben im Griff haben. Auf vielerlei Arten, die subtil und gar nicht so subtil sein können, untergraben uns Depression und gedrückte Stimmung, indem sie uns die Energie für diejenigen Unternehmungen rauben, die uns am meisten aufbauen würden. Solche Aktivitäten aufzunehmen oder wieder aufzunehmen kann uns unverhoffte Kraft geben.

Daher besteht die vierte Möglichkeit, die wir nach einem Atemraum haben, darin, uns bewusst zu entscheiden, etwas zu tun, das uns früher einmal a) Freude gemacht hat (z. B. ein warmes Bad zu nehmen, mit dem Hund einen Spaziergang zu machen, eine Freundin zu besuchen, Musik zu hören, die uns in gute Stimmung versetzt) oder b) ein Gefühl (ganz gleich, wie geringfügig) von Können, Befriedigung, Erfolg oder Kontrolle vermittelt (z. B. einen Schrank oder eine Schublade zu entrümpeln, etwas zu tun, was wir vor uns hergeschoben haben, etwa eine Rechnung zu bezahlen, einem Angehörigen oder einem Freund einen Brief zu schreiben, den Schreibtisch in Ordnung zu bringen). Selbst das kleinste Maß einer solchen Aktivität kann uns schon das Gefühl vermitteln, etwas auf der Welt bewirken zu können. Und selbst eine noch so geringe Wirkung kann schon dem Gefühl von Hilflosigkeit und Kontrollverlust entgegenwirken, das oft mit der depressiven Stimmung einhergeht. Im Falle von sehr angstbesetzten, bedrückten Stimmungslagen kann es besonders hilfreich sein, zu handeln, indem man sich Situationen zuwendet und sie anpackt, die man bislang vermieden hat. Es ist überdies hilfreich und realistisch, eine Aufgabe in kleinere Schritte zu unterteilen und jeweils einen Schritt nach dem anderen anzugehen. In jedem Falle ist es sehr hilfreich, wenn wir daran denken, uns selbst zu beglückwünschen, wenn wir eine Aufgabe oder auch nur einen Teil einer Aufgabe geschafft haben.

Wenn man erforschen möchte, was der effektivste Weg des Handelns ist, um achtsam mit einer depressiven Stimmung umzugehen, sollte man zwei Dinge beachten. *Zum Ersten, der Motivationsprozess selbst wird durch eine depressive Stimmungslage untergraben und umgekehrt.* Normalerweise können wir warten, bis wir etwas tun möchten, und es dann einfach tun. Wenn wir uns allerdings niedergeschlagen fühlen, müssen wir uns tatsächlich selbst dazu mobilisieren, etwas zu tun, *noch bevor* wir es tun *möchten.* Zum Zweiten können die Müdigkeit und Erschöpfung, die bei einer Depression auftreten, irreführend sein. Wenn man nicht depressiv ist, bedeutet Müdigkeit, dass man sich ausruhen muss. In diesem Falle wird man durch Ausruhen wieder frisch. *Die Erschöpfung der Depression hingegen ist oftmals keine normale Müdigkeit; sie erfordert unter Umständen nicht Ruhe, sondern erhöhte Aktivität, und sei es nur für kurze Zeit.* Ruhe kann die Erschöpfung noch verstärken. In solchen Momenten gut für uns zu sorgen heißt auch, dass wir im Fluss des Lebens bleiben und weiterhin an normalen Aktivitäten teilnehmen, auch wenn unsere Stimmung und unsere Gedanken zu sagen scheinen, es hätte keinen Sinn.

Die schwierigsten Momente sind oftmals diejenigen, in denen uns die Depression wie aus heiterem Himmel überfällt, wie etwa sofort nach dem Aufwachen. Auch hier kann unsere erste Antwort darin bestehen, dass wir uns einen Atemraum nehmen. Wichtig ist es auch, sich bestimmte Fragen zu stellen:

- „Wie kann ich hier und jetzt gut zu mir sein?"
- „Was ist das beste Geschenk, das ich mir selbst in diesem Augenblick machen kann?"
- „Ich weiß nicht, wie lange diese Stimmung anhalten wird – wie kann ich also am besten für mich sorgen, bis sie vorübergeht?"
- „Was würde ich in diesem Moment für jemanden tun, der mir nahe steht und sich so fühlt wie ich gerade? Was kann ich auf die gleiche Weise für mich selbst tun?"

Natürlich werden wir manchmal trotz bester Absichten nicht in der Lage sein, uns selbst aufzufangen; es wird sich vielleicht anfühlen, als sei es zu spät und als steckten wir bereits zu tief in einem dauerhaften, sehr negativen Gemütszustand. In diesen Zeiten ist es sehr wichtig, dass wir uns, wie schwach oder flüchtig auch immer, daran erinnern, dass die Praxis von Achtsamkeit immer noch eine gesunde Möglichkeit ist, für uns selbst zu sorgen. Das, was wir in solchen Zeiten brauchen, unterscheidet sich eigentlich nicht von dem, was uns im achtsamen Umgang mit unseren weniger stark negativ ausgeprägten Stimmungslagen hilft. Natürlich ist es eine größere Herausforderung, uns in solchen Augenblicken anders zu unseren negativen Gedanken zu verhalten. Vielleicht ist auch die Auswirkung einer stimmungshebenden Aktivität unter diesen Bedingungen stark eingeschränkt. Nichtsdestoweniger ist es immer noch besser, so viel Achtsamkeit in diesen Moment zu bringen, wie es uns möglich ist, und irgendeine angemessene Handlung auszuführen, um etwas für uns zu tun, als weiter im Zustand des Brütens und Grübelns zu versinken.

Wir möchten hier zum Ausdruck bringen, dass die Aufgabe, wenn die Situation schwierig ist, wirklich darin besteht, dass wir uns auf jeden einzelnen Moment konzentrieren: dass wir mit jedem Moment bestmöglich umgehen. Wenn sich die Art und Weise, wie wir an einen schwierigen Moment herangehen, auch nur um ein Prozent verändert, so ist das potentiell bereits eine gewaltige Veränderung, da sie sich auf den folgenden Moment auswirkt und den darauf folgenden und so weiter. Eine anscheinend sehr kleine Veränderung kann also irgendwann eine überraschend große Auswirkung haben.

Die Freiheit, zu entscheiden

Als er überlegte, was er durch seine Teilnahme am Achtsamkeitsprogramm gelernt hatte, hob Louis hervor, wie er den Atemraum als wichtigen Verbündeten gefunden hatte:

„Ich habe vieles erkannt, aber dieses eine möchte ich gerne mitteilen. Ich habe erkannt, wie sehr ich mich selbst antreibe. Das ist etwas, was ich wirklich gut beherrsche. Deshalb habe ich lange Zeit darüber nachgedacht, wie ich das rechtzeitig erkennen kann. Der dreiminütige Atemraum hilft mir dabei sehr. Ich mache ihn im Laufe des Tages mehrmals hintereinander. Manchmal dreimal, manchmal fünfmal, manchmal, wenn ich am Zögern bin oder mich nicht entscheiden kann … oder wenn ich noch sechs Sachen erledigen muss und nur noch eine halbe Stunde oder eine Stunde Zeit habe; dann ist es wirklich klasse. Es hilft mir einfach, bloß dazusitzen … alles zuzulassen und anzuerkennen …und dann dieses Nicht-Wissen so zu halten … denn manchmal weiß ich wirklich nicht, wo dieser Druck eigentlich herkommt. Muss ich mich wirklich antreiben und sagen, dass ich die Aufgabe innerhalb der nächsten halben Stunde erledigt haben werde? Manchmal bleibe ich einfach bei dem „Ich weiß es nicht“ … und es ist o.k., es nicht zu wissen, und es ist auch o.k., dass ich nicht tätig werden muss, um alles erledigt zu kriegen. Denn ich bin so schnell dabei, tätig zu werden, und daher kommt eine Menge Stress in meinem Leben, einfach weil ich zu viel tue, weil ich mir viel zu viel vornehme und alles machen will… weil ich das Gefühl habe, ich kann nicht ins Bett gehen, ehe ich nicht alles getan habe und alles erledigt ist. Ich muss die Gewissheit haben, dass es erledigt ist. Aber manchmal ist das eben gar nicht notwendig. Und das ist neu für mich – gewisse Dinge nicht zu machen … und das fühlt sich o.k. an. Irgendwie bin ich auch dabei, meine Einstellung zur Zeit zu verändern. Zu der Zeit, die ich habe, der Zeit, die ich mir selbst geben kann, um etwas zu tun, wissen Sie? Ich glaube, ich bin deswegen weniger hektisch geworden."

Louis sprach da einen sehr wichtigen Punkt an. Es gibt keine einfache Antwort auf die Frage, was unterschiedliche Menschen brauchen. Einige von uns, die allzu beschäftigt sind, müssen ein Gleichgewicht finden, indem sie von ihrem endlosen Aktivismus zurücktreten. Andere haben vielleicht das Gefühl, sie machten nicht genügend Sachen, die sie in ihrem Leben bräuchten, und deshalb besteht die Aufgabe hier darin, eine Möglichkeit zu finden, ihr Leben so auszugleichen, dass sie zu bestimmten Zeiten erfüllter und lebendiger sein können. Wir können beginnen, indem wir Gewahrsein dorthin bringen, wo wir hier und jetzt sind, und in das Gefühl dessen, was zurzeit gerade in uns selbst vorgeht. Das verleiht uns mehr Sensibilität, um unsere innere und äußere Lage und unseren Zustand genauer einzuschätzen – nicht nur vom Kopf her, sondern durch achtsames Gewahrsein. Dieses Gewahrsein wiederum erweitert den Bereich der Möglichkeiten, die uns offen stehen, und erhöht die Wahrscheinlichkeit, dass wir gesunde, kluge und geschickte Entscheidungen treffen werden, anstatt uns von der Eigendynamik unserer gewohnten Verhaltensweisen mitreißen zu lassen.

Die Erweiterung unserer Wahlmöglichkeiten kann augenblicklich und unerwartet erfolgen, wie Kate feststellte, als sie ihren fünfzehnjährigen Sohn von der Schule abholte, nachdem sie einige Tage verreist gewesen war.

„Ich hatte ganz vergessen, wie mürrisch Fünfzehnjährige sein können", berichtete sie. „Ich fragte ihn, wie es an diesem Tag in der Schule gewesen sei. Er antwortete wütend: ‚Du fragst immer dasselbe.'

Ich hielt inne und spürte eine Verkrampfung in meiner Brust. Sie war ganz deutlich wahrzunehmen. Ich erkannte meine zunehmende Anspannung und Gereiztheit. Normalerweise hätte ich nun reagiert."

Für Kate hatte diese eine Pause, dieses augenblickliche Anerkennen, Sammeln und Gewahrsein ihres Körpers, ausgereicht, um den Augenblick vorüberziehen zu lassen, ohne zu reagieren.

„Normalerweise hätte ich mich über ihn aufgeregt oder wäre in eisigem Schweigen heimgefahren", fuhr Kate fort. „Stattdessen wandte ich mich ihm zu und sagte: ‚Ich habe dich vermisst.' Er sah mich an und lächelte. Ich hatte dieses Lächeln schon seit Ewigkeiten nicht mehr gesehen. Es war ein Wunder."

Die Absicht des dreiminütigen Atemraums ist es, uns genau diese Art von Gespür und Entscheidungsfreiheit zu geben, wenn wir uns Auge in Auge alten Mustern gegenübersehen. Diese alten Muster können damit zu tun haben, dass wir auf eine bestimmte Art und Weise von uns selbst denken, auf ungesunde Art mit unseren Stimmungen umgehen oder uns wie irrsinnig beschäftigen, während wir das Ganze auf die äußeren Umstände schieben. Diese Angewohnheiten werden in Zukunft immer noch da sein, die Achtsamkeitspraxis wird all das nicht sofort ändern können. Sie kann uns jedoch einen Moment des Innehaltens schenken und uns Wahlmöglichkeiten bieten, die wir vorher nicht gesehen hatten. Unser Ausgangspunkt kann sein, dass wir uns im Atem zentrieren und vollständig anerkennen, wo wir stehen, genau in diesem Augenblick. Anderenfalls werden wir womöglich mitgerissen wie immer und reagieren automatisch. Louis hatte das erkannt.

„Eigentlich mag ich diesen Zustand, nicht genau zu wissen", erklärte er. „Das ist wirklich so. Er gibt mir nämlich die Möglichkeit, innezuhalten, und er öffnet meinen Geist für das Hier und Jetzt. Und irgendwie ist dann ein Moment da, wo mir eine Idee kommt, und dann sage ich ja oder nein. Aber es ist auch irgendwie wichtig, sich gewahr zu werden, anstatt einfach automatisch irgendwas zu machen, so wie ich es normalerweise tun würde."

Wenn wir den Atemraum regelmäßig üben und nutzen, erkennen wir allmählich, dass es einen Weg gibt, unsere Beziehung zu uns selbst und zur Welt zu verändern. Wir stellen fest, dass wir ein neues Verhältnis zu Aspekten an uns selbst entwickeln können, welche wir vorher schwierig fanden, und ein neues Verhältnis zu Situationen, denen wir aus dem Weg gegangen sind. Ob innerlich oder äußerlich, diese Situationen neigen dazu, die gleichen Reaktionen bei uns hervorzurufen: Vermeidung, Flucht, Verdrängung. Um also nicht solch unklugen Manövern anheimzufallen, *wenden wir uns dem zu*, was diese Reaktionen hervorgerufen hat. Weil unsere gewohnheitsmäßigen Reaktionen der Aversion gegenüber dem, was wir schwierig finden, die Grundlage für unser Steckenbleiben in der Unzufriedenheit bilden, kann die bewusste Antwort der Hinwendung zu diesen Schwierigkeiten, auch wenn sie nur eine Ein-Grad-Wendung in diese Richtung ist, grundlegend verändern, wie wir unser Leben leben.

4

Unser Leben zurückgewinnen

10

Vollkommen lebendig

Sich von chronischer Unzufriedenheit befreien

> Man sagt, dass wir alle nach dem Sinn des Lebens suchen. Ich glaube nicht, dass es das ist, was wir wirklich suchen. Ich glaube, was wir wirklich suchen, ist eine Erfahrung des Lebendigseins …
>
> Joseph Campbell, Die Kraft der Mythen

In *Das große Buch von Frosch und Kröte*, einem Kinderbuch, das Erwachsene ebenso anspricht wie Kinder, erzählt Arnold Lobel einen Tag im Leben von Toad, der Kröte. Als der Tag begann, setzte sich die Kröte im Bett auf und schrieb auf ein Blatt Papier: *Eine Liste der Dinge, die ich heute zu tun habe*. Dann schrieb sie: *Aufwachen*. Weil sie das ja schon getan hatte, konnte sie es sofort durchstreichen. Danach schrieb sie einen Plan für den Rest des Tages auf den Zettel: *Frühstücken, mich anziehen, zu Froschs Haus gehen, einen Spaziergang mit Frosch machen, zu Mittag essen, Mittagsschlaf halten, Spiele mit Frosch spielen, zu Abend essen, schlafen gehen.* Sie stand auf und arbeitete die Liste ab, wobei sie jeden Posten ausstrich, wenn er erledigt war. Als sie zum Hause ihres Freundes, des Frosches, kam, verkündete sie: „Meine Liste sagt mir, dass wir einen Spaziergang machen sollen."

Also taten sie das, und Kröte strich *„einen Spaziergang mit Frosch machen"* von ihrer Liste. Dann geschah ein Unglück: Ein Windstoß blies ihr die Liste aus der Hand. Frosch war dafür, der Liste nachzurennen, um sie zu fangen. Aber die arme Kröte konnte das einfach nicht tun – es stand nicht auf ihrer Aufgabenliste! Während Kröte also wie gelähmt dasaß, rannte Frosch der Liste hinterher, Meile um Meile – aber vergeblich, er konnte sie einfach nicht erwischen und kehrte mit leeren Händen zur untröstlichen Kröte zurück. Kröte konnte sich an keine der Aufgaben erinnern, die noch auf ihrer Liste gestanden hätten. Deshalb saß sie einfach da und machte nichts. Frosch saß bei ihr. Schließlich bemerkte Frosch, dass es schon dunkel wurde und sie schlafen gehen sollten. „Schlafen gehen!", schrie Kröte triumphierend. „Das war der letzte Punkt auf meiner Liste!" Also schrieb Kröte mit einem Stock *„schlafen gehen"* auf den Boden. Dann strich sie es durch und war hocherfreut, dass sie endlich ihren ganzen Tag abhaken konnte. Und dann gingen Frosch und Kröte schlafen.

Arme eingleisige Kröte! Und doch verhalten sich viele von uns oftmals genau wie Kröte, so als sei das Tun der einzige mentale Modus, der uns zur Verfügung stünde. Nur allzu oft scheint unser Leben wenig mehr als eine einzige lange Aufgabenliste zu sein.

Es ist nicht so sehr das Erstellen einer Aufgabenliste, das das Problem ist. Das Problem ist unser Gefühl von drohendem Unheil, wenn wir es nicht schaffen, die Liste abzuarbeiten. Das und auch die kurzsichtige Verengung unseres Lebens, die daraus folgen kann. An einer Stelle in seinem Buch „Gesund durch Meditation" erzählt Jon die Geschichte eines Mannes, der am MBSR-Programm teilnahm zur Vorbeugung vor einem weiteren Herzanfall wie dem, den er vor eineinhalb Jahren erlitten hatte. Der Mann hieß Peter. Um zehn Uhr abends bereitete er sich unter voller Beleuchtung in seiner Einfahrt darauf vor, sein Auto zu waschen. Warum? Weil er die Vorstellung gehabt hatte, er müsse irgendwann an jenem Tag seinen Wagen waschen. Da dies auf seiner Aufgabenliste stand, und da er immer aus der Überzeugung gehandelt hatte, was auf der Liste steht, müsse auch erledigt werden, gab es für ihn keine Frage, dass er es tun müsse. Verständlicherweise hatte diese Lebenseinstellung dazu geführt, dass er sich ständig getrieben fühlte, dauernd angespannt und besorgt war. Diese Lebensorientierung gefährdete sein Herz und seine Gesundheit, ohne dass er sich dessen richtig bewusst gewesen wäre. Infolge seines Achtsamkeitstrainings wurde sich Peter seiner geistigen Muster stärker gewahr und konnte erkennen, dass seine Gedanken *nur bloße Gedanken* waren. Binnen eines Augenblicks wurde ihm klar, dass er sein Auto nicht waschen *musste*. Er hatte die Möglichkeit, *selbst zu entscheiden*, ob er es tun oder ob er abbrechen und sich noch etwas entspannen wollte, ehe er zu Bett ginge. Er beschloss, aufzuhören.

Die Tatsache, dass Peters Leben von Aufgabenlisten diktiert wurde, hatte die Gesundheit seines Herzens und seiner Gefäße geschädigt und war für ihn lebensbedrohlich geworden. Wenn diejenigen von uns, die mit unerbittlicher Unzufriedenheit ringen, zulassen, dass ihr Innenleben durch ihre Aufgabenlisten regiert wird, schaden sie dadurch ihrer emotionalen Gesundheit. Und das gefährdet sogar ihr Leben. Der Tun-Modus erweist sich nicht nur als unwirksam, um Depressionen abzuwenden, sondern er schränkt und engt auch unser Leben ein, so dass wir schließlich nur noch in der kleinsten Ecke der Welt leben, die uns zur Verfügung steht.

Obwohl wir es nicht vollständig realisieren mögen, könnte jeder Einzelne von uns als Mensch weit mehr in der offenen Weite des Seins-Modus leben, als wir es tun. Je mehr wir diese Möglichkeit für uns verwirklichen, und sei es auch nur in kleinen Bereichen, desto mehr können wir unser Leben reicher und unsere geistige Gesundheit stabiler machen. Wäre es dann nicht weise, unseren Gebrauch des Tun-Modus auf diejenigen Bereiche des Lebens zu beschränken, in denen er eine geschickte und effektive Antwort darstellt, und einen größeren Teil unserer Energien stattdessen für die Kultivierung des Seins aufzuwenden? Diese bewusstere Art des Daseins erfordert natürlich Zeit und Mut. Doch wir können sehr viel Ermutigung und Inspiration durch jene beziehen, die sich durch ihre Teilnahme am MBCT mit genau dieser inneren Arbeit beschäftigt haben, und wir können in Betracht ziehen, dass diese formalen Programme *nur acht Wochen* dauerten und dennoch das Rückfallrisiko bei Menschen, die wiederholt depressiv gewesen waren, um die Hälfte reduziert haben.

„Ich bin nicht mehr der Alte. Früher wäre ich in Situationen, die mich aus der Bahn geworfen oder mich sehr verärgert hatten, völlig aufgelöst gewesen – das passiert jetzt nicht mehr so oft. Es ist unglaublich, wie viel sich in dieser kurzen Zeit geändert hat – dass ich die Ruhe behalte und nicht mehr so außer Kontrolle gerate."

„Ehe ich hierherkam, wusste ich nicht, was es heißt, ohne Druck zu leben. Vielleicht hatte ich davon eine Ahnung, als ich fünf Jahre alt war, aber daran kann ich mich kaum mehr erinnern. Jetzt ist mir ein neuer Weg gezeigt worden, und der ist so einfach. Es erscheint mir wie: ‚*Also so leben die anderen Menschen die ganze Zeit.*' Das hatte mir vorher noch nie jemand verraten."

„Wir haben hier etwas gelernt, das jetzt in uns selbst ist. Wir wissen, dass es nie wieder verloren gehen kann. Es ist die Tatsache, dass ich weiß, dass es hier ist und dass ich mit mir selbst umgehen muss, anstatt mich auf die Hilfe anderer verlassen zu müssen, weil ich auf sie angewiesen bin, und mich dann als Versager zu fühlen, weil ich es nicht alleine geschafft habe. Es ist die Tatsache, dass ich jetzt weiß, dass da etwas in mir ist, das mir den Umgang mit mir selbst und den Dingen, die passieren, ermöglicht."

Unsere Theorien, unsere Untersuchungen und die Berichte anderer Menschen über ihre Erfahrung bei unseren Achtsamkeitsprogrammen deuten alle darauf hin, wie wesentlich es ist, Achtsamkeit mit bewusster Absicht zu kultivieren. Doch letztendlich ist all das immer noch kein Ersatz für die *persönliche* Erfahrung. Jeder von uns muss für sich selbst erkennen, welche Auswirkungen sowohl der Tun-Modus als auch der Seins-Modus auf die jeweilige Momentqualität in unserem Leben haben. Um eine solche Erfahrung zu entwickeln, müssen wir Achtsamkeit im täglichen Leben kultivieren, denn das ist der Schauplatz, wo ein Großteil unserer seelischen Pein entsteht und auch ausgelebt wird. In der Führung sowie in den Interaktionen unseres täglichen Lebens selbst liegt für uns die Chance, uns der Konsequenzen des wild gewordenen Tun-Modus gewahr zu werden und auch am eigenen Leib die Wandlungsmöglichkeiten zu erfahren, die sich ergeben, wenn wir in den Seins-Modus hineingehen.

Letzten Endes ist das Leben mit achtsamem Gewahrsein, das Gegründetsein im Seins-Modus, ein Weg, um vollkommen wach, vollkommen lebendig und vollkommen man selbst zu sein, wie und als was auch immer sich das zeigen wird. Es steht dem nicht im Wege, dass man Dinge erledigt oder wichtige Veränderungen im eigenen Leben oder in der Welt bewirkt. Es geht dabei sehr um das weise Tun, ein Tun, das aus dem Bereich des Seins entsteht und herausfließt – um das „achtsame" Tun, wenn man so will. Zuerst erkennen wir unsere Erfahrung so an, wie sie ist. Wenn wir es möchten, können wir uns dann auf eine geeignete Handlung einlassen, um für uns selbst zu sorgen oder mitfühlend auf die jeweilige Situation einzugehen, so wie es die beiden folgenden Menschen jeder auf seine Weise getan haben.

Peggys Geschichte

Peggy arbeitete in einem anstrengenden Job, bei dem sie Menschen aus verschiedenen Pflegeberufen im Umgang mit deren schwierigsten Fällen beriet. Jeden Morgen erwachte sie mit einem Gefühl des Grauens und begann sich sofort darüber zu sorgen, wie sie mit den Problemen fertig werden sollte, mit denen man sie an diesem Tag konfrontieren würde. Die Einzelheiten variierten von Tag zu Tag, doch das grundlegende Thema war immer das gleiche: die Angst, dass sie die problematischen Situationen nicht meistern würde, dass sie keine Antworten auf die Schwierigkeiten finden würde, die man ihr vorlegte, dass die Dinge außer Kontrolle geraten würden, dass sie den Erwartungen nicht entsprechen würde, dass alles ganz furchtbar schief gehen würde. An den schlimmsten Tagen lösten die spezifischen Besorgnisse allgemeinere, ständig wiederkehrende Angstgefühle bei ihr aus. Sie fühlte, wie ihr Herz sank bei den trüben Aussichten, die vor ihr lagen: *Oh Gott, es wird immer so bleiben. Ich werde da nie rauskommen; es wird immer so weitergehen, ich werde mich nie frei und entspannt fühlen.*

Bevor Peggy auf das Achtsamkeitstraining gestoßen war, hatte sie versucht, mit diesen Sorgen zurechtzukommen, indem sie sich ein Gefühl von Kontrolle über die spezifischen Probleme verschaffte, die jeden Tag, während sie noch im Bett lag, ganz vorne in ihrem Denken standen. Dann griff sie sich diese Sorgen heraus, nahm vorweg, was schief gehen könnte, überlegte sich, was sie tun könnte, um es zu verhindern, vergewisserte sich, dass sie alles Notwendige getan hatte, oder entwarf neue Pläne, um das Problem zu beheben und die Situationen abzuwenden, die ihr so viel Angst und Kummer machten. Manchmal konnte diese Vorgehensweise ihre Angst etwas mindern, hatte jedoch keine anhaltende Wirkung. Am nächsten Morgen erwachte Peggy in der Regel mit dem gleichen Grauen und sorgte sich über eine Reihe von neuen Problemen.

Was machte Peggy infolge ihres Achtsamkeitstrainings dann anders? Zunächst einmal konzentrierte sie sich darauf, ihrem Körper Aufmerksamkeit zu schenken, noch bevor sie aus dem Bett aufstand. Sie wurde sich ihrer Empfindungen von Anspannung im Bauch und einer Steifheit im ganzen Körper um die Anspannung herum bewusst, so als leiste er bereits Widerstand. Als Nächstes richtete sie ihre Aufmerksamkeit auf das, was sie fühlte: das Grauen, die Angst, die Unsicherheit. Dabei wurde ihr bewusst, wie unangenehm diese Gefühle waren, wie sehr sie sie hasste und sie loswerden wollte, und mit einem Seufzer erkannte sie, wie sehr diese Gefühle sie auslaugten und erschöpften. Gleichzeitig kam ihr die Einsicht, dass es praktisch unmöglich sei, diese Gefühle dauerhaft zu „lösen“ oder zu beheben. Sie sah ein, dass es ihr mit großer Anstrengung vielleicht möglich sein würde, die jeweils drängendsten Probleme des Tages in gewissem Maße in den Griff zu bekommen, doch dass jegliches vage Gefühl von Kontrolle, das sie tagsüber vielleicht erzielt hätte, in der Nacht wieder verloren gehen würde. Sie hatte das Gefühl, dass sich ein Teil ihres Geistes einfach vollkommen auflöste. Genau in diesem Moment erkannte sie, dass sich ihr „Nachtbewusstsein“ mit ihrem „Frühmorgenbewusstsein“ verschworen hatte … um ihr in dem Augenblick, wo sie aufwachte, einen neuen Packen Sorgen „aufzudrücken“. Es war, als sei da ein Teil ihres Geistes, der immer gegen sie arbeiten würde, indem er sich verengte und sich unablässig nur auf den Inhalt ihrer Sorgen konzentrierte.

Durch das Kultivieren von Achtsamkeit entdeckte Peggy, dass sie vier verschiedene Aspekte ihrer Erfahrung erkennen und voneinander unterscheiden konnte, wenn sie ihre Aufmerksamkeit erweiterte, um die volle Bandbreite ihres Erlebens im jeweiligen Augenblick zu erfassen: 1. unangenehme physische Empfindungen im Körper; 2. unangenehme Gefühle wie etwa Grauen und Angst; 3. vorher nicht ausgesprochene negative Gedanken über die Gefühle und 4. die Sorgen, die um die jeweiligen Probleme dieses Tages kreisten.

Inspiriert durch diese erweiterte Perspektive, vollzog Peggy eine entscheidende Veränderung in der Art und Weise, wie sie sich auf ihre Schwierigkeiten bezog. Anstatt gegen die gefürchteten Bilder der Zukunft, die all ihr sorgenvolles Grübeln hervorgerufen hatte, anzukämpfen, orientierte sich Peggy um und blickte der gegenwärtigen Realität und der Wirklichkeit ihrer Erfahrungen in diesem Moment ins Auge. Sie erkannte, dass sie den Inhalt ihrer Sorgen einfach nicht unter Kontrolle bekommen konnte – diese hatten sich ja bereits gebildet, während sie noch schlief – und dass sie umso verkrampfter wurde, je mehr sie sich im Geiste abmühte, um sie zu lösen. Und nicht nur das, sondern sie erkannte auch, dass es nie eine langfristige Lösung geben werde, wenn sie sich auf den Inhalt spezifischer Sorgen konzentrierte, denn, so sagte sie, „es wird immer wieder etwas Neues kommen". Sobald eine Sorge beigelegt sein würde, würde nur allzu schnell eine neue auftauchen und deren Platz einnehmen. Sie erkannte, dass es, solange sie sich auf die bestimmten Gedanken konzentrierte, die endlos von ihrem sorgenvollen Geist hervorgebracht wurden, niemals eine langfristige Veränderung dessen geben würde, was diese Gedanken ursächlich erzeugte – mit anderen Worten, dass sie sich fortwährend nur um die Symptome kümmern würde, anstatt die zugrunde liegende Ursache anzugehen.

In Reaktion auf diese Entdeckungen gewöhnte sich Peggy eine Praxis an, die sie selbst entwickelt hatte. Jeden Morgen wandte sie sich innerlich um, um derjenigen Erfahrung ins Gesicht zu sehen, die sie beim Aufwachen erwartete. Sie machte es sich zur Gewohnheit, den schrecklichen Knoten in ihrem Bauch oder in ihrer Kehle zu begrüßen und dabei voll und ganz anzuerkennen, wie schlimm er sich anfühlte: „Da bist du also; ich sehe dich." Dann erkundete sie, ohne wegzurennen oder sich davon abzuwenden, das schreckliche Gefühl als *Gefühl*. Wie ist es beschaffen? Welche anderen Gefühle sind damit verbunden? Sie erkannte die Tatsache an, dass die Anwesenheit des Gefühls bedeutete, dass es irgendwo etwas gab, was sie als bedrohlich wahrnahm. Allerdings, und das war eine entscheidende Veränderung, befasste sie sich nicht mehr mit den Einzelheiten dieser Bedrohung. Sie versuchte nicht mehr, eine schwierige oder bedrohliche Situation, die sie sich in der Zukunft ausmalte, zu lösen. Jetzt bestand ihr primäres Anliegen vielmehr darin, mit größerer Achtsamkeit und mehr Akzeptanz auf die unmittelbar gegenwärtige Situation des *Sich-bedroht-Fühlens* einzugehen. Mit dieser Veränderung kam auch die Einsicht, dass Güte und Sanftmut statt analytischen Problemlösungsdenkens das waren, was in Wahrheit erforderlich war – *Du brauchst nicht zu wissen, was die Einzelheiten an diesem Morgen sind – die Einzelheiten sind nicht wichtig. Wichtig ist, dass du gut und sanft zu dir selbst bist!*

Wenn sie Zeit hatte, umgab sie das schreckliche Gefühl selbst mit Güte und atmete eine sanfte Achtsamkeit hinein, nicht als cleverer Weg, um es loszuwerden, sondern im Dienste des Wohlwollens, den sie allen Aspekten ihrer Erfahrung entgegenbrachte. Während sie Achtsamkeit in das Gefühl hineinatmete, stieg oftmals ein Bild in ihr auf, in dem das schreckliche Gefühl als Felsen an einem Strand erschien, den das Meer sanft umspülte. Die Wellen zeichneten die Bewegungen ihres Atems nach, jede Welle berührte den Felsen nacheinander leicht, sorgsam und fürsorglich und umgab ihn sanft mit Wärme und Mitgefühl. Die Wirkung war, dass sowohl dem Felsen als auch den physischen Empfindungen, die mit dem schrecklichen Gefühl einhergingen, die Schärfe genommen wurde und beide an Größe abnahmen. Das Gefühl ging davon nicht unbedingt weg, wurde aber weniger zentral, weniger zu einem alles verzehrenden Mittelpunkt von Kampf und Konflikt.

> Ein wenig Güte und Sanftmut sich selbst gegenüber ist eine weisere und geschicktere Antwort, wenn man ein Gefühl der Bedrohung hat, als ein großer Aufwand an analytischem Problemlösungsdenken.

Wenn sie für dieses Bild keine Zeit hatte, konzentrierte sich Peggy bewusst mit Güte und Sanftmut („das Gefühl will mir nämlich sagen, dass es das ist, was ich brauche") auf ihre Vorbereitungen für den Tag, um eine Haltung von Wohlwollen und Fürsorglichkeit gegenüber sich selbst in alle Schwierigkeiten mit hineinzubringen, die vor ihr liegen würden.

Peggy stellte fest, dass das Grauen immer noch auftrat, aber es kam weniger häufig, und wenn es kam, war sie in der Lage, sachlich damit umzugehen. Anstatt ihre Erfahrung von Angst und Grauen „falsch" zu nennen oder sie als Zeichen zu nehmen, dass mit ihr etwas nicht stimme oder etwas an ihrem Leben grundlegend verkehrt sei, betrachtete sie das Gefühl jetzt als Botschaft, die sie daran erinnern sollte, sanft und gut zu sich selbst zu sein und in einer aufreibenden Zeit gut für sich zu sorgen.

Ebenso wie der Novize aus dem 4. Kapitel hatte Peggy eingesehen, dass es ihr nicht half, sondern ihr Gefühl von Hilflosigkeit nur noch verstärkte, wenn sie versuchte, unangenehme Gedanken und Gefühle zu beseitigen, indem sie sie zu lösen oder auszusperren versuchte. Ihre Sorgen hatten sie immer wieder vereinnahmt, weil sie gedacht hatte, sie müssten sich lösen lassen. Ihr Geist hatte immer wieder den Tun-Modus aktiviert: das Problemlösen, das Analysieren, das Beurteilen, das Vergleichen. Schließlich gelang es Peggy jedoch, das gesamte geistige Muster als Gelegenheit zu sehen, in den Seins-Modus zu wechseln. Sie erkannte, dass sie mit sanfter Beharrlichkeit bewusst in jedem gegenwärtigen Augenblick des Jetzt auf das achtsam sein konnte, was sie innerlich und äußerlich erlebte. Sie sah, dass nichts anderes notwendig war als *alles*, was aufkam, in nicht beurteilendem Gewahrsein zu halten. In der Regel half es ihr, das Feld ihres Gewahrseins auf ihren ganzen Körper auszudehnen. Dadurch konnte Peggy sowohl wahrnehmen, was von einem Moment zum nächsten geschah, als auch auf unmittelbare, nicht begriffliche Weise Bezug zu ihrer Erfahrung haben. Sie hatte einen anderen Ort gefunden, an dem sie stehen konnte: *hinter* dem Sturzbach von Gedanken und Gefühlen, der aus ihrem Geist herausflutete. Es war ein wenig, als stünde sie hinter einem Wasserfall: Sie konnte nahe herantreten und ihn in seiner ganzen Kraft erleben, ohne jedoch von ihm mit in die Tiefe gerissen zu werden.

Davids Geschichte

Von dem Augenblick an, als er während der ersten Sitzung die Rosine mit ihren Runzeln, glitzernden Stellen und tiefdunklen Farben betrachtet hatte, war David ganz begeistert davon gewesen, Achtsamkeit zu erkunden. Jene Erfahrung hatte in ihm Erinnerungen an eine Zeit wachgerufen, die er in seinem Leben am meisten geschätzt hatte: eine lang vergangene Zeit, als er als junger Mann auf den Dünen an einem verlassenen Strand gesessen und über das glitzernde Meer zum Horizont geblickt hatte, oder als er an einem Sonntagmorgen ganz und gar erfrischt aufgewacht war und die Vorhänge geöffnet hatte, um auf eine weite Fläche mit frisch gefallenem Schnee hinauszublicken. Das waren Zeiten, als er sich eins mit der Welt gefühlt hatte, vollkommen präsent und voller Dankbarkeit dafür, dass er am Leben war.

Die Erkenntnis, dass er sein Erleben verändern konnte, indem er auf andere Art und Weise achtsam war, vermittelte David eine tiefe Kraft. Er gab sich voll der Erfahrung hin, Achtsamkeit in jeden Aspekt seines täglichen Lebens zu bringen. Im Laufe der Zeit lernte er, den körperlichen Empfindungen vorrangige Aufmerksamkeit zu schenken, um so mit der Unmittelbarkeit seines Erlebens in Verbindung zu bleiben. Sobald er aufwachte, nahm er drei bewusste und achtsame Atemzüge und spürte dabei, wie sich sein Bauch mit jedem Atemzug hob und senkte. Er nutzte die Empfindungen in seinem Körper als einen Fokus, um so seine Aufmerksamkeit zu sammeln, ehe sie sich im Vorausdenken und im Planen des vor ihm liegenden Tages verlieren und verstricken konnte. Unter der Dusche nutzte er den ersten Kontakt mit dem Wasser als Erinnerung, ganz in den gegenwärtigen Moment einzutreten, sich ganz auf die Empfindungen seines Körpers einzuschwingen – auf das Prickeln auf der Haut, wo das Wasser auftraf, auf die Bewegungen seiner Glieder, während er sich Seife über den Körper verteilte. Beim Anziehen übertrieb er absichtlich die Bewegungen des Streckens und Beugens, wenn er sich das Hemd anzog und die Schnürsenkel zuband, und erinnerte sich selbst daran, die Empfindungen in seinen Muskeln so zu erspüren, wie er es beim achtsamen Yoga gemacht hatte.

David änderte auch die Art und Weise, wie er gemeinsam mit seiner Familie frühstückte. Das Radio plärrte nicht mehr im Hintergrund die neuesten Nachrichten hinaus, den katastrophalen Zustand der großen weiten Welt und die örtlichen Verkehrsmeldungen, während sich die Familie auf den Tag vorbereitete. Er überflog nicht länger die Tageszeitung, während er sich mechanisch etwas zu essen in den Mund schob und kaum wahrnahm, ob es sich nun um Toast oder Cornflakes, um Kaffee oder Tee handelte, oder welches seiner Kinder es war, das gerade schrie, dass es seine Büchertasche nicht finden konnte. Jetzt würdigte er diese Zeit mit größerer Achtsamkeit. Er widmete sie der achtsamen Präsenz: Davids Absicht war es, für diese Augenblicke seines Morgens, für sich selbst und für seine Familie da zu sein. Denn war dies nicht schließlich *sein* Leben?

Auf dem Weg zur Arbeit musste David eine Eisenbahnkreuzung passieren. Häufig waren die Schranken unten und die Autos mussten warten, um einen Zug durchfahren zu lassen. In der Vergangenheit hatte David darauf häufig mit einem Seufzer reagiert: „Oh Gott, nicht schon wieder!“ und übers Lenkrad gebeugt gewartet. Jetzt lautete seine Devise: „Gut, jetzt habe ich die Gelegenheit, hier den Atemraum zu üben!“ Er praktizierte die drei Schritte so weit, wie es die Zeit erlaubte – natürlich mit geöffneten Augen, um rechtzeitig mitzubekommen, wann sich die Schranke öffnete. Wieder mit dem Hier und Jetzt verbunden, bemühte er sich bewusst, achtsam zu fahren, auf die Empfindungen zu achten, wie seine Finger das Lenkrad berührten, auf die Kontaktpunkte seines Rückens und seines Gesäßes mit dem Autositz und auf die maßgeblichen Dinge, die er durch die Windschutzscheibe sehen konnte – die Einzelheiten an den anderen Fahrzeugen auf der Straße, ihre Farbe, ihre Bewegungsmuster. Wenn er dann am Parkplatz bei seiner Arbeitsstelle angekommen war, fühlte er sich in Hinsicht auf den vor ihm liegenden Arbeitstag nicht mehr ermüdet.

Durch seine bewussten Bemühungen, in jedem Augenblick seines Lebens präsenter zu sein, hatte David nicht nur die Qualität seiner Morgen verändert und bereichert, sondern auch die seiner Abende und seiner Wochenenden. Das Familienleben wurde endlich wieder mehr zu einem Vergnügen denn zu einer Last. Aber was war mit dem Rest seines Lebens, dem großen Teil seiner Wochentagsstunden, die in der Arbeit verbracht wurden?

Hier war das Ganze nicht so einfach. Ein Großteil von Davids Arbeit erforderte das „Arbeiten im Kopf“ – nämlich denken, planen und Berichte schreiben, und all das unter Zeitdruck und mit knappen Fristen. Obwohl er jetzt sehr viel bereiter war, jeden Tag frisch anzugehen, schienen Davids Versuche, auch in diese Tätigkeiten Achtsamkeit zu bringen, „einfach nicht zu funktionieren“ – es schien nicht möglich zu sein, sie auf die gleiche achtsame Weise anzugehen, wie er das Frühstücken, das Musikhören oder das Zusammensein mit seiner Familie angehen konnte. Er mochte zwar die Arbeit mit der klaren Absicht beginnen, achtsam und präsent zu bleiben, doch schon Minuten, nachdem er sich gesetzt hatte, um E-Mails zu beantworten, einen Bericht zu schreiben oder Termine für seine Kunden zu planen, ging sie ihm bereits wieder „verloren“ – er wurde abgebracht und in die Aufgabe hineingezogen, in die Notwendigkeit, eine elegante

Lösung abzuliefern, in die Forderung, gut dazustehen und keine Fehler zu machen. Hin und wieder wurde ihm kurzzeitig bewusst, wie sehr er den Kontakt mit dem jeweiligen Moment verloren hatte, aber das machte es nur noch schlimmer, denn dann machte sich ein Gefühl von Enttäuschung in ihm breit. Er ärgerte sich darüber, dass seine Arbeit ihm scheinbar die Möglichkeit zu Glück und Klarheit entzog, die er in anderen Bereichen seines Lebens zu erfahren begonnen hatte.

Von Zeit zu Zeit kam es David in den Sinn, sich einen Atemraum zu nehmen. Manchmal war das auch wirklich hilfreich und erlaubte es ihm, sich zu sammeln, sich innerlich neu zu ordnen und klarer zu sehen, was vor sich ging. Häufiger allerdings beendete er Schritt 3 mit dem Gefühl, dass er immer noch nicht mit jener inneren Weite und Klarheit präsent war, die ihm in anderen Bereichen seines Lebens möglich waren. Dann verspürte er hauptsächlich den Druck, wieder zur vorliegenden Aufgabe zurückzukehren – die momentane Beschäftigung so schnell wie möglich aus dem Weg zu schaffen, um *danach* anfangen zu können mit der Erforschung, wie er bei der Arbeit achtsamer sein könne. Aber sobald er die eine Aufgabe beendet hatte, war da natürlich schon die nächste, die nach seiner Aufmerksamkeit schrie. Also stürzte er sich in diese, um sie so schnell wie möglich hinter sich zu bringen – vielleicht würde er ja *dann* die Muße haben, um endlich achtsam zu sein. Doch wie das Ende des Regenbogens schien dieses Ziel trotz seiner Versuche, es zu erreichen, ständig zurückzuweichen.

Eine Zeit lang fand sich David widerwillig mit der Tatsache ab, dass er die Arbeit einfach über sich ergehen lassen musste; dass sein Arbeitsplatz scheinbar ein „Sperrgebiet" war, was Achtsamkeit betraf. Also beschloss er, seine Energien so einzusetzen, dass er vor und nach der Arbeit achtsam war, während der Arbeit „abzuschalten" und sich einfach durch die Aufgaben, die zu erledigen waren, hindurchzuackern. Doch das Gefühl, dass etwas nicht stimmte, ging nicht weg. Er begann Phantasien zu entwickeln, etwa dass er seine Arbeit aufgeben, mit der Familie aufs Land ziehen und ein einfaches Leben führen könnte. Sie würden ihre eigenen Nahrungsmittel anbauen, ein paar Tiere halten, vielleicht würde er als Töpfer arbeiten. Er überlegte, ob er nicht einige Jahre lang noch härter und länger arbeiten sollte, um so viel zusammenzusparen, dass er dann alles aufgeben könnte.

Glücklicherweise praktizierte David weiter Achtsamkeit und erforschte sie auch weiterhin, indem er Bücher über Meditation las, Kassetten mit Vorträgen darüber hörte und Live-Vorträge von Meditationslehrern besuchte. Zusammen mit seiner eigenen Praxis führte diese Beschäftigung schließlich zu einer Wandlung in Davids Einstellung. So war es zum Beispiel äußerst hilfreich für ihn, als er in einem der Bücher auf die klare Aussage stieß, dass Achtsamkeit für das *ganze* Leben da ist, nicht nur für die Randbereiche, wo sie vielleicht am leichtesten zu kultivieren ist. Von daher bezog er die klare Botschaft, dass sein Versuch, sein Leben in Bereiche aufzuteilen, in denen er achtsam sein, und Bereiche, in denen er nicht achtsam sein konnte, einfach nicht lebbar war. Als Nächstes wurde ihm bewusst, dass er mit seiner Art von Problemen nicht alleine dastand – sogar berühmte Meditationslehrer fanden es gar nicht leicht, Achtsamkeit in eine Arbeit einzubringen, die viele Aufgaben „für den Kopf" beinhaltet! Thich Nhat Hanh, ein berühmter und hoch geachteter vietnamesischer Meditationslehrer, der durch seine zahlreichen Bücher und Retreats Tausende von Menschen aus dem Westen mit der Achtsamkeit vertraut gemacht hat, hat einmal gesagt, dass er es möglich fände, achtsam zu sein, wenn er Bücher mit der Hand binde, jedoch schwierig, wenn er sie schriebe. Ein anderer Meditationslehrer, ebenfalls ein Schriftsteller, erzählte, dass er sich jeden Morgen praktisch an seinem Computer festketten müsse, um sicher zu gehen, dass er sich auf sein Schreiben einließe, damit die Worte anfangen konnten zu fließen. David fand diese Geständnisse zutiefst befreiend. Die Tatsache, dass er Schwierigkeiten hatte, Achtsamkeit mit „Kopfaufgaben" zu vereinbaren, bedeutete nicht, dass mit ihm etwas nicht stimmte. Es ist vielmehr eine diesen verbal-konzeptuellen Aufgaben innewohnende Eigenschaft, dass es schwierig ist, dabei Achtsamkeit aufrechtzuerhalten. Ein anderer bekannter Lehrer beschrieb, wie er den geistigen Modus veränderte, indem er sich beim Schreiben oder bei der Arbeit an anderen „kopflastigen" Aufgaben mindestens jede halbe Stunde einmal in die sinnliche Wahrnehmung versenkte: Er ging z. B. achtsam einmal ums Haus, wobei er die Bewegungen seines Körpers fühlte, die Kühle der frischen Luft auf seinem Gesicht spürte, die Vögel singen hörte. Auf diese Weise stattete er dem Seins-Modus einen – wenn auch noch so kurzen – Besuch ab und verband sich wieder mit diesem Modus, so dass er ihm nie ganz entgleiten konnte.

Bei „kopflastigen" Aufgaben immer wieder Pausen einzulegen und unsere Aufmerksamkeit auf die weitere Welt um uns herum zu richten kann uns davon abhalten, dem Seins-Modus zu sehr zu entgleiten.

Auf diese Weise inspiriert, erneuerte David seine Absicht, Achtsamkeit in seine Arbeitssituation einzubringen, so gut es ihm möglich wäre. Er empfand es als große Erleichterung, ausdrücklich anzuerkennen, wie schwierig dieses Unterfangen ist – im Gegensatz zu dem Gefühl, dass es etwas sei, was er „eigentlich schaffen *sollte*“, und sich als Versager zu fühlen. Außerdem zog er einigen Nutzen aus den „Modus-Pausen“, die für ihn oft diejenige Form annahmen, dass er sich aufrecht hinstellte und sich sanft streckte, dabei auf den Atem konzentrierte und auf die Empfindungen in seinen Fußsohlen, wo er sich geerdet und mit der Erde unter ihm verbunden fühlen konnte, sowie auf physische Empfindungen in seinem ganzen Körper, während er sich sanft nach oben reckte. Doch er stellte immer noch fest, dass er negative Vergleiche anstellte hinsichtlich des Grades an Präsenz und Klarheit, welche er außerhalb der Arbeit aufrechterhalten konnte – er hatte das Gefühl, immer noch weit entfernt zu sein von einer solchen Achtsamkeit. Der Tun-Modus wollte ihn nicht vergessen lassen, dass da immer noch eine Lücke war zwischen dem, was er hatte, und dem, was er eigentlich wollte.

Doch dann warf er zufällig einen Blick auf die Leitlinien des Meditationslehrers Larry Rosenberg für achtsames Leben:

**Fünf Schritte,
um während des Tages Achtsamkeit zu praktizieren:**

1. Tun Sie, wenn möglich, immer nur eins nach dem anderen.
2. Zollen Sie dem, was Sie tun, Ihre volle Aufmerksamkeit.
3. Wenn der Geist von dem, was Sie gerade tun, abschweift, holen Sie ihn zurück.
4. Wiederholen Sie Schritt Nr. 3 einige Milliarden Mal.
5. Untersuchen Sie das, was Sie ablenkt.

David hatte die Schritte 1 bis 4 als wertvolle Leitlinien empfunden, um in seinem gesamten Leben achtsamer zu sein; besonders schätzte er die Weisheit und den Humor von Schritt Nr. 4. Doch er hatte sich nie wirklich auf Schritt 5 eingelassen und war sich nicht einmal sicher, was dieser eigentlich bedeutete. Deshalb beschloss er, dass es nützlich wäre, einige Atemräume einzuplanen – schließlich wurde er in den Anweisungen für Schritt 1 des Atemraums ja dazu eingeladen, sich dessen *bewusst zu werden*, was in seinem Erfahren vor sich ging, nämlich der Gedanken, der Gefühle, der körperlichen Wahrnehmungen. Bis zu diesem Zeitpunkt hatte er diesen Schritt nur sehr flüchtig behandelt und seiner Erfahrung nur kurz anerkennend „zugenickt", ehe er zu der – wie er es sah – „eigentlichen" Aufgabe in Schritt 2 und 3 überging. Deshalb hielt er sich nun länger bei Schritt 1 auf und sah sich bewusst etwas näher an, welche Gedanken, Gefühle und körperlichen Empfindungen er hegte, wenn er am Arbeitsplatz eine „Moduspause" einlegte. Und er war schockiert von dem, was er da fand: wie groß die Unzufriedenheit, das Unglücklichsein und die Sehnsucht in seinem Fühlen waren; wie oft sich seine Gedanken um das Thema „ich will das nicht – ich will etwas anderes" drehten; wie viel Spannung, Widerstand und Aversion er in seinem Körper entdeckte. David war entsetzt. Doch er spürte auch die Anfänge eines aufkeimenden Mitgefühls für den Schmerz, den er jetzt erkannte.

Achtsamkeit im Alltag

Hier sind einige Tipps, die Peggy, David und viele andere in unseren Achtsamkeitskursen als hilfreich empfunden haben:

- Richten Sie, wenn Sie morgens aufwachen, ehe Sie aufstehen, Ihre Aufmerksamkeit mindestens fünf volle Atemzüge lang auf den Atem. Lassen Sie den Atem von selbst kommen und gehen.
- Nehmen Sie die Position Ihres Körpers wahr. Spüren Sie, wie sich Ihr Körper und Ihr Geist anfühlen, wenn Sie vom Liegen zum Sitzen, zum

Stehen, zum Gehen übergehen. Seien Sie jedes Mal achtsam, wenn Sie von einer Haltung in eine andere übergehen.

- Wenn Sie ein Telefon läuten hören, einen Vogel singen, einen Zug vorbeifahren, Gelächter, eine Hupe, den Wind oder das Schließen einer Tür, dann nutzen Sie dieses oder jedes andere Geräusch dazu, ganz ins Hier und Jetzt zu kommen. Hören Sie wirklich zu, seien Sie präsent und wach.
- Nehmen Sie sich den ganzen Tag über immer wieder einige Augenblicke Zeit, um Ihre Aufmerksamkeit für mindestens fünf volle Atemzüge auf Ihren Atem zu richten.
- Wenn Sie etwas essen oder trinken, dann nehmen Sie sich Zeit und atmen Sie. Wenden Sie Achtsamkeit auf, um Ihr Essen zu sehen, es zu riechen, es zu schmecken, es zu kauen und es herunterzuschlucken.
- Nehmen Sie Ihren Körper wahr, während Sie gehen oder stehen. Nehmen Sie sich einen Moment Zeit, um sich Ihrer Haltung gewahr zu werden. Achten Sie auf den Kontakt mit dem Boden unter Ihren Füßen. Spüren Sie die Luft an Ihrem Gesicht, an Ihren Armen und Beinen, während Sie gehen. Sind Sie in Eile, um zum nächsten Moment zu gelangen? Auch wenn Sie in Eile sind: *seien Sie mit* der Eile; überprüfen Sie, ob Sie sich „Zusätzliches aufladen", indem Sie sich vorstellen, was alles schief gehen könnte.
- Bringen Sie Achtsamkeit ins Zuhören und Reden. Können Sie zuhören, ohne beipflichten oder widersprechen zu müssen, ohne ins Mögen oder Nichtmögen zu verfallen, ohne zu planen, was Sie sagen werden, wenn Sie an der Reihe sind? Können Sie einfach sagen, was Sie sagen müssen, ohne zu über- oder zu untertreiben? Können Sie wahrnehmen, wie sich Ihr Körper und Ihr Geist fühlen? Können Sie wahrnehmen, was durch den Ton Ihrer Stimme vermittelt wird? Ist Ihr Reden eine Verbesserung gegenüber dem Schweigen?
- Wenn Sie irgendwo Schlange stehen und warten müssen, nutzen Sie diese Zeit, um wahrzunehmen, wie Sie stehen und atmen. Spüren Sie

den Kontakt Ihrer Füße mit dem Boden und nehmen Sie wahr, wie sich Ihr Körper anfühlt. Achten Sie auf das Heben und Senken Ihres Bauchs. Verspüren Sie Ungeduld?

- Achten Sie während des Tages auf Verspannungen in Ihrem Körper. Schauen Sie, ob Sie hineinatmen und während des Ausatmens jede überschüssige Spannung loslassen können. Seien Sie sich jeglicher in Ihrem Körper gespeicherter Spannungen bewusst. Spüren Sie Verspannungen in Ihrem Nacken, in Ihren Schultern, im Bauch, im Unterkiefer oder im unteren Rücken? Lernen Sie Ihre eigenen Aversionsmuster kennen (s. Kapitel 7). Dehnen Sie sich möglichst einmal am Tag oder machen Sie Yoga-Übungen.
- Richten Sie die Aufmerksamkeit auf Ihre Alltagstätigkeiten – etwa Zähneputzen, Haarbürsten, Geschirrspülen oder Schuhanziehen. Bringen Sie Achtsamkeit in jede Tätigkeit.
- Nehmen Sie sich abends kurz vor dem Schlafengehen einige Minuten Zeit und richten Sie Ihre Aufmerksamkeit mindestens fünf volle Atemzüge lang auf Ihren Atem.

Während David weiter seine erkundenden Atemräume ausübte, merkte er immer mehr, dass sein Tun-Geist äußerst beschäftigt war. Womit war er so beschäftigt? Er war mit dem beschäftigt, was er ständig machte: das Missverhältnis – die Größe der Lücke – zwischen den Zielen und dem gegenwärtigen Stand der Dinge zu berechnen. Für David bedeutete das Operieren im Tun-Modus, dass er denjenigen Zustand, in dem er sich während der Arbeit befand, mit dem achtsamen, klaren und friedvollen Zustand verglich, nach dem er sich so sehnte, und dass er dabei zusätzliche Niedergeschlagenheit erzeugte. Es ging ihm auf, dass das, was er erlebte, „heftiges Verlangen“ war – ein Sehnen, dass die Dinge anders sein mögen, als sie sind. Immer und immer wieder wurde ihm bewusst, wie unglücklich ihn das machte. Schließlich wusste er tief in seinem Inneren, nicht nur im Kopf, dass er sich dieses Leiden selbst erschuf. Und mit dieser Einsicht kam eine mitfühlende Antwort: Warum sollte er nicht sich selbst einen Gefallen tun und loslassen? Die Worte „Ich muss nicht glücklich sein" kamen ihm in den Sinn. Als er diese Worte sagte, erlebte David, wie ihn ein wunderbares Gefühl von Leichtigkeit überkam, so als habe sich eine Last, die er schon viel zu lange getragen hatte, plötzlich von seinen Schultern gehoben. Und er fühlte sich glücklich!

David arbeitet immer noch an der gleichen Arbeitsstelle – er erfährt dort immer noch nicht dieselbe Klarheit und Ausgeglichenheit, die er von seinem übrigen Leben her kennt, aber er kann seine Arbeitssituation nun leichter nehmen. Wie Peggy ist er in der Lage, mit mehr Freundlichkeit und Mitgefühl darauf einzugehen und in diesem schwierigen Umfeld besser auf sich selbst zu achten. Er weiß jetzt tief in seinem Inneren, dass Achtsamkeit sehr viel mehr ist, als nur genauer auf die Färbung der Bäume oder das Singen der Vögel zu achten, so schön dies auch sein mag. Er weiß, dass Achtsamkeit auch einen Weg bietet, wie man diejenigen geistigen Muster, die uns dienlich sind, und diejenigen Muster, die Leiden erschaffen und fortsetzen, erkennen und unterscheiden kann. Und er hat entdeckt, was jeder von uns auf seine eigene Weise entdecken mag: dass wir eine Quelle tiefer Weisheit in unserem eigenen Geist, unserem Körper und unserem Herzen besitzen.

Es ist nicht so, dass schwierige Situationen, Sorgen, Erinnerungen oder Menschen irgendwie durch unsere Achtsamkeitspraxis neutralisiert würden oder dass wir ihnen gegenüber gleichgültig würden. Es ist eher so, dass der Raum, den wir ihnen geben, wenn wir ihnen im gegenwärtigen Augenblick Gewahrsein entgegenbringen, ein größerer ist – ein so großer Raum, dass sie lediglich zu einem Teil unserer Erfahrung werden. Vielleicht werden wir feststellen, dass wir anfangen, im gegenwärtigen Augenblick mehr Raum zu gewähren, um das volle Spektrum dessen, wer wir bereits sind, an jedem beliebigen Ort erkennen und verkörpern zu können. Vielleicht werden wir uns selbst auf neue und andere Weise vertrauen lernen. Wir entdecken vielleicht, dass wir in Ordnung sind, so wie wir sind, und dass wir uns so annehmen können, wie wir sind. Vielleicht wächst in uns ein Gefühl von Dankbarkeit für das Leben, das wir bereits besitzen, statt nach dem Leben zu greifen, das wir uns ausmalen. Vielleicht entschließen wir uns dazu, die Chance anzunehmen, die Wunder des Lebens, die uns offen stehen, wahrzunehmen und zu genießen, während sich unser Leben Augenblick für Augenblick entfaltet. Das ist das große Abenteuer der Achtsamkeit, das große Abenteuer des Lebendigseins.

Wenn unser Geist unaufhörlich mit den Belohnungen oder den Gefahren beschäftigt ist, die uns vielleicht am Ende unserer Reise erwarten, schneiden wir uns selbst vom Reichtum des Lebens ab sowie von unserer Fähigkeit, diesen Reichtum im Gewebe jeden Augenblicks auf unserem Weg wahrzunehmen. In einem einzelnen Moment mag das nicht als ein großer Verlust erscheinen – doch ein ganzes Leben von verlorenen Momenten ist ein ganzes verlorenes Leben.

Die Tragödie ist bei allzu vielen von uns nicht, dass unser Leben zu kurz ist, sondern dass wir so lange brauchen, ehe wir es wirklich zu leben beginnen. Die Quelle der Weisheit, die wir durch die Praxis von Achtsamkeit entdecken, wird uns, wenn wir es zulassen, am Ende zeigen, welch gewaltiges und tragisches Leid aus der Unachtsamkeit entsteht. Sie wird es uns erlauben, den tiefen Frieden, der im Herzen eines jeden Augenblicks liegt, zu sehen, darin zu verweilen und ihn zu schätzen, wenn wir den Mut haben, hier und jetzt Achtsamkeit zu pflegen. Sie wird es uns erlauben, volles Lebendigsein zu erleben – hier und jetzt, da wir die Chance dazu haben.

> Wenn wir Glück als Ziel loslassen, ist der Weg dafür bereitet, dass das Glück von selbst erscheinen kann.

Die Zeit wird kommen

da du dich selbst mit großer Freude
an deiner eigenen Haustür willkommen heißen wirst,
in deinem eigenen Spiegel,
und jeder wird den anderen
mit einem Lächeln begrüßen
und sagen, setz dich hier hin. Iss.
Du wirst den Fremden, der du selbst warst, wieder lieben.
Gib Wein. Gib Brot. Gib dein Herz sich selbst
zurück, dem Fremden, der dich geliebt hat
dein ganzes Leben lang, den du übersehen hast
wegen eines anderen und der dich inwendig kennt.
Nimm die Liebesbriefe vom Bücherregal,
die Fotografien, die verzweifelten Zeilen,
schäle dein Bild vom Spiegel ab.
Setze dich und feiere dein Leben.

Derek Walcott (Übersetzt von Bettina Wehner)

11

Alles zusammenbringen:

Das Achtsamkeitsprogramm in Ihr Leben einbinden

Ob Sie die Praktiken in diesem Buch während des Lesens nun ausprobiert haben oder nicht; vielleicht verspüren Sie jetzt den Wunsch, systematisch das gesamte Programm durchzuführen und selbst zu erfahren. In diesem Kapitel führen wir Sie Schritt für Schritt durch die acht Sitzungen des achtsamkeitsbasierten kognitiven Therapieprogramms hindurch. Am besten nähern Sie sich dieser Arbeit an, indem Sie einen Zeitraum von acht Wochen einplanen, in dem Sie sich dazu verpflichten, sich täglich eine Stunde lang mit den hier beschriebenen Meditationspraktiken und -übungen zu beschäftigen.

—

Warnung

Wie wir bereits zu Beginn dieses Buches angemerkt haben, raten wir Ihnen, wenn Sie gegenwärtig an einer Episode klinischer Depression leiden (s. Kapitel 1), zum jetzigen Zeitpunkt nicht mit diesem Programm in sei-

ner Gesamtheit zu beginnen. Wir schlagen Ihnen vor, damit zu warten, bis das Schlimmste vorüber ist und Sie sich wieder besser fühlen.

—

Wie beim Erwerb einer jeden neuen Fertigkeit erfordert auch die Beschäftigung mit den hier beschriebenen Achtsamkeitspraktiken, dass Sie auf eine neue Art und Weise an das Lernen herangehen. Nehmen wir als Beispiel das Schwimmenlernen. Da kommt ein Punkt, da uns der Schwimmlehrer nicht mehr nur erzählt, wie es geht, sondern uns ins Wasser bittet. Die *Beschreibung* allein, wie man sich über Wasser hält, reicht einfach nicht mehr aus, so gut sie auch sein mag – wir müssen es am eigenen Leibe und unmittelbar selbst *erfahren*. Das Gleiche gilt auch für die Achtsamkeitspraxis. Wie beim Schwimmenlernen kann uns der Übergang vom bloßen Darüber-Reden zum Erfahren am eigenen Leib auch hier ein bisschen Angst machen (besonders jenen, die es gewohnt sind, in anderen Bereichen des Lebens Kompetenz aufzuweisen). In beiden Fällen ist eine gewisse Beharrlichkeit beim Üben erforderlich. Ein kurzes Eintauchen ins Wasser reicht nicht aus, um Schwimmen zu lernen. Ebenso ist auch ein bloßes Ausprobieren der Meditation in einer oder zwei Sitzungen auf lange Sicht gesehen nicht sehr sinnvoll. Die Achtsamkeitsmeditation kann manchmal aufregend und erhellend sein, doch sie kann auch schlicht und einfach langweilig wirken, besonders in der Anfangsphase, ehe Sie gelernt haben, wie man mit Geisteszuständen und Gefühlen wie etwa Langeweile arbeiten kann. Zu verschiedenen Zeiten werden Sie mit Sicherheit Ruhelosigkeit, Frustration und Ungeduld sowie viele weitere körperliche und geistige Befindlichkeiten erleben. Das ist alles kein Problem, solange Sie daran denken, dass es möglich ist, dies alles in jedem beliebigen Moment leicht in Gewahrsein zu halten.

Woche für Woche führen wir neue Elemente in die tägliche Praxis ein, so dass Sie im Verlauf der acht Wochen kontinuierlich auf dem bereits Gelernten aufbauen und es auch vertiefen werden. Es ist sehr wichtig, dass Sie sich für die Meditationspraktiken genügend Zeit nehmen. Folgen Sie den gesprochenen Anleitungen online, so gut Sie es können, auch wenn es sich gelegentlich schwierig oder langweilig anfühlt oder sich zu wiederholen scheint. Wenn uns eine Übung schwierig erscheint, ist unser vom Tun besessener Geist vielleicht versucht, gleich zur nächsten Praxis weiterzugehen in der Hoffnung, dass wir dort etwas Ruhigeres finden werden. Versuchen Sie lieber, sich darauf zu besinnen, dass die Intention nicht darin besteht, nach irgendeinem Ziel zu streben, ja nicht einmal darin, entspannt zu sein oder geistige Ruhe zu finden. Wenn in manchen Momenten angenehme Gefühle aufkommen, dann sind sie zwar ein willkommener Nebeneffekt der Praxis, doch sie sind keinesfalls „das" Ziel der Praxis. Wenn es überhaupt ein „Ziel" gibt, so besteht es lediglich darin, in einer weiten inneren Offenheit für alles, was in unserem Erleben präsent ist, ganz da zu sein; wach zu sein, vollkommen lebendig zu sein, ganz der zu sein, der wir von unserem Kern her bereits sind.

Es ist keine Frage, dass bei der Praxis von Meditation ein gewisses Bemühen vonnöten ist. Es ist jedoch eher das weise Bemühen von Geduld, Hingabe und Vertrauen als das Bemühen der ständigen Überprüfung, wie viele „Fortschritte" man schon in Richtung des vermeintlichen „Zieles" gemacht hat. Es ist eher vergleichbar mit der Hoffnung, dass sich ein Schmetterling auf unserer Schulter niederlassen wird. Wenn wir versuchen, das zu erzwingen, und immer erregter werden, wenn es nicht klappt, wird es nur immer unwahrscheinlicher. Am Ende muss man einfach aufgeben, es zu versuchen, und schauen, ob der Schmetterling von selbst landet.

Es ist ratsam, sich täglich eine gewisse Zeit für die formalere Kultivierung von Achtsamkeit in Form der verschiedenen hier vorgestellten Übungen zu nehmen. Versuchen Sie, diese Zeit als eine besondere Zeit für sich selbst zu sehen, und schützen und achten Sie sie dementsprechend. Es ist nicht selbstsüchtig, sich auf diese Weise Zeit für sich selbst zu nehmen. Im Gegenteil, es ist ein Akt der Weisheit und des Mitgefühls mit sich selbst, sich diese Zeit zu nehmen, um in den gegenwärtigen Augenblick zu kommen, was auch immer man hier vorfindet. Wenn Sie Ihrer Praxis einen bestimmten Ort und eine bestimmte Zeit widmen, kann das bedeuten, dass Sie Ihr Leben ein wenig umorganisieren müssen. Die wenigsten Menschen haben jeden Tag eine Stunde übrig, die nicht bereits von der Familie, der Arbeit – oder durch Schlafen – in Anspruch genommen wäre. Während der acht Wochen müssten also einige dieser Verpflichtungen neu gestaltet oder umverteilt werden. Das mag selbst für einen Zeitraum von nur zwei Monaten als eine Herausforderung erscheinen, doch es ist wesentlich, solch eine Verpflichtung einzugehen und sie dann, komme was wolle, auch einzuhalten. Das ist Bestandteil der Disziplin, die zur Achtsamkeit gehört. Anderenfalls wird Ihre lobenswerte Absicht, zu praktizieren, von anderen, scheinbar höheren Prioritäten verdrängt werden. Der Geist im Tun-Modus wird immer mehr als bereit sein, uns einen überzeugenden Grund dafür zu liefern, warum wir „heute nicht" praktizieren können oder warum wir unsere Verpflichtung dazu irgendwie einschränken müssten. Am sinnvollsten könnte es für Sie sein, morgens etwas früher aufzustehen und jene Zeit der formalen Praxis zu widmen. Dazu müssten Sie eventuell abends etwas eher zu Bett gehen, damit Ihre Praxis nicht ganz auf Kosten des Schlafs geschieht, den Sie brauchen. Wenn Sie eine Zeit und einen Ort für sich festgelegt haben, sorgen Sie am besten dafür, dass Sie es warm und gemütlich haben, und sagen Sie den betreffenden Personen in Ihrem Haushalt, was Sie vorhaben, so dass Sie nicht gestört oder unterbrochen werden. Sollte das Telefon in der Zeit klingeln, die Sie für Ihre Praxis festgelegt haben, und niemand da sein, der abheben kann, schauen Sie ob es möglich ist, es klingeln zu lassen und für den Anrufer „abwesend" zu sein, während Sie für sich selbst „anwesend" sind. Das allein ist schon eine kraftvolle und nährende Übung, besonders in diesem Zeitalter des Mobiltelefons und 24stündiger Erreichbarkeit. Sie können diese Zeit als eine Zeit betrachten, in der Sie zur Abwechslung einmal mit sich selbst verbunden sind – ein Ereignis, das bei uns allen immer seltener wird.

Während wir bei unserer Praxis gelegentlich mit äußeren Unterbrechungen umgehen müssen, sind es doch die inneren „Unterbrechungen", die die größere Herausforderung für uns darstellen. Denn in der Tat unterbrechen wir uns immer wieder selbst. Das wird ganz offensichtlich, wenn wir anfangen, die Aktivität unseres Geistes zu beobachten, während wir versuchen, einen bestimmten Fokus der Aufmerksamkeit aufrechtzuerhalten. Diese Unterbrechungen können viele verschiedene Formen annehmen, wie etwa den abschweifenden Geist, den wollenden Geist, den wertenden Geist, den planenden Geist, den sich sorgenden Geist und den besessenen, grübelnden Geist. Uns werden laufend Gedanken heimsuchen über Dinge, die uns gerade eingefallen sind und die wir tun und machen müssen, sowie das damit einhergehende Gefühl, dass wir unbedingt „sofort handeln" müssten. Schauen Sie, wenn das geschieht, ob Sie experimentieren und all diese Ideen, Pläne, Urteile und Selbstgespräche im Geiste kommen und gehen lassen können wie Wolken am Himmel, anstatt so darauf zu reagieren, als müssten Sie sofort aufstehen und was auch immer es ist gleich erledigen. Und sehen Sie nach Möglichkeit auch davon ab, die Meditationspraxis in eine weitere „Sache" zu verwandeln, die Sie jetzt *„tun"* müssten. Denn es ist kein Tun, es ist einfach Sein, und zwar Sie-selbst-Sein.

Wenn wir eine Patientengruppe durch ein achtwöchiges Achtsamkeitsprogramm begleiten, ist es uns vor jeder Sitzung wichtig, uns auf unsere Intentionen und die größere „Agenda" für diese Sitzung zu besinnen. In demselben Sinne empfehlen wir Ihnen, sich am Anfang jeder neuen Woche noch einmal die betreffenden Kapitel in diesem Buch durchzulesen. Zu Ihrer Unterstützung stellen wir sie zu Beginn des vorgeschlagenen Programms heraus, das hier für jede der acht Wochen skizziert wird. Das wäre auch ein guter Zeitpunkt, um die in jedem Kapitel beschriebenen zusätzlichen Übungen mit einzubeziehen, wenn Sie dies nicht bereits getan haben.

Zuletzt ist es wichtig, daran zu denken, dass Sie die Praxis nicht erfreulich finden müssen. Ja, sie brauchen sie überhaupt nicht gerne zu mögen. Die Herausforderung besteht lediglich darin, sie acht Wochen lang durchzuführen, die Anleitungen so gründlich wie möglich zu befolgen und dabei von Beurteilungen abzusehen. Lassen Sie, wenn möglich, sämtliche Vorsätze los, selbst den, dass es Ihnen besser gehen möge, und schauen Sie einfach, was geschieht – Augenblick für Augenblick, Tag für Tag und Woche für Woche. Halten Sie die Praktiken Tag für Tag mit der Intention ein, dass diese Disziplin, dieser radikale Akt des Mit-Ihnen-selbst-Seins, des Sich-Zeit-für-Sie-selbst-Nehmens, ein enger Teil Ihres Lebens werden wird und ein Teil Ihrer täglichen Routine, aber nie zur Routine selbst. Die Einladung lautet, sich immer wieder dem Neuen zu öffnen, denn jeder Augenblick ist neu, einzigartig und für uns selbst zugänglich.

Bei diesem Abenteuer, unserem Inneren einen Besuch abzustatten und zu erkennen, wie vollkommen lebendig wir sind oder sein können, sind Sie nur für das verantwortlich, was Sie in die Praxis mitbringen, für das Input. Das Output oder Ergebnis ist in gewisser Weise vorhersehbar, in gewisser Weise jedoch auch völlig unvorhersehbar. Jegliche Ergebnisse sind bei jedem von uns einzigartig und verändern sich ohnehin ständig wieder. Keiner von uns kann voraussagen, was in irgendeinem Augenblick in der Zukunft zu entdecken sein wird. Alles, womit wir arbeiten können, ist das Jetzt. Wenn wir für diesen Augenblick des Jetzt mit allem genau so, wie es schon ist, da sein können, so ist das die Praxis. Der Rest wird sich von selbst ergeben.

Das Zweitwichtigste, worauf man sich besinnen sollte, ist es, jeden Tag zu praktizieren, auch wenn das an manchen Tagen nur ganze fünf Minuten sein sollten. Das *Wichtigste* ist es, sich darauf zu besinnen, dass die wahre Praxis nichts anderes als Ihr Leben selbst ist.

Woche 1 (Kapitel 3 und 5)

Für die erste Woche Ihrer formalen Praxis empfehlen wir den *Body Scan*. Verwenden Sie dazu gerne die Anleitung Nr. 3, die Sie auf https://www.arbor-online-center.de/begleitmaterial/ mit dem Code *dawdd19* streamen oder herunterladen können. Führen Sie ihn jeden Tag aus, ob Sie Lust haben oder nicht. Sie werden damit experimentieren müssen, welche Tageszeit für Sie die beste zum Üben ist, aber denken Sie daran, es geht darum, „wach zu werden", nicht darum, einzuschlafen. Wenn Sie gegen Müdigkeit ankämpfen müssen, versuchen Sie mit offenen Augen zu üben.

Um Achtsamkeit in Ihrem täglichen Leben zu kultivieren – das, was wir „informelle Praxis" genannt haben –, können Sie versuchen, Augenblicksgewahrsein in Routinetätigkeiten einzubringen wie etwa das Zähneputzen, das Duschen, das Abtrocknen, das Anziehen, das Essen, das Autofahren oder das Hinaustragen des Mülls. Die Liste der Möglichkeiten ist endlos, aber der Punkt ist schlicht und einfach der, sich genau darauf einzustellen, *dass Ihnen bewusst ist, was Sie tun, während Sie es tun*, und auch was Sie von einem Moment zum nächsten denken und fühlen. Es könnte hilfreich sein, wenn Sie sich jede Woche nur eine einzige Routinetätigkeit aussuchen – z. B. das Zähneputzen – und schauen, ob Sie daran denken, jedes Mal ganz bei der Sache zu sein, wenn Sie diese Tätigkeit ausführen. Natürlich ist das nicht so einfach, von daher wird auch das Vergessen und sich wieder Erinnern zu einem wichtigen Teil der Praxis. Außerdem könnten Sie versuchen, mindestens eine Mahlzeit in der Woche achtsam zu sich zu nehmen.

Woche 2 (Kapitel 4)

Praktizieren Sie weiterhin täglich den *Body Scan* mit der Anleitung online. Denken Sie daran, dass der Body Scan eine grundlegende Praxis ist, deren Vorteile erst nach geraumer Zeit ersichtlich werden könnten. Üben Sie zusätzlich zum Body Scan zu einer anderen Zeit des Tages 10 Minuten lang im Sitzen *Achtsamkeit auf den Atem* (Titel Nr. 5).

Für die informelle Praxis in der zweiten Woche empfehlen wir Ihnen, die Achtsamkeit auf Alltagstätigkeiten auszuweiten, indem Sie eine weitere Tätigkeit hinzunehmen, die Sie täglich ausführen, und besonders darauf achten, dass Sie neben der in der ersten Woche gewählten Tätigkeit auch bei dieser präsent und achtsam sind. Eine gute Idee ist es auch, wenn Sie versuchen, sich eines angenehmen Ereignisses pro Tag gewahr zu sein, *während dieses geschieht*. Führen Sie in dieser Woche einen Kalender und notieren Sie sich, worin die Erfahrung bestand, ob Sie sich ihrer wirklich gewahr waren, als sie geschah (das ist zwar die Aufgabe, aber manchmal klappt das nicht ganz), wie Ihr Körper sich zu diesem Zeitpunkt anfühlte, was für Gedanken und Gefühle da waren und was für Gedanken Ihnen durch den Kopf gehen, während Sie dieses aufschreiben. Eine Vorlage für solch einen Kalender finden Sie auf den Seiten 300 – 301.

Woche 3 (Kapitel 6 und 9)

Wir empfehlen Ihnen, in der dritten Woche für eine Weile mit dem Body Scan aufzuhören und stattdessen etwas längere Sitzungen pro Tag durchzuführen, denen jeweils 10 Minuten mit sanften, achtsamen Yogaübungen vorausgehen. Am leichtesten tun Sie sich vielleicht, wenn Sie sichergehen, dass der Platz, wo Sie sitzen werden, gut vorbereitet ist, und dann nacheinander der online-Anleitung, Titel Nr. 4 (*Achtsames Yoga im Stehen*), Nr. 5 (*Achtsamkeit auf den Atem*) und Nr. 6 (*Achtsamkeit auf den Atem und auf den Körper*) folgen. Wenn Sie den achtsamen Yoga als Teil Ihrer Praxis näher erkunden möchten, können Sie auf zwei ca. 40-minütige Folgen von angeleiteten achtsamen Yoga-Übungen zurückgreifen, die auch Teil der MBSR- und MBCT-Programme nach Jon Kabat-Zinn sind. Sie sind ebenfalls vom Arbor Verlag erhältlich unter „Die MBSR-Yogaübungen“. Denken Sie daran, im Yoga nur das zu tun, wozu Ihr Körper in der Lage ist. Seien Sie im Zweifelsfall eher vorsichtig und lauschen Sie während des Übens sorgfältig den Botschaften Ihres Körpers. Sprechen Sie sich erst mit Ihrem Arzt oder Ihrem Physiotherapeuten ab, wenn Sie unter chronischen Schmerzen, Muskel- oder Gelenkproblemen oder Erkrankungen von Herz oder Lunge leiden.

Die dritte Woche ist ein guter Zeitpunkt, um mit dem Üben des dreiminütigen Atemraums (Kapitel 9) zu beginnen. Wir schlagen vor, ihn anfangs dreimal täglich zu festen Zeiten zu üben, die Sie im Voraus festgelegt haben. Benutzen Sie die Anleitungen online (Titel Nr. 8), bis Sie wissen, wie es geht, und üben Sie dann, indem Sie sich auf dieselbe Weise selbst anleiten.

Versuchen Sie im Rahmen der informellen Praxis dieser Woche, sich der Erfahrung *eines unangenehmen oder Stress erzeugenden Ereignisses* pro Tag im Einzelnen gewahr zu sein. Beobachten und notieren Sie diese unangenehmen Vorkommnisse ebenso, wie Sie es in der zweiten Woche mit den angenehmen Vorkommnissen gemacht haben. Einen Musterkalender finden Sie auf den Seiten 302 – 303.

Woche 4 (Kapitel 6 und 7)

Bei der formalen Praxis in der vierten Woche sollten Sie mit der Reihenfolge *Achtsames Yoga* (Titel Nr. 4), *Achtsamkeit auf den Atem* (Titel Nr. 5) und *Achtsamkeit auf den Atem und den Körper* (Titel Nr. 6) fortfahren. Schauen Sie diese Woche, ob Sie diese Praxis als eine Zeit nutzen können, in der Sie von Moment zu Moment speziell Gefühle von Behagen und von Unbehagen erspüren (Kapitel 6). Wenn Sie sich während dieser Zeit besonders intensiver oder unangenehmer Erfahrungen oder jeglichen Gefühls von starker Ablehnung oder Abneigung gewahr werden, versuchen Sie, diese als Gelegenheiten zu sehen, geschickter und sanfter auf das Schwierige *einzugehen*, anstatt lediglich darauf zu *reagieren*.

Nehmen Sie sich weiterhin dreimal am Tag regelmäßig zu vorher festgesetzten Zeiten einen *Atemraum.* Zusätzlich könnten Sie nun damit zu experimentieren beginnen, bewusst auf die unangenehmen, belastenden Ereignisse in Ihrem Alltagsleben einzugehen. Das schaffen Sie, indem Sie sich immer dann einen dreiminütigen Atemraum nehmen, wenn Sie feststellen, dass Sie Schwierigkeiten haben, präsent zu bleiben, sich unglücklich, gestresst oder aus der Bahn geworfen fühlen.

Woche 5 (Kapitel 7)

In der fünften Woche hören wir vorübergehend mit dem achtsamen Yoga auf, obwohl Sie es natürlich weiterhin machen können, wenn Sie möchten. Allerdings liegt das Hauptaugenmerk bei der formalen Praxis in dieser Woche darauf, sich der Aversion bewusster zu werden und sanfte Möglichkeiten zu kultivieren, wie man auf unangenehme Gefühle zulassender und annehmender eingehen kann. Wir empfehlen Ihnen, täglich *Achtsamkeit auf den Atem* und *auf den Atem und den Körper* unter Anleitung der Titel Nr. 5 und 6 online zu praktizieren, dann auszuschalten und fortzufahren, indem Sie sich bewusst eine Schwierigkeit oder Sorge vor Ihr inneres Auge führen. Nutzen Sie die Vorschläge aus dem siebten Kapitel, um auszuprobieren und zu erkunden, wie Sie sanfter und liebevoller auf unangenehme Gefühle und Körperempfindungen eingehen können. Achten Sie bei diesem Erkunden stets gut auf sich selbst und nutzen Sie die Leitlinien aus diesem Kapitel. Wenn Sie etwa fünf Minuten lang auf diese Weise mit einer Schwierigkeit oder Sorge da gewesen sind, werden Sie es vielleicht als hilfreich empfinden, die Sitzung mit einem dreiminütigen Atemraum abzuschließen (Titel Nr. 8).

Machen Sie weiterhin, wie in der vierten Woche, dreimal am Tag zu Ihren festgesetzten Zeiten einen dreiminütigen Atemraum – und auch immer dann, wenn Sie sich unangenehmer Gefühle gewahr werden. Vielleicht möchten Sie diese Woche die Option erkunden, die Körpertür zu öffnen (Kapitel 9).

Woche 6 (Kapitel 8)

Während der sechsten Woche liegt der Schwerpunkt auf dem Denken. Für Ihre tägliche formale Praxis empfehlen wir die Abfolge der Titel Nr. 5 *(Achtsamkeit auf den Atem)*, Nr. 6 *(Achtsamkeit auf den Atem und den Körper)* und Nr. 7 *(Achtsamkeit auf Geräusche und Gedanken)*. Am Ende der Anleitungen von Titel Nr. 7 *(Achtsamkeit auf Geräusche und Gedanken)* hören Sie Anweisungen zur Kultivierung von *Offenem Gewahrsein*. Wir möchten Ihnen vorschlagen, nach diesem Titel abzuschalten und allein in Stille noch eine gewisse Zeit zu sitzen, wobei Sie die Anweisungen am Ende dieses Titels sowie die im 9. Kapitel umrissenen Anweisungen für sich nutzen können. Dann können Sie wieder mit einem dreiminütigen Atemraum abschließen (Titel Nr. 8).

Nutzen Sie den Atemraum weiterhin zu drei festgesetzten Zeiten am Tag und immer dann, wenn Sie unangenehme Gefühle wahrnehmen. Diese Woche können Sie Ihr Augenmerk insbesondere auf die Gedanken richten, welche in den Momenten mit unangenehmen Gefühlen da sind. Eine Möglichkeit, das zu tun, besteht in der Übung, die wir „Das Öffnen der Gedankentür" genannt haben (9. Kapitel).

Zu diesem Zeitpunkt werden sie wahrscheinlich beginnen wollen, eigene Entscheidungen über Ihre Praxis zu treffen – wann und was Sie praktizieren wollen und wie lange. Nach vier oder fünf Wochen fühlen sich viele bereit, ihre eigene Meditationspraxis mehr und mehr selbst zu gestalten und den eigenen Bedürfnissen anzupassen, wobei unsere Leitlinien nur noch als Vorschläge dienen. Unser Ziel für Sie ist es, dass Sie sich die Praxis am Ende der acht Wochen zu eigen gemacht haben, indem Sie sie an Ihren Zeitplan, Ihre Bedürfnisse und Ihre Veranlagung hinsichtlich dessen angepasst haben, welche Kombination von formalen und informellen Techniken Ihnen am hilfreichsten erscheint.

Woche 7 (Kapitel 3 und 9)

Um die selbst angeleitete Praxis zu unterstützen, ist diese Woche jeder zweite Tag dem Üben ohne gesprochene Anleitung gewidmet, wenn es denn möglich ist. Wir empfehlen Ihnen, an diesen Tagen eine Gesamtzeit von 40 Minuten pro Tag einer Kombination aus Sitzen, achtsamem Yoga und dem Body Scan zu widmen, wobei Sie selbst über die Zusammenstellung entscheiden. Wir möchten Sie zum Experimentieren mit zwei oder gar drei dieser Praktiken am gleichen Tag ermutigen. An dem einen Tag könnten Sie zehn Minuten lang die Yogaübungen machen, gleich danach 20 Minuten Sitzmeditation anschließen und vielleicht zu einem ganz anderen Zeitpunkt an diesem Tag einen zehnminütigen Body Scan durchführen. An einem anderen Tag könnten Sie, nachdem Sie zehn Minuten lang Achtsamkeit auf den Atem geübt haben, die restliche Zeit der 40 Minuten mit Sitzen in offenem Gewahrsein verbringen.

An den Tagen dazwischen empfehlen wir, die Vorschläge für die formale Praxis aus der 6. Woche zu übernehmen (Titel Nr. 5, 6 und 7) und daran anschließend offenes Gewahrsein zu üben oder einfach wieder zu einer Bewusstheit des Atmens zurückzukehren.

Zu diesem Zeitpunkt finden Sie es möglicherweise hilfreich, einmal über Ihre Praxis des dreiminütigen Atemraums zu reflektieren, indem Sie sich das Kapitel 9 noch einmal durchlesen. Machen Sie weiterhin regelmäßig die drei festgesetzten Atemräume am Tag. Wenn Sie mit einem Atemraum auf eine unangenehme Erfahrung antworten, so konzentrieren Sie sich diese Woche auf die Möglichkeit, die Tür des geschickten Handelns zu öffnen (Kapitel 9).

Woche 8 (Kapitel 10)

Die achte Woche in diesem Programm ist für Sie der Zeitpunkt, wo Sie entscheiden sollten, wie das Muster der täglichen Achtsamkeitspraxis aussehen soll, welches Sie in der Zukunft als das Ihre annehmen werden, wenn Sie beschließen, dass die Praxis von Achtsamkeit es wert ist, dass Sie sie weiterhin fördern wollen. Das ist ein guter Zeitpunkt, um allen formalen

Praktiken einschließlich des Body Scans noch einmal einen Besuch abzustatten und die Titel Nr. 3 bis 8 erneut durchzuarbeiten, in welcher Reihenfolge und Ordnung Sie das auch immer möchten. Das Muster der Praxis, für das Sie sich letztlich entscheiden, kann natürlich auch darauf basieren, dass Sie sich selbst durch eine oder mehrere dieser Praktiken führen, ohne eine Anleitung von außen zu benutzen. Unserer Erfahrung nach haben alle Teilnehmer fast ohne Ausnahme den Atemraum als unschätzbar wertvollen Teil in ihre tägliche Praxis einbezogen. Im zehnten Kapitel (im Kasten „Achtsamkeit im Alltag") werden Sie weitere Vorschläge finden, wie Sie den Schwung der Achtsamkeit über die Jahre hinweg aufrechterhalten und vertiefen können.

Die achte Woche markiert das Ende unserer formalen Empfehlungen für die Praxis, doch sie ist auch die erste Woche, in der Sie vollkommen eigenständig praktizieren. Wir sagen unseren Patienten immer, dass die achte Woche eigentlich für den Rest ihres Lebens steht. Sie ist ebenso ein neuer Anfang wie ein beachtenswerter Abschluss und eigentlich nicht das Ende von etwas. Das Leben läuft weiter, der Atem läuft weiter, unsere Augenblicke laufen weiter. Die Praxis endet nicht hier, bloß weil wir auf unserer gemeinsamen Reise diesen Punkt erreicht haben. Zu diesem Zeitpunkt sitzen Sie sozusagen selbst fest im Sattel und werden sich vermutlich dennoch wie ein kompletter Neuling fühlen, der viel zu früh sich selbst überlassen wird. Das ist ein völlig normales Gefühl. Es basiert auch auf der Realität, denn die Praxis der Achtsamkeit ist in Wahrheit ohne Ende, so wie auch das Potential eines jeden von uns, mehr wir selbst zu werden, endlos ist. Doch wenn Sie es bis zu diesem Zeitpunkt geschafft haben, regelmäßig und diszipliniert zu üben, so wie wir Sie ermutigen wollten, dann stehen die Chancen gut, dass Sie bereits so viel von der Fülle des gegenwärtigen Augenblicks gekostet haben, dass Sie Ihrem Leben weiterhin auf eine Art und Weise innewohnen wollen, die das Sein ehrt und das, was wir innerlich und äußerlich tun, aus unserem Sein heraus entstehen lässt. Zu diesem Zeitpunkt werden Sie, ob es der denkende, beurteilende Geist glauben mag oder nicht, genügend Geschick und Erfahrung entwickelt haben, dass Sie den Schwung, den Sie sich durch Ihre eigenen Bemühungen in diesen acht Wochen erzeugt haben, aufrechterhalten können. Und diese Motivation und Schwungkraft, gepaart mit der natürlichen Weisheit Ihres eigenen Herzens, wird die Vertiefung Ihrer Achtsamkeitspraxis weiter führen und gestalten und Ihnen helfen, dieses fortwährende Abenteuer, das wir das Leben nennen, in allen Höhen und Tiefen ganz und gar anzunehmen.

Alle zeitgenössischen Meditationslehrer, uns selbst nicht ausgeschlossen, ermutigen ihre Schüler, sich in ihrem geschäftigen Alltagsleben Zeit zu nehmen, um täglich eine Form formaler Meditationspraxis auszuüben, etwa still zu sitzen in Gewahrsein des Atems, wie er von selbst kommt und geht. Es spielt keine Rolle, wie viel Zeit wir der Praxis einräumen, sondern vielmehr, dass wir überhaupt den Versuch machen, inmitten all des Tuns und Voraneilens täglich eine Pause einzulegen und zu praktizieren, wie kurz das der Uhrzeit nach auch sein mag. Letztendlich geht es bei der Achtsamkeit nicht um Zeit, sondern um das Jetzt. Von daher sind auch der Uhrzeit nach ganz kurze Augenblicke, wenn wir wirklich im Seins-Modus für sie präsent sind, zutiefst orientierend und heilsam. Um allerdings die Landschaft unseres eigenen Geistes und Körpers wirklich kennen zu lernen, ist es sehr wichtig, regelmäßig „zu Besuch zu kommen" oder vielleicht – um es so auszudrücken – permanent einzuziehen, anstatt nur ein ewiger Tourist zu bleiben. Es könnte früher oder später sogar wichtig sein, die Sprache zu erlernen. Wie beim Erlernen einer fremden Sprache, in der man sich flüssig ausdrücken will, wird es extrem wichtig, in das Lebensumfeld dieser Sprache einzutauchen und sie wieder und wieder anzuwenden. Die Flüssigkeit wird durch eine regelmäßige Praxis am Leben erhalten.

Wenn Sie regelmäßig Achtsamkeit kultivieren, kommen Sie fast nicht umhin zu entdecken, dass Ihr Geist tiefe innere Ressourcen besitzt, von denen Sie bisher kaum etwas wussten. Selbst wenn Sie es vermutet hatten, wussten Sie wahrscheinlich nicht, dass Sie aus den Tiefen Ihres eigenen Geistes, Herzens und Körpers auf diese Ressourcen systematisch zugreifen können und dass Sie zu Ihrem eigenen Nutzen und zum Wohlergehen anderer davon weisen Gebrauch machen können. Vielleicht werden Sie sich von Lebenssituationen überrascht finden, in denen spontan und ungefragt eine neue, klarere Perspektive auf alles Geschehen aufkommt. Sie werden vielleicht erstaunt sein, wenn diese eine Form von Weite in Ihrem Herzen und Ihrem Geist annimmt, die ein Gefühl von Freiheit mit sich bringt – Freiheit, in einem klügeren Bezug zu dem zu stehen, was geschieht, und Freiheit, loszulassen, wenn es angemessen ist, und auf Wegen weiterzugehen, die vorher unmöglich, ja undenkbar erschienen sind. Sie sind dabei, eine innere Weisheit in Ihnen selbst zu entdecken, eine Weisheit, die Ihre Gefühle und Ihr Leben verwandeln kann. Wenn Sie diese erst einmal selbst erschmeckt und die Möglichkeit gesehen haben, noch tiefer aus dieser Quelle zu trinken, wird nichts je wieder genauso sein, wie es einmal war.

Die Praxis für das achtwöchige Achtsamkeitsprogramm auf einen Blick	
Woche	**Tägliche Praxis**
1	Body Scan (Titel 2 und 3) Achtsamkeit im täglichen Leben
2	Body Scan (Titel 3) Kalender für angenehme Ereignisse Zehnminütiges Sitzen mit Gewahrsein des Atems (Titel 5)
3	Achtsames Yoga im Stehen, Atem und Körper (Titel 4, 5 & 6) Yoga (siehe Text auf den Seiten 160 und 305 – 307) Kalender für unangenehme Ereignisse Dreiminütiger Atemraum (Titel 8)
4	Achtsames Yoga im Stehen, Atem und Körper (Titel 4, 5 & 6) Gewahrsein angenehmer / unangenehmer Gefühle Dreiminütiger Atemraum (Titel 8)
5	Achtsamkeit auf den Atem und den Körper (Titel 5 & 6), dann eine Schwierigkeit erforschen Dreiminütiger Atemraum (Titel 8)
6	Achtsamkeit auf den Atem, den Körper, auf Geräusche und Gedanken (Titel 5, 6 und 7) Dreiminütiger Atemraum (Titel 8), die Gedankentür öffnen
7	Wechseln Sie ab zwischen (1) einer Meditation Ihrer Wahl (ohne Anleitung; vierzig Minuten pro Tag) und (2) Achtsamkeit auf den Atem, den Körper, auf Geräusche und Gedanken (Titel 5, 6 & 7) Dreiminütiger Atemraum (Titel 8), die Tür des geschickten Handelns öffnen
8	Der Rest Ihres Lebens: Wählen Sie eine Struktur für die formale und für die informelle Achtsamkeitspraxis, die Sie aufrechterhalten können.

Kalender für angenehme Ereignisse

Seien Sie sich eines angenehmen Ereignisses gewahr, während es geschieht. Nutzen Sie die folgenden Fragen, um Ihr Gewahrsein auf die Einzelheiten der Erfahrung zu richten, während sie sich abspielt. Schreiben Sie das Erlebte sobald wie möglich danach auf.

Worin bestand die Erfahrung?	**Wie hat sich Ihr Körper während dieser Erfahrung angefühlt?** (Gehen Sie ins Detail)	**Welche Gedanken oder Bilder gingen mit diesem Ereignis einher?** (Schreiben Sie die Gedanken auf; beschreiben Sie die Bilder).	**Welche Stimmungen, Gefühle und Emotionen haben dieses Ereignis begleitet?**	**Welche Gedanken gehen Ihnen durch den Kopf, während Sie dies jetzt aufschreiben?**
Beispiel Nach der Schicht nach Hause gefahren – angehalten, einen Vogel singen gehört	Entspannung im Gesicht; spürte, wie meine Schultern nach unten sinken; Mundwinkel heben sich	„Das ist gut“, „Wie schön“ (der Vogel), „Es tut so gut, draußen zu sein.“	Erleichterung, Freude	Es war so etwas Kleines, aber ich bin froh, dass ich es wahrgenommen habe.
Montag				
Dienstag				
Mittwoch				

Worin bestand die Erfahrung?	Wie hat sich Ihr Körper während dieser Erfahrung angefühlt? (Gehen Sie ins Detail)	Welche Gedanken oder Bilder gingen mit diesem Ereignis einher? (Schreiben Sie die Gedanken auf; beschreiben Sie die Bilder).	Welche Stimmungen, Gefühle und Emotionen haben dieses Ereignis begleitet?	Welche Gedanken gehen Ihnen durch den Kopf, während Sie dies jetzt aufschreiben?
Donnerstag				
Freitag				
Samstag				
Sonntag				

Kalender für unangenehme Ereignisse

Seien Sie sich eines unangenehmen Ereignisses gewahr, während es geschieht. Nutzen Sie die folgenden Fragen, um Ihr Gewahrsein auf die Einzelheiten der Erfahrung zu richten, während sie sich abspielt. Schreiben Sie das Erlebte sobald wie möglich danach auf.

Worin bestand die Erfahrung?	**Wie hat sich Ihr Körper während dieser Erfahrung angefühlt?** (Gehen Sie ins Detail)	**Welche Gedanken oder Bilder gingen mit diesem Ereignis einher?** (Schreiben Sie die Gedanken auf; beschreiben Sie die Bilder).	**Welche Stimmungen, Gefühle und Emotionen haben dieses Ereignis begleitet?**	**Welche Gedanken gehen Ihnen durch den Kopf, während Sie dies jetzt aufschreiben?**
Beispiel Habe in der Bank in der Schlange gewartet und jemand hat sich vorgedrängt.	Augen haben sich verengt, mein Kiefer hat sich verspannt, dann sind mir die Schultern runtergesackt.	„Ich sollte energischer sein", „Wenn ich nicht so unsichtbar wäre, würde man mich nicht so rumschubsen."	War wütend und habe mich ausgenutzt gefühlt. Dann Schuldgefühle, dass ich nicht für mich selbst eingestanden bin.	„Wenn mir irgendwas ungerecht erscheint, gebe ich immer mir selbst die Schuld."
Montag				
Dienstag				
Mittwoch				

Worin bestand die Erfahrung?	**Wie hat sich Ihr Körper während dieser Erfahrung angefühlt?** (Gehen Sie ins Detail)	**Welche Gedanken oder Bilder gingen mit diesem Ereignis einher?** (Schreiben Sie die Gedanken auf; beschreiben Sie die Bilder).	**Welche Stimmungen, Gefühle und Emotionen haben dieses Ereignis begleitet?**	**Welche Gedanken gehen Ihnen durch den Kopf, während Sie dies jetzt aufschreiben?**
Donnerstag				
Freitag				
Samstag				
Sonntag				

Weiterführende Literatur, Materialien aus dem Internet und Retreat-Zentren

In diesem Abschnitt möchten wir Ihnen einen Überblick darüber geben, wie Sie die Arbeit weiter vertiefen können, die Sie mit diesem Buch begonnen haben. Wir beginnen mit einigen Vorschlägen zur weiterführenden Lektüre.

In Jon Kabat-Zinns Buch *Gesund durch Meditation. Das große Buch der Selbstheilung* wird das Programm „Stressbewältigung durch Achtsamkeit", das von der Medizinischen Fakultät der Universität von Massachusetts durchgeführt wird, detailliert beschrieben. Das Buch bietet gleichzeitig eine hervorragende Einführung in das Achtsamkeitstraining. Jon Kabat-Zinn ist außerdem der Autor von *Im Alltag Ruhe finden. Meditationen für ein gelassenes Leben*, einem Buch, in dem erkundet wird, wie man Achtsamkeit ins tägliche Leben einbringen kann. Es beinhaltet eine große Auswahl an Vorschlägen für die formale und für die informelle Praxis. Sein neuestes Buch, *Zur Besinnung kommen. Die Weisheit der Sinne und der Sinn der Achtsamkeit in einer aus den Fugen geratenen Welt*, bindet detaillierte Vorschläge zur Praxis in einen größeren Kontext ein, in dem es um die Sinne (einschließlich der Achtsamkeit als eines eigenständigen Sinnes) geht: Die Sinne stellen tiefe, nichtbegriffliche Wege des Wissens dar, die unsere Gedanken und Gefühle auf kraftvolle Art und Weise ergänzen und sie ins Gleichgewicht bringen können. Das Buch erforscht eine Reihe von praktischen Möglichkeiten, wie wir Achtsamkeit in unser Leben bringen und wie wir nicht nur unsere Sichtweise, sondern auch unsere

Selbstwahrnehmung erweitern und ihr erlauben können, unsere Fähigkeit zu Mitgefühl, Weisheit und Heilung zu fördern und zu nähren. Wenn Sie sich für die einzigartige Herausforderung interessieren, Kinder großzuziehen, sowie für die Möglichkeit, wie man das Elternsein selbst als eine Form von intensiver Achtsamkeitspraxis erlebt, während man gleichzeitig all seinen anderen Verpflichtungen und Berufungen nachkommt, dann könnten Sie das Buch *Mit Kindern wachsen. Die Praxis der Achtsamkeit in der Familie* zu Rate ziehen, in dem es um das achtsame Leben mit Kindern geht und das von Jon und seiner Frau Myla Kabat-Zinn geschrieben wurde.

Schließlich könnte es, wenn Sie Psychotherapeut*in oder psychologische/r Berater*in sind und wissen möchten, wie Achtsamkeit in Ihren Ansatz zur Behandlung von Depressionen eingehen könnte, von Nutzen sein, das Buch *Mindfulness-Based Cognitive Therapy for Depression: A New Approach to Preventing Relapse* (Zindel Segal, Mark Williams und John Teasdale; Guilford Press, 2002) zu lesen.

Vielleicht ist es auch von Wert für Sie, die Internet-Seite des *Center for Mindfulness in Medicine, Health Care, and Society* an der Medizinischen Fakultät der Universität von Massachusetts (**www.umassmed.edu/cfm**) zu besuchen, wo das MBSR-Programm ins Leben gerufen wurde, sowie die Website des *Centre for Mindfulness Research and Practice* an der Universität von Wales in Bangor, Großbritannien (**www.bangor.ac.uk/mindfulness**). Besuchen Sie, um sich über neuere Entwicklungen auf dem Laufenden zu halten, **www.mbct.co.uk** oder **www.mbct.com**.

Wenn Sie sich entschließen, die Praxis der Achtsamkeit noch weiter voranzutreiben, ist es normalerweise sehr wichtig, direkt bei erfahrenen Meditationslehrer *innen zu lernen und persönlich von ihnen unterrichtet zu werden (Orte, wo man damit beginnen kann, sind unten aufgeführt). Allerdings werden Sie es zunächst vielleicht als hilfreich empfinden, eine Reihe von Möglichkeiten zu verfolgen, wie Sie Ihre Praxis selbstständig aufbauen können, indem Sie geführte Übungen verwenden, die genau zum Zwecke des eigenständigen Übens entwickelt worden sind. Wie bereits an früherer Stelle erwähnt, können die in unseren Achtsamkeitsprogrammen verwendeten Hilfsmittel hierfür sein und Ihnen eine erweiterte Perspektive für Ihre eigene Meditationspraxis geben. Alle wesentlichen Meditationsanleitungen von Jon Kabat-Zinn sind auf deutsch im

Arbor Verlag erschienen. Sie finden Sie auf www.arbor-verlag.de unter den Titeln *Die MBSR-Yogaübungen, Die heilende Kraft der Achtsamkeit* und*Stressbewältigung durch die Praxis der Achtsamkeit.*

Wenn Sie darüber hinaus die Praktiken in der Form ausprobieren möchten, wie sie beim MBCT-Programm in Oxford von Mark Williams verwendet werden, dann finden Sie die originalen Übungen (auf englisch) hier: https://mbct.co.uk/cd-set/. Wie wir vorhin angemerkt haben, kann es sehr hilfreich sein, die eigene Meditationspraxis durch den persönlichen Kontakt zu erfahrenen Meditationslehrer*innen zu vertiefen. Bitte beachten Sie, dass es sehr viele unterschiedliche Formen von Meditation gibt. Wenn Sie den in diesem Buch erkundeten Ansatz weiter verfolgen möchten, so sollten Sie sich eine Tradition und eine(n) Lehrer*in suchen, die in der Form und im Geiste mit dem hier Dargestellten übereinstimmen. In der Praxis bedeutet das aller Wahrscheinlichkeit nach, die Lehrangebote zu erkunden, die von und MBSR-Lehrer*innen aus der Tradition der westlichen Einsichtsmeditation angeboten werden. Informationen über diese Zentren erhalten Sie über folgende Adressen:

- deutsch: Arbor-Seminare gGmbH; Alice-Salomon-Straße 4; 79111 Freiburg (**https://www.arbor-seminare.de/achtsamkeitslehrer**)
- englisch z.B.: Gaia House, West Ogwell, Newton Abbot, Devon, TQ12 6EN, England (**www.gaiahouse.co.uk**)

Informationen erhalten Sie auch unter: **www.arbor-verlag.de**

Weitere Informationen über Zentren sind direkt oder über Links über die folgende Website erhältlich: **www.dharma.org.**

Literaturhinweise

Baer, Ruth, *Mindfulness-Based Treatment Approaches: Clinician's Guide to Evidence Base and Applications*. Academic Press, 2005.

Bennett-Goleman, Tara, *Emotionale Alchemie. Der Schlüssel zu Glück und innerem Frieden*. Fischer, 2004.

Brach, Tara, *Mit dem Herzen eines Buddha. Heilende Wege zu Selbstakzeptanz und Lebensfreude*, Droemer Knaur, 2006.

Feldman, Christina / Kornfield, Jack, *Geschichten, die der Seele gut tun*. Arbor, 2004.

Germer, Christopher, et al. (Eds.), *Mindfulness and Psychotherapy*, Guilford Press, 2005.

Goldstein, Joseph und Kornfield, Jack, *Einsicht durch Meditation. Die Achtsamkeit des Herzens*, Arbor, 2005.

Greenberger, Dennis und Padesky, Christine A., *Gedanken verändern Gefühle. Fertigkeiten, um Stimmungen, Verhalten und Beziehungen grundlegend zu verbessern – Ein Handbuch für Veränderung*, Junfermannsche Verlagsbuchhandlung, 2007.

Hanh, Thich Nhat, *Das Wunder der Achtsamkeit. Einführung in die Meditation,* Theseus Verlag, Berlin ^{10}2001.

Hayes, Steven et al. (Hg.), *Akzeptanz und Commitment Therapie*. Cip-Medien-Verlag, 2007.

Hayes, Steven, *Get Out of Your Head and into Your Life: The New Acceptance and Commitment Therapy,* New Harbinger, 2005.

Kabat-Zinn, Jon, *Zur Besinnung kommen. Die Weisheit der Sinne und der Sinn der Achtsamkeit in einer aus den Fugen geratenen Welt,* Arbor, 2005.

Kabat-Zinn, Jon, *Gesund durch Meditation. Das große Buch der Selbstheilung,* Fischer, 2006.

Kabat-Zinn, Jon, *Im Alltag Ruhe finden. Meditationen für ein gelassenes Leben*, Fischer, Frankfurt, 2007.

Kabat-Zinn, Myla und Jon, *Mit Kindern wachsen. Die Praxis der Achtsamkeit in der Familie,* Arbor, 2006.

Kornfield, Jack, *Frag den Buddha – und geh den Weg des Herzens*, Kösel, 2000.

Linehan, Marsha, *Skills Training Manual for Treating Borderline Personality Disorder, Guilford Press,* 1993.

Nolen-Hoeksma, Susan, *Warum Frauen zu viel denken. Wege aus der Grübelfalle,* Eichborn, 2004.

Rosenberg, Larry, *Mit jedem Atemzug. Buddhas Weg zu Achtsamkeit und Einsicht,* Arbor, 2002.

Salzberg, Sharon, *Metta Meditation. Buddhas revolutionärer Weg zum Glück,* Arbor, 2003.

Santorelli, Saki, *Zerbrochen und doch ganz. Die heilende Kraft der Achtsamkeit,* Arbor, 2000.

Schwartz, Jeffrey & Begley, Sharon, *The Mind and the Brain: Neuroplasticity and the Power of Mental Force*, Regan, 2003.

Segal, Zindel, Williams, Mark und Teasdale, John, *Mindfulness-Based Cognitive Therapy for Depression: A New Approach to Preventing Relapse,* Guilford Press, 2002.

Siegel, Daniel J., *Das achtsame Gehirn*, Arbor, 2007.

Anmerkungen

Einführung: Wenn Sie es leid sind, sich schon so lange schlecht zu fühlen

Seite 13 // **Depressionen verursachen großes Leid**: Viele Autoren haben die Depression aus ihren eigenen Erfahrungen heraus auf eine Weise erforscht, die hilfreich für andere ist. Die Beschreibungen von Depressionen und anderer Stimmungsprobleme in diesem Absatz stammen aus Kay Redfield Jamisons (1995) *An Unquiet Mind* (New York: Knopf), Andrew Solomons (2001) *The Noonday Demon* (New York: Scribner) sowie William Styrons (1994) *Darkness Visible* (New York: Random House).

Seite 15 //**...die drei oder mehr depressive Phasen durchlebt haben:** Teasdale, J. D., Segal, Z. V., William, J. M. G., Ridgeway, V., Soulsby, J. & Lau, M. (2000), Prevention of relapse/recurrence in major depression by mindfulness-based cognitive therapy. *Journal of Consulting and Clinical Psychology, 68*, S. 615–623. Ma, S. H., & Teasdale, J. D. (2004). Mindfulness-based cognitive therapy for depression: Replication and exploration of differential relapse prevention effects. *Journal of Consulting and Clinical Psychology, 72,* S. 31–40.

Seite 18 // **Auch bei psychologischen Problemen wie Angst- und Panikzuständen:** Kabat-Zinn, J. (Original 1990)/(1991). *Gesund durch Meditation. Das große Buch der Selbstheilung.* ...: O. W. Barth Verlag. Kabat-Zinn, J. (Original 1994)/(2007), *Im Alltag Ruhe finden. Meditationen für ein gelassenes Leben*. Freiburg: Firscher. Kabat-Zinn, J., Lipworth, L., Burney, R., & Sellers, W. (1986). Four-year follow up of a meditation based program for the self-regulation of chronic pain: Treatment outcomes and compliance. *Clinical Journal of Pain,*

2, S. 159–173. Kabat-Zinn, J., Massion, A. O., Kristeller, J., Peterson, L. G., Fletcher, K. E., Pbert, L., et al. (1992), Effectiveness of a meditation-based stress reduction program in the treatment of anxiety disorders. *American Journal of Psychiatry, 149,* S. 936–943.

Veränderungen in den Gehirnaktivitätsmustern, von denen wir wissen, dass sie negativen Emotionen zugrunde liegen: Davidson, R. J., Kabat-Zinn, J., Schumacher, J., Rosenkranz, M., Muller, D., Santorelli, S., et al. (2003), Alterations in brain and immune function produced by mindfulness meditation. *Psychosomatic Medicine*, 65, S. 557–564.

1 „Oh nein, jetzt geht das schon wieder los!" Warum das Elend nicht aufhört

Seite 31 // **Zahlen, die zeigen, wie hoch die Rückfallquote ist:** Keller, M. B., Lavori, P. W., Lewis, C. E., & Klermann, G. L., (1983), Predictors of relapse in major depressive disorder: *Journal of American Medical Association*, 250, S. 3299–3304. Paykel, E. S., Ramana, R., Cooper, Z., Hayhurst, H., Kerr, J., & Barocka, A. (1995), Residual symptoms after partial remission: An important outcome in depression. *Psychological Medicine*, 25, S. 1171–1180. Consensus Development Panel. (1985). NIMH/NIH Consensus Development Conference Statement: Mood disorders – Pharmacologic prevention of recurrence. *American Journal of Psychiatry, 142,* S. 469–476.

Seite 33 // **Etwa 12 Prozent der Männer und 20 Prozent der Frauen leiden zu irgendeiner Zeit in ihrem Leben an einer Major Depression:** Weissman, M., & Olfson, M. (1995), Depression in women: Implications for health care research. *Science*, 269, S. 799–801.

Ein beträchtlicher Anteil der Betroffenen erlebt eine erste vollständige Episode in der späten Kindheit oder Pubertät: Kessler, R., Berglund, P., Demler, O., Jin, R., Koretz, D., Merikangas, K., et al. (2003), The epidemiology of major depressive disorder: Results from the National Comorbidity Survey Replication (NCS-R). *Journal of the American Medical Association*, 289, S. 3095–3105.

In 15 bis 39 Prozent der Fälle leiden die Betroffenen ein Jahr nach dem Auftreten der Symptome nach wie vor an einer klinischen Depression: Berti Ceroni, G., Neri, C., & Pezzoli, A. (1984), Chronicity in major depression: A naturalistic prospective study. *Journal of Affective Disorders, 7,* S. 123–132.

In 22 Prozent der Fälle besteht die Depression auch nach zwei Jahren noch fort: Keller, M., Klerman, G., Lavori, P., Coryell, W., Endicott, J., & Taylor, J. (1984), Long-term outcome of episodes of major depressionh: Clinical and public health significance. *Journal of the American Medical Association, 252,* S. 788–792.

Mit jeder depressiven Episode erhöht sich die Chance, dass die Betroffenen eine weitere depressive Episode durchleben werden, um 16 Prozent: Solomon, D., Keller, M., Mueller, T., Lavori, P., Shea, T., Coryell, W., et al. (2000), Multiple recurrences of major depressive disorder. *American Journal of Psychiatry, 157,* S. 229–233.

In den Vereinigten Staaten nehmen zehn Millionen Menschen rezeptpflichtige Antidepressiva ein: Olfson, M., Marcus, S., Druss, B., Elinson, L., Tanielian, T., & Pincus, H. (2002). National trends in the outpatient treatment of depression. *Journal of the American Medical Association, 287,* S. 203–209.

Seite 31 // **Wegweisende Forscher wie Aaron Beck:** Beck, A. T. (1976). *Cognitive Therapy and the Emotional Disorders.* New York: International Universities Press. (1995), Kognitive Therapie der Persönlichkeitsstörungen. Weinheim: Beltz.

Seite 33 // **Major Depression:** Die diagnostischen Kriterien für die rezidivierende depressive Störung stammen aus: American Psychiatric Association. (2000), *Diagnostic and Statistical Manual of Mental Disorders* (4th ed., text revision). Washington, DC: Author.

Seite 36 // **… dass eine traurige Stimmung umso eher Gefühle von geringem Selbstwert und Selbstanklagen mit sich bringt:** Teasdale, J. D., & Cox, S. G. (2001), Dysphoria: Self-devaluative and affective components in recovered depressed patients and never depressed controls. *Psychological Medicine*, 31, S. 1311–1316.

Seite 41 // **Fragebogen automatisch auftretender Gedanken:** Hollon, S. D., & Kendall, P. (1980), Cognitive self-statements in depression: Development of an Automatic Thoughts Questionnaire. *Cognitive Therapy and Research,* 4, S. 383–395.

Seite 42 // **… weil sie körperliche Schmerzen haben, die sie sich nicht erklären können:** Vastag, B. (2003). Scientists find connection in the brain between physical and emotional pain. *Journal of the American Medical Association*, 290, S. 2389–2390.

Seite 43 // **In einer Studie wurden die Versuchspersonen von Psychologen gebeten, sich Zeichentrickfilme anzusehen:** Strack, F., et al. (1988), Inhibiting and facilitating conditions of the human smile: A nonobtrusive test of the facial feedback hypothesis. *Journal of Personality and Social Psychology, 54,* S. 768–777.

Die unfreiwilligen Stirnrunzler bewerteten die Trickfilme als wesentlich weniger lustig: Laird, J. D. (1974), Self-attribution of emotion: The effects of expressive behaviour on the quality of emotional experience. *Journal of Personality and Social Psychology*, 54, S. 475–486.

In einer dritten Studie wurde festgestellt, dass die Tatsache, ob Menschen den Kopf schüttelten oder nickten…: Wells, G. L., & Petty, R. E. (1980), The effects of head movements on persuasion. *Basic and Applied Social Psychology, 1,* S. 219–230.

Seite 46 // **Professorin Marie Åsberg:** Professor Åsberg hat dieses Schema bei ihren Vorträgen verwendet, um zu veranschaulichen, wie ein Zustand von Erschöpfung oder „Burnout" fortschreiten kann – besonders dann, wenn die Menschen es nicht bemerken und keine Maßnahmen ergreifen, wenn sich die ersten Symptome zeigen.

2 Die heilende Kraft des Gewahrseins: Schritte in die Freiheit

Seite 50 // **Die wichtigsten davon sind Freude, Traurigkeit, Angst, Ekel und Zorn:** Ekman, P., & Davidson, R. J. (1995), *The Nature of Emotion: Fundamental Questions.* New York: Oxford University Press.

Seite 56 // **Die Gedächtnisforscher Duncan Godden und Alan Baddeley:** Godden, D., & Baddeley, A. D. (1980), When does context influence recognition memory? *British Journal of Psychology, 71,* S. 99–104.

Wenn wir in jene Stimmungslage zurückkehren … ob wir es wollen oder nicht. Eich, E. (1995), Searching for mood-dependent memory. *Psychological Science, 6,* S. 67–75.

Seite 57 // **… in der Gegenwart durch das geringste Gefühl von Niedergeschlagenheit wieder neu aktiviert werden:** Bennet-Goleman, T. (2001), *Emotional Alchemy: How the Mind Can Heal the Heart.* New York: Harmony Books.

Seite 63 // **… als der Tun-Modus seine Hilfsversuche startete:** Strauman, T. J., & Higgins, E. T. (1987), Automatic activation of self-discrepancies and emotional syndromes: When cognitive structures influence affect. *Journal of Personality and Social Psychology, 53,* S. 1004–1014.

Also bombardieren wir uns weiter mit Fragen … Womit habe ich das verdient?: Diese Fragen sind einem Maßsystem für das Grübeln entnommen, das von Susan Nolen-Hoeksema erstellt wurde. Siehe Nolen-Hoeksema, S., *Warum Frauen zu viel denken. Wege aus der Grübelfalle,* Eichborn, 2004.

Seite 64 // **… wir glauben, dadurch werde sich ein Weg zeigen, wie wir unsere Probleme lösen können:** Papageorgiou, C., & Wells, A., (2001). Positive beliefs about depressive rumination: Development and preliminary validation of a self-report scale. *Behavior Therapy,* 32, S. 13–26. Watkins, E., & Baracaia, S. B. (2001), Why do people in dysphoric moods ruminate? *Personality and Individual Differences,* 30, S. 723–234.

… dass Grübeln genau das Gegenteil bewirkt: Tatsächlich nimmt unsere Fähigkeit, Probleme zu lösen, während des Grübelns erheblich ab: Lyubomirsky, S., & Nolen-Hoeksema, S. (1995), Effects of self-focused rumination on negative thinking and interpersonal problem solving. *Journal of Personality and Social Psychology*, 69, S. 176–190.

3 Achtsamkeit kultivieren: Ein erster Vorgeschmack

Seite 84 // **… während Sie über den Campus der *Cornell University* gingen:** Simons, D. S., & Levin, D. T. (1998), Failure to detect changes to people during a real-world interaction. *Psychonomic Bulletin and Review, 5,* S. 644–649.

Seite 86 // **… wenden wir dem Geschirrspülen nicht unsere volle Aufmerksamkeit zu:** Thich Nhat Hanh. (Original 1975) (10 2001), D*as Wunder der Achtsamkeit. Einführung in die Meditation,* Theseus Verlag, Berlin (von dem dieses Beispiel adaptiert wurde.)

Seite 87 // **Sonst bleibt nur „die Hoffnung, dass irgendwann einmal Frieden sein wird“:** Thich Nhat Hanh. (1988), *The Sun My Heart.* Berkeley: Parallax Press (S. 125).

Seite 90 // **Wo Interesse ist, folgt eine natürliche, ungezwungene Aufmerksamkeit:** Feldman, Christina / Kornfield, Jack, *Geschichten, die der Seele gut tun.* Arbor Verlag.

Seite 91 // **… dass achtsames Gewahrsein die Abläufe erleichtert und weniger anstrengend macht:** Rosenberg Larry (Original 1998) (2002), *Mit jedem Atemzug. Buddhas Weg zu Achtsamkeit und Einsicht,* Arbor Verlag.

4 Der Atem: Tor zum Gewahrsein

Seite 99 // **Man kann den Geist zu nichts zwingen. Wenn man es doch versucht, wird einem nicht gefallen, was dabei herauskommt,:** Diese Geschichte wird erzählt von Ngakpa Chögyam (1988) in *Journey into Vastness: A Handbook of Tibetan Meditation Techniques.* Longmead, Shaftesbury, Dorset, UK: Element Books (S. 28–32).

Versuchen Sie, nicht an einen weißen Bären zu denken: Vergleichen Sie Wegner, D. M. (1989), *White Bears and Other Unwanted Thoughts: Suppression, Obsession, and the Psychology of Mental Control.* New York: Guilford Press.

… dass das, wogegen wir uns wehren, fortbesteht, wenn wir versuchen, Gedanken auf diese Weise zu unterdrücken,: Wegner, D. M. (2002), *The Illusion of Conscious Will.* Cambridge, MA: MIT Press.

Seite 100 // **… verwenden wir wahrscheinlich große geistige Anstrengungen darauf, das Negativdenken in seine Schranken zu verweisen:** Wenzlaff, R. M., & Bates, D. E. (1998). Unmasking a cognitive vulnerability to depression: How lapses in mental control reveal depressive thinking. *Journal of Personality and Social Psychology,* 75, S. 1559–1571.

Diejenigen, die mehr Anstrengungen darauf verwenden, Negatives aus ihrem Denken fernzuhalten, sind am Ende depressiver als jene, die das nicht tun: Rude, S. S., Wenzlaff, R. M., Gibbs, B., Vane, J., & Whitney, T. (2002), Negative processing biases predict subsequent depressive symptoms. *Cognition and Emotion*, 16, S. 423–440.

… indem die Netzwerke im Gehirn, die dem gewählten Gegenstand entsprechen, aktiviert und gleichzeitig diejenigen Netzwerke gehemmt werden, die zu wetteifernden Ansprüchen an die Aufmerksamkeit gehören, ohne dass Zwang angewendet werden müsste: Laberge, D. (1995), Computational and anatomical models of selective attention in object identification. In M. S. Gazzaniga (Ed.), *The Cognitive Neurosciences.* Cambridge, MA: MIT Press (S. 649–663). Selective attention in distributed brain systems. In M. I. Posner (Ed.), *Cognitive Neuroscience of Attention.* New York: Guilford Press (S. 105–113). Posner, M. I., & Rothbart, M. K. (1991), Attentional mechanisms and conscious experience. In A. D. Milner & M. D. Rugg (Eds.), *The Neuropsychology of Consciousness.* London: Academic Press (S. 96).

6 Wieder in Kontakt mit unseren Gefühlen kommen – mit denen, die wir mögen, mit denen, die wir nicht mögen, und mit denen, von denen wir nicht wissen, dass wir sie haben

Seite 153 // **Der Psychologe Steve Hayes und seine Kollegen:** Hayes, S. C., Wilson, K. G., Gifford, E. V., Follette, V. M., & Strosahl, K. (1996), Experiential avoidance and behavioural disorders: A functional dimensional approach to diagnosis and treatment. *Journal of Consulting and Clinical Psychology*, 64, S. 1152–1168.

Seite 156 // **Wir brauchen einen effektiven Weg, uns auf Körperwahrnehmungen und Gefühle einzustimmen:** Siehe Gendlin, E. (1998), *Focusing*. Selbsthilfe bei der Lösung persönlicher Probleme. Reinbek: Rowohlt TB. Damasio, A. R. (1994), *Descartes' Irrtum: Fühlen, Denken und das menschliche Gehirn.* München: List Verlag.

Seite 159 // **… ein ähnliches Irrgartenspiel bei einem interessanten Experiment mit Collegestudenten:** Friedman, R., S., & Forster, J. (2001), The effects of promotion and prevention cues on creativity. *Journal of Personality and Social Psychology, 81*, S. 1001–1013.

Seite 166 // **Wir brauchen nichts Zusätzliches zu machen:** Siehe Goldstein, J. (1999), *Vipassana-Meditation. Die Praxis der Freiheit.* Freiamt: Arbor Verlag.

Seite 177 // **Das leuchtende Feld / The Bright Field:** R. S. Thomas (1995), *Collected Poems 1945–1990.* (London: Phoenix).

7 Unsere Gefühle zu Freunden machen

Seite 180 // **… da Sie doch nicht wissen, was diese Zustände an Ihnen arbeiten:** Rilke, R. M. (2006), *Briefe an einen jungen Dichter/ Briefe an eine junge Frau.* Zürich: Diogenes Verlag.

Seite 195 // **Amandas Geschichte:** Segal, Z. V., Williams, J. M. G., & Teasdale, J. D. (2002), *Mindfulness-Based Cognitive Therapy for Depression: A New Approach to Preventing Relapse.* New York: Guilford Press (S. 231).

Seite 201 // **Das Gasthaus /The Guest House:** Barks, C, & Moyne, J. (trans.) (1997). *The Essential Rumi.* San Francisco: HarperCollins.

8 Gedanken als Schöpfungen des Geistes erkennen

Seite 207 // **… ist uns allen zugänglich, wenn wir den Mut haben, hinzuschauen:** Siehe Beck, A. T. (1976). *Cognitive Therapy and the Emotional Disorders.* New York: International Universities Press.

Seite 215 // **… befinden wir uns vielleicht in einem geistigen Umfeld, das ganz anders ist als an jenem Ort, wo wir aufgesprungen sind:** Goldstein, J. (1999), *Vipassana-Meditation. Die Praxis der Freiheit.* Freiamt: Arbor Verlag.

Seite 223 // **Der Schlüssel dafür, aus den Fesseln der Angst zu erwachen:** Brach, T. (2006), *Mit dem Herzen eines Buddha. Heilende Wege zu Selbstakzeptanz und Lebensfreude*. München: Droemer Knaur.

9 Achtsamkeit im Alltag: „Sich eine Atempause gönnen"

Seite 229 // **Daran zu denken, achtsam zu sein: Das ist die große Herausforderung:** Feldman, C. (2004), Feldman, Christina / Kornfield, Jack, *Geschichten, die der Seele gut tun*. Arbor Verlag.

Seite 255 // **Solche Aktivitäten aufzunehmen oder wieder aufzunehmen kann uns unverhoffte Kraft geben:** Es gibt einige sehr wirksame Strategien gegen klinische Depressionen, die sich ausschließlich auf die Beteiligung an Aktivitäten gründen. Martell, C. R., Addis, M. E., & Jacobson, N. S. (2001), *Depression in Context: Strategies for Guided Action*. New York: Norton.

10 Vollkommen lebendig: Sich von chronischer Unzufriedenheit befreien

Seite 265 // **Ich glaube, was wir wirklich suchen, ist eine Erfahrung des Lebendigseins:** Campbell, J. with Moyers, B. (2000), *Die Kraft der Mythen*. Bilder der Seele im Menschen. Düsseldorf: Artemis & Winkler.

Arnold Lobel erzählt einen Tag im Leben von Toad, der Kröte: Lobel, A. (1972), A List. In: *Frog and Toad Together*. London: HarperCollins (S. 4–17), Das große Buch von Frosch und Kröte, DTV, 2008.

Seite 266 // **An einer Stelle in seinem Buch „Gesund durch Meditation":** Kabat-Zinn, J. (1991), *Gesund und stressfrei durch Meditation. Das große Buch der Selbstheilung*. Frankfurt a.M.: O. W. Barth.

Seite 277 // **Thich Nhat Hanh … wenn er Bücher mit der Hand binde:** Thich Nhat Hanh (1991), *The Sun My Heart*. London: Rider (S. 18, 23).

Seite 278 // **Fünf Schritte, um während des Tages Achtsamkeit zu praktizieren … Untersuchen Sie das, was Sie ablenkt:** Rosenberg, Larry, *Mit jedem Atemzug. Buddhas Weg zu Achtsamkeit und Einsicht,* Arbor, 2002. **Achtsamkeit im Alltag:** Adaptiert von Madeline Klyne, Lehrerin in der Stressreduktionsklinik der Medizinischen Fakultät an der Universität Massachussetts.

Seite 282 // **Die Zeit wird kommen / Love after Love:** Walcott, D. (1986). *In Collected Poems 1948–1984*. New York: Farrar, Straus & Giroux.

11 Alles zusammenbringen: Das Achtsamkeitsprogramm in Ihr Leben einbinden

Seite 300 // **Kalender für angenehme Ereignisse:** Adaptiert aus Kabat-Zinn, J. (1991). *Gesund durch Meditation. Das große Buch der Selbstheilung*. Frankfurt a.M.: O. W. Barth.

Seite 302 // **Kalender für unangenehme Ereignisse:** Adaptiert aus Kabat-Zinn, J. (1991), *Gesund durch Meditation. Das große Buch der Selbstheilung*. Frankfurt a. Main: O.W. Barth.

Über die Autoren

Mark Williams

ist Professor für Klinische Psychologie und leitender Forschungsbeauftragter des Wellcome Trust an der Universität Oxford in Großbritannien. Von 1983 bis 1991 arbeitete er als Forschungswissenschaftler an der Medical Resarch Council's Cognition and Brain Sciences Unit in Cambridge. Danach war er Professor für Klinische Psychologie an der Universität Wales in Bangor, wo er das Institute of Medical and Social Care Research (IMSCaR) sowie das Center for Mindfulness Research and Practice (Zentrum für Achtsamkeitsforschung und -praxis) gründete. Dr. Williams ist Autor von *The Psychological Treatment of Depression* und *Cry of Pain: Understanding Suicide and Self-Harm* sowie Ko-Autor von *Mindfulness-Based Cognitive Therapy for Depression: A New Approach to Preventing Relapse.* Seine Forschungen im Bereich der klinischen und der experimentellen Psychologie konzentrieren sich auf das Verständnis der psychologischen Prozesse, die Depressionen und Suizidverhalten zugrunde liegen, sowie auf die Entwicklung neuer psychologischer Behandlungsmethoden.

John Teasdale

hat als Forschungsbeauftragter zunächst im Fachbereich Psychiatrie der Universität Oxford und danach in der Cognition and Brain Sciences Unit in Cambridge gearbeitet. Beide Stellen wurden vom Medical Research Council finanziert. Außerdem war er Gastprofessor am Institut für Psychiatrie der Universität London. Er ist Mitverfasser von *Affect, Cognition, and Change* sowie von *Mindfulness-Based Cognitive Therapy for Depression: A New Approach to Preventing Relapse.* In seinen Forschungsarbeiten hat Dr. Teasdale grundlegende psychologische Prozesse sowie die Anwendung jener Erkenntnisse auf die Entwicklung von Therapien für emotionale Störungen untersucht. Über viele Jahre beinhalteten diese Forschungen die Untersuchung kognitiver Ansätze zum Verständnis und der Behandlung der Major Depression. Dr. Teasdale war einer der Pioniere der kognitiven Therapieforschung in Großbritannien. In jüngerer Zeit haben die Ergebnisse seiner früheren Forschungen in der Entwicklung und Evaluation einer achtsamkeitsbasierten kognitiven Therapie Verwendung gefunden. Dr. Teasdale ist kürzlich in den Ruhestand getreten, verfolgt jedoch weiterhin seine Interessen in der Praxis, dem Studium und der Lehre von Meditation und Achtsamkeitstraining.

Zindel Segal

hat den Morgan-Fireston-Lehrstuhl für Psychotherapie an der Universität Toronto inne. Er ist Leiter der Cognitive Behavior Therapy Unit am Centre for Addiction and Mental Health, Professor in den Fachbereichen Psychiatrie und Psychologie sowie Leiter des Psychotherapieprogramms im Fachbereich Psychiatrie an der Universität Toronto. Dr. Segal ist Mitverfasser von *Interpersonal Process in Cognitive Therapy, Cognitive Vulnerability to Depression* sowie von *Mindfulness-Based Cognitive Therapy for Depression: A New Approach to Preventing Relapse.* Seine Forschungen haben dazu beigetragen, psychologische Marker für die Rückfallanfälligkeit bei affektiven Störungen zu beschreiben. Er setzt sich weiterhin für die Relevanz achtsamkeitsbasierter klinischer Betreuung in der Psychiatrie und im Bereich der psychischen Gesundheitsversorgung ein.

Jon Kabat-Zinn

ist Wissenschaftler, Schriftsteller und Meditationslehrer. Er ist emeritierter Professor für Medizin an der medizinischen Fakultät der Universität Massachusetts, wo er Mitbegründer und Geschäftsführer des Center for Mindfulness in Medicine, Health Care, and Society (Zentrum für Achtsamkeit in Medizin, Gesundheitswesen und Gesellschaft) (1995) war, sowie Begründer (1979) und früherer Leiter seiner weltbekannten Stressreduktionsklinik. Er ist Autor von *Gesund durch Meditation. Das große*

Buch der Selbstheilung; *Im Alltag Ruhe finden. Meditationen für ein gelassenes Leben* und *Zur Besinnung kommen. Die Weisheit der Sinne und der Sinn der Achtsamkeit in einer aus den Fugen geratenen Welt,* sowie Ko-Autor von *Mit Kindern wachsen. Die Praxis der Achtsamkeit in der Familie*. Dr. Kabat-Zinns Arbeit hat zu einer wachsenden Achtsamkeits-Bewegung in solch etablierten Institutionen wie Schulen, Unternehmen, Gefängnissen und professionellen Sportmannschaften sowie in den Bereichen Medizin und Psychologie beigetragen. Er hat das Consortium of Academic Health Centers for Integrative Medicine ins Leben gerufen und ist stellvertretender Vorstandsvorsitzender des Mind and Life Institute, einer Gruppe, die Dialoge zwischen dem Dalai Lama und westlichen Wissenschaftlern organisiert, um ein tieferes Verständnis für unterschiedliche Wege zu fördern, das Wesen des Geistes, der Emotionen und der Realität zu erkennen und zu untersuchen. Dr. Kabat-Zinn war Vorsitzender des Co-Programms des Mind and Life Dialogue: The Clinical Applications of Meditation, der 2005 in Washington, DC, abgehalten wurde.

Heike Born

Heike Born hat den Text der Meditationsanleitungen gesprochen und bearbeitet.

Heike Born hat für uns ebenfalls die Mediationen der Titel *Achtsamkeit und Meditation im täglichen Leben, Bei sich selbst zuhause sein* und *Die MBSR-Yogaübungen* bearbeitet und gesprochen. Sie arbeitet als Psychologische Psychotherapeutin in eigener Praxis in Wiesbaden und lehrt an verschiedenen universitären und privaten Ausbildungsinstituten für Psychotherapie unter anderem auch achtsamkeitsbasierte Methoden in der Depressions- und Angstbehandlung.

Wichtiger Hinweis

Die Ratschläge und Übungen in diesem Buch sind von den Autoren sowie dem Verlag sorgfältig geprüft worden. Dennoch kann eine Garantie nicht übernommen werden. Bei Beschwerden sollten Sie auf jeden Fall eine Ärztin, Psychotherapeutin, Psychologin oder Heilpraktikerin Ihres Vertrauens zu Rate ziehen. Eine Haftung der Autoren oder des Verlages für Personen-, Sach- und Vermögensschäden ist ausgeschlossen.

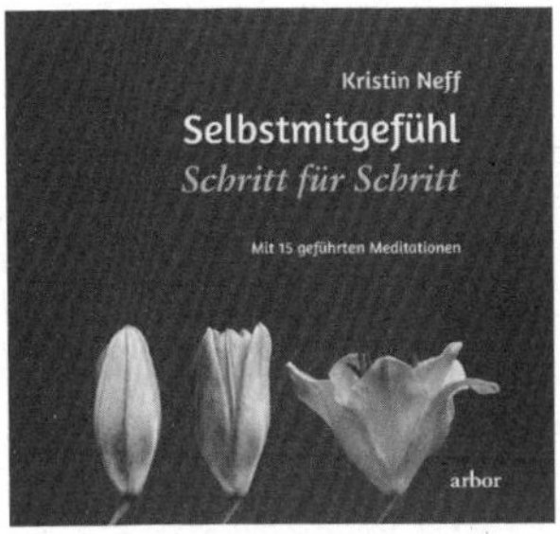

KRISTIN NEFF

Selbstmitgefühl – Schritt für Schritt

Mit 15 geführten Meditationen

Selbstmitgefühl – Schritt für Schritt präsentiert das von Kristin Neff und Christopher Germer entwickelte Programm – wissenschaftlich fundiert, bewährt und erfolgreich. Leicht verständliche und wirkungsvolle Übungen bieten uns einen praktischen Ansatzpunkt, um in unserem Leben mehr Glück, Erfüllung und Liebe zu erfahren.

ISBN 978-3-86781-399-0

Arbor Verlagsprogramm

Umfangreiche Informationen zu unseren Themen, ausführliche Leseproben aller unserer Bücher, einen versandkostenfreien Bestellservice und unseren kostenlosen Newsletter. All das und mehr finden Sie auf unserer Website.

www.arbor-verlag.de

Arbor Seminare

Die gemeinnützige Arbor-Seminare gGmbH organisiert regelmäßig Seminare und Weiterbildungen mit führenden Vertreter*innen achtsamkeitsbasierter Verfahren. Zudem informiert sie über aktuelle Entwicklungen in diesem Bereich und trägt Achtsamkeit auf diese Weise nachhaltig in die Gesellschaft. Nähere Informationen finden Sie unter:

www.arbor-seminare.de

Arbor Online-Center

Mit dieser Plattform hat Arbor einen virtuellen Ort der Inspiration und des Lernens rund um das Thema Achtsamkeit geschaffen. Lernen Sie die Autor*innen unserer Bücher und die Referent*innen unserer Veranstaltungen kennen: in Interviews, Vorträgen, Meditationsübungen, Webinaren, Podcasts sowie Online-Kursen und zahlreichen weiteren Ressourcen.

www.arbor-online-center.de